Ellis Huber/Kurt Langbein

Die Gesundheits-Revolution

Radikale Wege aus der Krise –
was Patienten wissen
müssen

Aufbau-Verlag

ISBN 3-351-02572-6

1. Auflage 2004

Druck und Binden Grafica Veneta, S. p. A.,
Trebaseleghe (Pd), Italien
Printed in Italy

www.aufbau-verlag.de

INHALT

VORWORT

»Zum Teufel mit dieser Reform, es tut nur noch weh, Frau Schmidt«, titelte am 20. Januar 2004 die *Hamburger Morgenpost*[1]: »Herrschaften, es reicht! Seit dem 1. Januar habt ihr alle miteinander einen dramatischen Ansehensverlust hinnehmen müssen. Das war der Tag, an dem die Ungerechtigkeit zum Gesetz erhoben wurde. Mag sein, daß es manche Kassen-Fuzzis freut, wenn 21 Prozent der Deutschen sagen, sie würden jetzt seltener zum Arzt gehen, um die Praxisgebühr zu sparen. Doch für dieses Land ist es eine Schande! Chronisch kranke Sozialhilfeempfänger, die jämmerlich verrecken, weil sie keine zehn Euro übrig hatten ... Wenn nicht bald was geschieht, wird dieser Horror alltäglich. Also: Tut endlich was und quatscht nicht so viel!«

Von Pfusch sprach auch der *Stern*: Zorn bei den Patienten, Zoff in den Arztpraxen und Zank mit den Krankenkassen, Wahrnehmungsstörungen, Fahrlässigkeiten, Arroganz und schädliche Nebenwirkungen des Handelns der verantwortlichen Politiker und Ärzte- wie Kassenfunktionäre.

Gesundheitsministerin Ulla Schmidt erhielt Morddrohungen, wurde in wenigen Wochen zur unbeliebtesten Politikerin Deutschlands und litt: »Das schnürt dir die Seele zu.« Ihr gesundheitspolitischer Kollege Horst Seehofer, der im Sommer davor die Reform nach nächtlichem Verhandlungsmarathon noch als »eine der schöneren Nächte in meinem Leben« pries, hatte ihr die Sache mit der Praxisgebühr eingebrockt. Er wiederum attackierte die Standesfürsten und Kassenführungen: »Es gibt Beteiligte, die mit hohem Verantwortungs-

1 Hamburger Morgenpost Nr. 16/04, 20. 1. 2004.

ethos ihre Aufgaben erledigen. Und es gibt bei einer Gesundheitsreform die große Versammlung der Feiglinge und der Bösartigen, die ihr Süppchen kochen, um andere politische Ziele zu erreichen. Sie treten oft in der Öffentlichkeit als angeblicher sozialer Anwalt auf und sitzen dann bei mir und plädieren für eine noch höhere Selbstbeteiligung.« Der Chef der Kassenärzte, Manfred Richter-Reichhelm, schimpfte zurück: »Die Politik kneift vor ihrer Verantwortung.«

In der Tat: Dieselben Ärztefunktionäre, die seit Jahren eine hohe Selbstbeteiligung der Patienten fordern und längst in den Arztpraxen die »Individuellen Gesundheitsleistungen« für bares Geld vermarkten und die Angst der Leute lukrativ nutzen, organisierten nun den Sturm der Entrüstung. Es ist nicht ohne Ironie: Die politischen Freunde der Ärztefunktionäre packten die Praxisgebühr in das Reformpaket, wochenlang boykottierte die Selbstverwaltung von Ärzten und Krankenkassen die Umsetzung der Reform mit einem kleinlichen Gezänk über Verwaltungskosten und verschleppte eine vernünftige Chronikerregelung, und die von ihnen nicht geliebte Gesundheitsministerin muß die Prügel einstecken: ein Coup nicht ohne strategische Finesse.

Es hätte der bösen Erfahrungen im Januar 2004 mit der Gesundheitsreform nicht bedurft, um die Notwendigkeit einer Gesundheitsrevolution zu begründen. Aber Anfang 2004 haben Krebszellenökonomie, gruppenegoistische Ränkespiele, patientenfeindliche Ignoranz und seelenloses Bürokratenhandeln für alle die Krise noch einmal transparent gemacht und sie auf die Spitze getrieben: Das Gesundheitssystem ist ökonomisch wie moralisch am Ende seiner Möglichkeiten.

Das Thema Gesundheit mobilisiert die ganze Gesellschaft, wie die Irrungen und Wirrungen zur Gesundheitsreform in Deutschland und die beginnenden Diskussionen in Österreich zeigen. Die Praxisgebühr im Verbund mit der *Bildzeitung* oder dem *Spiegel* oder die Ambulanzgebühr und der Streit um höhere Selbstbehalte in Österreich produzierte ein explosives Gemisch, das Regierung und Opposition, Gesundheitsministerin und Kassenfunktionäre blaß aussehen ließ. Die Bürgerinnen und Bürger wollen ein Ende des Durchwurstelns und Tricksens im Gesundheitswesen, sie wollen Orientierung im Wandel, und sie sehnen sich nach einer Vision, die aus dem Schlamassel endlich herausführt: bessere Gesetze, mutigere Kassen, einfühlsame Ärzte und Krankenschwestern und auch ein bürgerschaftliches Miteinander, in dem die Würde des Menschen gewahrt und Mitmenschlichkeit wieder erfahrbar ist, also ein revolutioniertes Gesundheitswesen. Die Zeit ist reif. Die Menschen sind bereit für den damit verbundenen gesellschaftspolitischen Aufbruch. In der Bürgergesellschaft und in der Wirtschaft gibt es die Vorboten und Wegweiser einer neuen Gesundheitskultur, nur die Gesundheitspolitik hinkt hinter der Entwicklung her.

Gesundheitsreformen nach dem bekannten und vielfach leidvoll erfahrenen Muster können die Krise der Gesundheitsversorgung in Deutschland und Österreich nicht überwinden. Die Systeme brechen gegenwärtig in einem chaotischen Prozeß der Selbstzerstörung zusammen, ökonomisch wie moralisch. Alle beteiligten Akteure wissen längst, daß es so wie bisher nicht mehr weitergehen kann. Eine Revolution steht an, und der gewaltfreie, aber radikale Wandel hat längst begonnen. Der Ökonom Joseph Alois Schumpeter, Hochschullehrer in Österreich, Deutschland und den USA, sprach von der kreativen Zerstörung, die als unternehmerischer Motor funktioniert, um die Wirtschaft zu erneuern. Der schöpferische und kreative Unternehmer wagt es, Neuland zu betreten, altbewährte Pfade zu verlassen, bestehende Strukturen anzugreifen und zu zerstören, um etwas Neues zu schaffen.

Die Gesundheitsrevolution als ein Prozeß des kreativen Aufbaus eines neuen, sozial wieder integrierenden und auch gerechten Systems auf den Trümmern, den Ängsten und Widerständen des bestehenden Gesundheitswesens wird zur spannenden und reizvollen Herausforderung für alle Pioniergeister in der Politik, in der Ärzteschaft, im Krankenhaus, bei Sozialstationen, Krankenkassen, Verbraucherverbänden und Selbsthilfeorganisationen.

Zum 1. Januar 2004 haben sich mit dem Gesundheitsmodernisierungsgesetz freilich auch wesentliche Rahmenbedingungen des deutschen Gesundheitswesens verändert. Nicht die Praxisgebühr oder die Chronikerregelung öffnen die Türen für eine neue Perspektive, sondern die Möglichkeiten, neue Versorgungsformen zu nutzen. Tatsächlich bietet die Situation enorme Chancen: Ähnlich wie bei der Entstehung einer breiten und immer besser organisierten Selbsthilfebewegung vor zwanzig Jahren, muß sich unter dem Stichwort der Integrierten Versorgung jetzt eine stille Revolution im Gesundheitswesen der Bundesrepublik Deutschland abzeichnen, die tatsächlich zu einer Modernisierung des gesellschaftlichen Umgangs mit Gesundheit und Krankheit und zu einer Reanimation der solidarischen Krankenversicherung führt.

Die Vision: Sich selbst organisierende Netzwerke miteinander kommunizierender Bürgerinnen und Bürger lösen die mächtigen Räderwerke der Fürsorgebürokratie ab. Die industrielle Biomedizin muß sich einer skeptischen Gesundheitsbewegung stellen, die eine ganzheitliche Sichtweise, mehr psychosoziale Gesundheit und eine neue soziale Verantwortlichkeit einfordert. Die Zeit ist reif, und die Gesetze lassen es zu, daß die Integrierte Versorgung zur Regelversorgung wird und dem bisherigen Geschäft mit der Krankheit ein lebendiges Gegenmodell neuer psychosozialer Gesundheit entgegenwächst. Wenn viele Menschen dies gemeinsam wollen, kann es auch glücken. Die Lobbywirtschaft und die profitgesteuerte Ökonomisierung des Gesundheitswesens sind kein Naturgesetz. Die ökosoziale und nachhaltige Erneuerung des Gesundheitswesens, also die Gesundheitsrevolution, braucht nicht nur politische, sondern auch unternehmerische Initiativen, die zwischen Ethik und Profit das soziale Leben rekultivieren. Das Gesundheitswesen mit seinem wirtschaftlichen Potential kann so tatsächlich zum Motor einer positiven gesellschaftlichen Entwicklung werden: Gesundheit und Arbeit schaffen. Im Ergebnis wird nachhaltig eine neue Mitmenschlichkeit gefördert.

Hamburg und Wien im Januar 2004
Ellis Huber
Kurt Langbein

1. DAS MEDIZINSYSTEM: TEURER PATIENT

Das irreführend »Gesundheitswesen« genannte Medizinsystem ist in Wirklichkeit ein System des Krankheits-Managements, in dessen Spielregeln Gesundheit so gut wie nicht vorkommt. Es lebt von der Vermehrung von Leistungen an Kranken, nicht von Gesundheit. Keine Branche hat sich so enorm entwickelt wie die Medizin. Das Medizinsystem ist gleichermaßen gigantischer Kostenfaktor, bedeutender Wirtschaftsfaktor und größter Arbeitgeber in den Industriestaaten.

230 Milliarden Euro in Deutschland[2] und 22 Milliarden in Österreich[3] oder deutlich mehr als einer von zehn in der gesamten Volkswirtschaft erwirtschafteten Euro fließen zu Ärzten, Kliniken, Pflegeeinrichtungen und Arzneiherstellern. Die Kosten steigen seit Jahrzehnten weit schneller als das Bruttoinlandsprodukt (BIP), das ist die Gesamtheit aller von der Volkswirtschaft erarbeiteten Werte, und werden bei gleichbleibendem Trend unweigerlich die Grenzen der Finanzierbarkeit überschreiten.

4,2 Millionen Menschen oder einer von neun Dienstnehmern bestreiten in Deutschland ihren Lebensunterhalt damit, kranken Menschen allerlei Leistungen, sehr oft auch Hilfeleistungen, angedeihen zu lassen, in Österreich sind es an die 400000. Neben Abzockerei und Gewinnstreben in herausragendem Ausmaß sind auch soziales Engagement und Gemeinschaftssinn vorhanden, und das bei einer großen

2 Statistisches Bundesamt für Deutschland, 2003, Angaben für 2001.

3 Pichler, Eva, E. Walter (Hrsg.): Beiträge zur Gesundheitsökonomie 2002, Wien 2002.

Zahl der Beteiligten, die allerdings nicht an den Steuerknüppeln des Systems sitzen.

Und genau in dieser budgetzerreißenden Ambivalenz zwischen Ethik und Profit bewegt sich das Medizinsystem. Es kann sich in der Zukunft zur aus Kostengründen rationierten Hightech-Maschinerie oder zum Lebensqualität sichernden Ort des sozialen und psychischen Ausgleiches entwickeln.

Das Thema Gesundheit berührt den Kern des individuellen wie des gesellschaftlichen Wohls, und die konkrete Umsetzung eines sozialen Gesundheitssystems wird für die Zukunft der entwickelten Industriegesellschaften insgesamt entscheidend werden.

Sicher ist, daß der Medizinbetrieb nicht kleiner wird. Nach übereinstimmenden Prognosen volkswirtschaftlicher Expertisen wird der gesundheitliche Dienstleistungssektor weiter wachsen und an Bedeutung zunehmen.[4] Makroökonomische Experten prognostizieren, daß psychosoziale Gesundheit zum Motor für das wirtschaftliche Wachstum in der postindustriellen Gesellschaft wird.[5] Psychosoziale Gesundheit beschreibt dabei die Lebendigkeit menschlicher Netzwerke, das soziale Vertrauen und auf gegenseitigen Austausch begründete Beziehungsmuster, also auch eine humanistische Orientierung.

Heute ist von diesen möglichen und auch notwendigen positiven Ausprägungen des Medizinsystems noch sehr we-

4 Arthur Andersen, Health Care (Hrsg.): Krankenhaus 2015, Wege aus dem Paragraphendschungel, Frankfurt, Hamburg, Stuttgart, 2000.

PricewaterhouseCoopers, Deutsche Revision, Aktiengesellschaft, Wirtschaftsprüfungsgesellschaft (Hrsg.): Industriestudie Konturen: Gesundheit 2010, Die Zukunft des Gesundheitswesens, Fachverlag Moderne Wirtschaft, Frankfurt, 2000.

Böcken, J., Butzlaff, M., Esche, A. (Hrsg.): Reformen im Gesundheitswesen, Ergebnisse der internationalen Recherche, Carl Bertelsmann-Preis 2000, Verlag Bertelsmann-Stiftung, Gütersloh 2000.

5 Nefjodow Leo A.: Der sechste Kondratieff, Rhein-Sieg Verlag, Sankt Augustin 1997.

nig zu merken. Zu spüren sind hauptsächlich hohe Kosten, organisatorische Fehlsteuerung und fehlende Transparenz.

Nur in den USA ist das Medizinsystem noch teurer als in Deutschland und – mit kleinen Abstrichen – Österreich. Gab ein Durchschnittsbürger 1960 noch knapp 150 Euro für medizinische Dienstleistungen aus, so kostete ihn zur Jahrtausendwende das Medizinsystem in Österreich schon 2700 Euro pro Jahr, in Deutschland sind es sogar 2800. Selbst im Verhältnis zum Bruttoinlandsprodukt sind die Steigerungsraten immer noch enorm: In den vergangenen vier Jahrzehnten hat sich der Anteil der Gesundheitskosten in allen deutschsprachigen Ländern von knapp vier auf rund elf Prozent fast verdreifacht. Der etwas abgeflachte Kostenanstieg in den neunziger Jahren dient zwar vielen Apologeten der Kostenspirale als Argument, Einsparungsbemühungen als unnötig darzustellen. Doch auch in diesem Jahrzehnt ist der Medizinbetrieb inflationsbereinigt um gut 15 Prozent teurer geworden.

Unausweichlich angesichts des Fortschrittes der Medizintechnik und der dadurch immer älter werdenden Menschen, werden die Lobbyisten des Medizinkartells nicht müde zu behaupten. Doch das höchst erfolgreich nach außen vermittelte Selbstbild, die auf Reparatur von defekten Körperfunktionen ausgerichtete Medizin habe die Lebensjahre der Bevölkerung wundersam vermehrt, ist schlicht falsch und hat auch branchenintern längst tiefe Risse.

Der britische Epidemiologe Thomas McKeown hat schon in den siebziger Jahren des vergangenen Jahrhunderts eindrucksvoll nachgewiesen, daß zu dem Zeitpunkt, als die Medizin erfolgversprechende medikamentöse Therapien – etwa zur Behandlung der Tuberkulose – anbieten konnte, die Seuchen ihr ärgstes Wüten lange hinter sich hatte.[6] Die Todesfälle waren auch ohne ärztliche Intervention um 80 Prozent

6 McKeown, T.: Die Bedeutung der Medizin, Suhrkamp Verlag, Frankfurt am Main 1982.

zurückgegangen. McKeown zog daraus den Schluß, daß der Rückgang der Tuberkulose nicht aus der Anwendung der medizinischen Wissenschaft resultieren konnte. Im selben Zeitraum war nicht nur die Tuberkulose deutlich zurückgegangen, auch zahlreiche andere Infektionskrankheiten hatten an Schlagkraft verloren. »Die Analyse der Krankheitstrends für mehr als ein Jahrhundert zeigt, daß die Umwelt die ausschlaggebende Determinante des allgemeinen Gesundheitszustandes in jeder Bevölkerung ist«, kam der Medizinkritiker Ivan Illich zum gleichen Schluß.[7] Wie gesund Menschen sich fühlen und in welchem Alter sie sterben, wird vor allem davon entschieden, welche Nahrung, Wasser und Luft sie aufnehmen und wie es um die Sozialstandards der Gesellschaft steht.

Medizin ist auch heute meist nur ein Hinauszögern des Sterbens, nicht Heilung. Doch man soll auch die Fortschritte nicht übersehen. Vielen Patienten, die von Krampfadern gequält werden, von Hämorrhoiden oder der Parkinson-Krankheit, sichert die Medizin heute eine deutlich verbesserte Lebensqualität. Das Eingreifen bei Darmverschluß, Magendurchbruch oder Behandlungen im Rahmen der Geburtshilfe kann lebensrettend sein. Durch immunologische Vorsorge lassen sich verschiedenen Erkrankungen bei Neugeborenen vorbeugen. Mit biochemischen Methoden können die Ärzte unterschiedlichen Drüsenabnormitäten beikommen, wie etwa einer Störung der Nebennieren, der Hypophyse oder der Schilddrüse. Anämien lassen sich wirkungsvoll per Blutaustausch bekämpfen. Antibiotika haben zur Rettung unzähliger Leben beigetragen. Fortschritte in der Anästhesie und technische Neuerungen ermöglichen der Chirurgie spektakuläre Eingriffe in den Organismus. Mikrochirurgische Gallenblasenoperationen ohne Skalpell sind ebenso üblich geworden wie die Verpflanzung ganzer Organe.

7 Illich, I.: Die Nemesis der Medizin, Beck'sche Verlagsbuchhandlung, München 1995.

Doch es sind letztendlich mechanistische und maschinelle Lösungen, die in all den genannten Fällen zu Erfolgen führen – und gelegentlich auch feinmechanische. Unfallchirurgen können abgetrennte Gliedmaßen annähen und Tote reanimieren, Chirurgen kaputte Nieren austauschen, Orthopäden Hüftgelenke ersetzen, Kardiologen Herzen mit Elektronik veranlassen, regelmäßig zu schlagen.

Bei komplexeren Krankheiten dagegen tappt die Mechaniker-Medizin letztendlich im dunkeln. Und die großen Killer Herztod und Krebs sind ebenso komplexe Erkrankungen des Menschen, nicht bloß Funktionsstörungen einzelner Organe, wie es die großen Plagen Rheuma, Allergien, Schmerz und Depressionen sind.

Gerade bei diesen Erkrankungen wird ständig Neues entwickelt und auf den Markt geworfen. Immer aufwendigere Untersuchungs- und Behandlungsmethoden verschlingen astronomische Mengen an Geld und Ressourcen, ohne daß jemals ihr Nutzen überprüft worden ist. Hat man aber erst einmal eine Diagnose- oder Therapieform eingeführt, die technische Ausrüstung dafür angeschafft, das Personal geschult und die Erwartung der Öffentlichkeit geweckt, läßt sich das Angebot kaum wieder zurücknehmen. Die Leistung muß schon allein deswegen angeboten werden, weil sich die Investitionen amortisieren müssen. Die Überlegung, daß bei dem Operierten nach einem Jahr unter Umständen wieder die gleichen Beschwerden auftreten können wie bei dem Nicht-Operierten, weil sich in dieser Zeit das Blutgefäß wieder verengt, gerät da gern ins Hintertreffen.

Doch die Manager des Medizin-Betriebes beschäftigen sich nicht mit derlei Kleinigkeiten und arbeiten weiter mit einfachen Zahlen. Weil die Säuglings- und Kindersterblichkeit auf Promillegrößen sank und tödliche Infektionskrankheiten kaum noch eine Rolle spielen, so ihre Behauptung, sei die Lebenserwartung in den Industrieländern heute durchschnittlich doppelt so hoch wie vor drei Jahrhunderten. Tendenz weiter steigend. Solche Zahlen sichern den Medizinern einen Spitzenplatz im Prestige und den Produzenten der Arzneimittel eine Führungsrolle an den Börsen. »Innerhalb von 30 Jahren sank die Sterblichkeit auf Grund von Krankheiten um ein Drittel. Neben verbesserten Operationstechniken tragen vor allem innovative Arzneimittel immer stärker zu dieser Entwicklung bei. Gäbe es keine Arzneimittel und Impfstoffe, würde die durchschnittliche Lebenserwartung jedes Menschen um 15 Jahre sinken«, heißt es etwa in einer Imagebroschüre des »Verbands Forschender Arzneimittelhersteller«.

Mehr Geld für mehr Leben?

Schon in den letzten 40 Jahren bringt die genauere Analyse der behaupteten Erfolgszahlen zumindest eine deutliche Relativierung. Daß die durchschnittliche Lebenserwartung in den vergangenen vier Jahrzehnten um neun Jahre gestiegen ist, wird zwar oft als Argument für die Sinnhaftigkeit des Riesenaufwandes verwendet, hält jedoch einer Überprüfung nicht stand. Denn der Großteil des Zuwachses wurde durch die Reduzierung der Kindersterblichkeit und das Verschwinden der Infektionskrankheiten als Todesursache für jüngere Menschen verursacht. Ein Fünfundsechzigjähriger darf sich heute durchschnittlich gerade auf ein um zwei Jahre längeres Seniorenleben freuen als sein Altersgenosse in den sechziger Jahren des vergangenen Jahrhunderts. Und schon hundert Jahre davor sind Menschen, die erst einmal 60 Jahre alt werden durften, auch nicht viel früher gestorben. Oder in anderen Zahlen ausgedrückt: Heute erleben schon 90 Prozent der Menschen in den Industriestaaten ihren 50. Geburtstag, vor hundert Jahren waren es gerade mal 50 Prozent.

Doch diese eindrucksvolle Verschiebung ist vor allem den Lebensbedingungen und nur zum kleinen Teil medizinischen Interventionen zu danken.

Tatsächlich sticht ins Auge, daß dort, wo ein einfacher, aber massiver Eingriff von außen oder der Mangel an einer einzelnen Substanz im Körper zu einem Gesundheitsproblem führt, die Erfolge der Medizin am größten sind. Schwerste Unfälle mit daraus resultierendem Multiorganversagen können dank Unfallchirurgie und Intensivmedizin überlebt, Gelenke und Körpersäfte ersetzt werden.

Wo aber ein komplexer Prozeß im menschlichen Körper zu einer langwierigen Krankheit führt, ist die Medizin heute annähernd so hilflos wie vor hundert Jahren. Dem Herztod und dem Krebs, den großen Killern der modernen Industriegesellschaft, hat die moderne Medizin bislang trotz enormen Aufwands im wesentlichen nur Hinhaltendes entgegenzusetzen, auch wenn immer größere Diagnosegeräte, immer komplexere Behandlungsabläufe den Eindruck einer immer ausgeklügelteren Therapie erwecken.

In ihrem Streben, einzelne Laborparameter, menschliche Moleküle und Genfunktionen beeinflussen zu können, haben die Mediziner längst den Überblick über das Ganze verloren. Die enorme Vertiefung des Wissens über Abläufe im Körper bis in die Bestandteile der Zellen wird weniger zum Verständnis der komplexen Prozesse genutzt, die zu einer Krankheit führen, sondern fast ausschließlich, um ein Agens, ein Gen, ein Molekül zu finden, das Schuld hat und dessen Ausmerzung den heilenden Segen bringt.

Doch der Mensch ist kein simples Räderwerk, sondern ein enorm differenziertes, lebendes System.

Was den tatsächlichen Anteil der Medizin an der steigenden Lebenserwartung betrifft, haben die Zahlen von US-Epidemiologen für Ernüchterung gesorgt[8]: Nur zwischen zehn und 16 Prozent der gewonnenen Lebensjahre gehen auf die Kunst der Doktoren und den Segen von Medizintechnik und Pharmazie zurück, weit bedeutender sind ge-

8 Wright, J. C., Weinstein, M. C.: »Gains in Life Expectancy from Medical Interventions – Standardizing Data and Outcomes«, *The New England Journal of Medicine*, August 6, 1998; 380, S. 386.

steigerter Wohlstand, vernünftige Hygienemaßnahmen und der Lebensstil. Die regelmäßige Teilnahme an der Brustkrebs-Früherkennung verlängert nach einer Hochrechnung der Harvard University das Leben einer Frau beispielsweise um ganze 24 Tage. Regelmäßige sportliche Aktivität verhilft immerhin zu einem Plus von 6,2 Monaten. Und hört ein fünfunddreißigjähriger Mensch auf zu rauchen, dann darf er mit einem Gewinn von acht Monaten, sie sogar mit einem Bonus von zehn Monaten rechnen. Eine Masernimpfung bringt für den einzelnen hingegen gerade mal ein Plus von 2,7 Tagen, eine Mumpsimpfung gar nur acht Stunden.

Die unterschiedlichsten Studien zu diesem Thema kommen immer zum gleichen Ergebnis: Ohne Zweifel tragen die hochmodernen medizinischen Leistungen zum Ansteigen der Lebenserwartung bei, aber eben nur mit zehn bis 20 Prozent. 80 bis 90 Prozent an der steigenden Lebenserwartung dagegen machen die sozialen Lebensbedingungen aus.

Doch es gibt einen eindeutigen und prägenden Zusammenhang zwischen steigender Lebenserwartung und Kostenentwicklung im Medizinbetrieb. Der Anteil der Menschen über 60 Jahren an der Gesamtbevölkerung steigt deutlich an. Und genau diese Personen sind das Zielgebiet der meisten medizinischen Interventionen, seien es Routineuntersuchungen oder zwangsläufig daraus resultierende zusätzliche Eingriffe und Behandlungen. Somit ist eine weitere Ausweitung der Gesundheitsbudgets zwangsläufig, wenn sich an Art und Inhalt des Betriebes nichts ändert.

Dazu kommt, daß die Menschen der einzelnen Altersgruppen insgesamt zwar wahrscheinlich gesünder sind als noch einige Jahrzehnte zuvor (daß es darüber weltweit keine genaueren Befunde gibt, ist für sich schon ein Symptom massiver Fehlsteuerungen), aber da der Anteil älterer Menschen deutlich höher ist, nehmen chronische Erkrankungen dennoch an Häufigkeit zu. Die wachsende Zahl chronischer Erkrankungen verteuern das System und vermiesen die

Lebensjahre. Rheuma, Diabetes, Allergien, psychische Erkrankungen und Autoimmunerkrankungen sind rasant im Vormarsch: Zur Jahrtausendwende waren bereits 20 Prozent der Menschen in Deutschland oder Österreich chronische Patienten, ein Jahrzehnt davor waren es noch 15 Prozent. Der Medizinbetrieb reagiert darauf fast ausschließlich mit der teuren Symptomkur der Verordnung von Arzneimitteln.

Dementsprechend galoppieren die Kosten: Bis zum Jahr 2020, hat das Deutsche Institut für Wirtschaftsforschung vor kurzem errechnet, werden die Beiträge für Krankenkassen bei Fortschreibung der Entwicklung des vergangenen Jahrzehntes auf 20 Prozent gestiegen sein, ein Jahrzehnt danach auf annähernd 30 Prozent. Eine Größenordnung weit jenseits dessen, was die Mitglieder der Krankenkassen finanzieren können.

Es geht also, will man gängige Standards zumindest beibehalten und nicht radikal rationieren, indem ganze Bevölkerungsgruppen von Leistungen ausgeschlossen werden, nicht um Kostendämpfungsmaßnahmen im Prozentbereich. Und es geht auch nicht um Kostenbeteiligungen der Patienten oder andere Schröpfungsaktionen. All diese »Reformen« sind Stückwerk, das den Kostendruck maximal ein, zwei Jahre ein wenig dämpft. Es geht um eine Analyse der vorhandenen Leistungen und um eine Analyse der Abläufe in der Gesundheitsindustrie auf ihre Sinnhaftigkeit und Effizienz. Und da ist einiges zu holen, quantitativ ebenso wie qualitativ.

Deutschland und Österreich werden zu Schlußlichtern

Die Krise des Gesundheitswesens ist kein isoliertes Phänomen – alle Industriestaaten kämpfen mit ähnlichen Problemen. Doch Deutschland und Österreich sind drauf und dran, innerhalb Europas zum Schlußlicht in Fragen der

Qualität zu werden, Spitzenreiter bei den Ausgaben sind sie ohnehin schon seit geraumer Zeit.

Schon bei den Voraussetzungen zeigen sich Unterschiede: Der Bevölkerungsanteil der Menschen über 60 Jahren wird sich in Deutschland und Österreich von heute 23 Prozent auf etwa 35 Prozent im Jahr 2040 erhöhen, der Anteil Hochbetagter über 70 Jahren steigt noch stärker. Die Geburtenrate dagegen zählt in Deutschland und Österreich zu den niedrigsten in Europa.[9]

Einzig die Lebenserwartung – für die auch die Medizin ein wenig mit verantwortlich ist – entwickelt sich leicht unterdurchschnittlich.

Der World Health Report, den die Weltgesundheitsorganisation WHO regelmäßig erstellt und der den Gesundheitsstatus der Bevölkerung widerspiegelt, legt die Vergleichsdaten schonungslos offen. Die Antwort auf eine simple Frage – wie alt werden die Bürger eines Landes bei voller Gesundheit? – befördert Deutschland auf den 25. Platz unter den Staaten Westeuropas, sieben Plätze hinter den vermeintlich krank gesparten Briten und mit deutlichem Abstand hinter Nachbarländern mit kostengünstigeren Gesundheitssystemen wie die Niederlande, Schweden, Luxemburg oder Frankreich, das den ersten Platz im WHO-Ranking einnimmt.[10] Die vor Deutschland plazierten europäischen Nachbarn werden also im Schnitt um ein bis drei Jahre älter, und das bei geringeren Kosten. Das zeigt, daß hohe Kosten und ein gutes Gesundheitssystem nicht unbedingt etwas miteinander zu tun haben – was auch ein Blick in die USA bestätigt. Dort stehen die mit Abstand höchsten Ausgaben für das Medizinsystem einer deutlich unterdurchschnittlichen Lebenserwartung und erkennbar mangelhafter medizinischer Versorgung vor allem sozial schwächerer Schichten gegenüber.

9 Böcken, J., et al.: Reformen im Gesundheitswesen, Bertelsmann Stiftung 2003, S 12.

10 World Health Report, zit. nach Wolf Lotter: Der Deutsche Patient, in: Brand eins online, 2003.

Spitzenwerte erreichen die deutschsprachigen Länder dagegen bei teuren Krankenhausaufenthalten. Bei den Einweisungen in Kliniken ist Österreich Weltmeister, knapp gefolgt von Deutschland. Pro Jahr landet im Schnitt einer von vier Bürgern in der Klinik, in Norwegen oder den Niederlanden werden gerade halb so viele Gesundheitsprobleme mit einem Krankenhausaufenthalt beantwortet, ohne daß dies irgendwelche gesundheitliche Nachteile für die dortige Bevölkerung hätte.

Die Nachteile einer teureren und schlechteren Versorgung haben die Deutschen: Der Kölner Gesundheitsökonom Karl Lauterbach hat errechnet, daß vor allem häufige Erkrankungen in Deutschland weniger effizient behandelt werden als in vielen Staaten Westeuropas: So hat Deutschland im Vergleich zu anderen Ländern mit vergleichbaren sozio-ökonomischen Bedingungen wie Finnland, Frankreich, Niederlande, Schweiz und Großbritannien die höchste Sterblichkeit bei Dickdarmkrebs, die zweithöchste Sterblichkeit bei Diabetes, die zweithöchste Sterblichkeit bei Schlaganfällen und die vierthöchste Sterblichkeit bei Herzkrankheiten.

Auch die ohnehin recht raren Erfolge im Medizinbetrieb können bei uns nicht wirklich mitgefeiert werden. In Deutschland konnte nicht die gleiche Absenkung der Sterblichkeit von Herzerkrankungen erreicht werden wie in vergleichbaren europäischen Ländern. An zu wenig technischem Aufwand kann das nicht gelegen haben. Die Anzahl der Herzkatheteruntersuchungen in Deutschland liegt heute fast doppelt so hoch wie im europäischen Durchschnitt. Die Zahl der diagnostischen Herzkatheter hat sich seit 1991 mehr als verdoppelt, obwohl die Sterblichkeit in anderen Ländern ohne diese Steigerung des Technikeinsatzes zum Teil deutlich stärker gesunken ist. Auch die Anzahl von chirurgischen Eingriffen am Herzen ist während der vergangenen zehn Jahre ungeheuer gestiegen. 1999 wurden rund 97000 Herzoperationen mit Hilfe von Herz-Lungen-Maschinen durchgeführt, das sind mehr als doppelt so viele wie im Jahr 1990. Gefäßerweiterungen mittels Herzkatheter waren sogar fast fünfmal so häufig.

Mehr Qualität ist nicht teurer

Das Gesundheitswesen in Deutschland wie in Österreich ist ineffektiv und überteuert. Die Beteuerungen der Apologeten und Profiteure des Medizinkartells, daß ständige Verbesserungen eben auch ständige Kostensteigerungen mit sich bringen müssen, sind reine Schutzbehauptungen, um die wuchernden Strukturen, von denen sie profitieren, zu bewahren. Schon ein Vergleich des vorhandenen Mitteleinsatzes mit den eigenen Ansprüchen – sofern diese wissenschaftlich abgesichert sind – ergibt ein beträchtliches Einsparungspotential, ohne daß sich durch die Einsparung irgend etwas an der Qualität der Leistung verschlechtert. Oft ist im Gegenteil der kostengünstigere Weg auch der medizinisch sinnvollere.

Alleine bei den Blutdrucksenkern, bei weitem nicht die teuerste Medikamentengruppe, ließen sich nach Ansicht seriöser Wissenschaftler durch vernünftige Auswahl der richtigen Arzneimittel in Deutschland pro Jahr 600 Millionen Euro einsparen. Der Grund: Weil die Pharma-Werbung die neueren Generationen der Blutdruckmittel wie ACE-Hemmern, AT1-Blockern und Calciumantagonisten jeweils in den Jahren ihrer Einführung wesentlich höhere Wirksamkeit zuordnete, sind die Ärzte immer mehr von den altbewährten, aber bis zu 80 Prozent billigeren Diuretika abgegangen. Eine Untersuchung der Versicherten der Barmer Ersatzkasse ergab, daß 2001 nur noch zehn Prozent der Hochdruckpatienten mit Diuretika behandelt wurden.[11]

11 Plamper, Evely, Lauterbach, Karl W.: Rationale Hochdrucktherapie: Die Untersuchung von Effizienzreserven bei den versicherten im Lichte der Ergebnisse der ALLHAT-Studie, Köln 2002.

Erst die groß angelegte ALLHAT-Studie, in der 33 000 US-amerikanische Patienten über fünf Jahre beobachtet wurden, ergab, daß im Ergebnis der Behandlung zwischen den Diuretika und den »modernen« Blutdrucksenkern kein Unterschied besteht.

Würden nun alle dafür geeigneten Hochdruck-Patienten mit dem Mittel der Wahl, also den guten alten Diuretika, behandelt, könnte das deutsche Arzneimittelbudget um satte 600 Millionen Euro pro Jahr entlastet werden.

Karl Lauterbach hat für die Friedrich-Ebert-Stiftung schon 2001 eindrucksvolle Zahlenbeispiele für Einsparungspotentiale zusammengetragen: Auch die Zahl der mit cholesterinsenkenden Medikamenten zu behandelnden Patienten ist mit anderen Mitteln als mit Medikamenten beeinflußbar. Sinkt etwa allein durch eine vernünftige Umstellung der Ernährung der Cholesterinspiegel in der Bevölkerung um fünf Prozent, so sinkt der Anteil der Menschen, die aufgrund zu hoher Cholesterinspiegel überhaupt mit Medikamenten behandelt werden müssen, um 25 Prozent.[12] Genauso fällt bei einer Senkung des Blutdrucks bei Diabetikern um nur 10 mm Hg die Rate der für Diabetes typischen Komplikationen um 12 Prozent, die diabetesbedingte Sterblichkeit um 15 Prozent und die Herzinfarktrate um elf Prozent.[13]

Lauterbach hat auch auf der Basis internationaler Studienergebnisse berechnet, wie hoch das Sparpotential an Leiden und Geld bei der Behandlung chronischer Patienten ist. Die 20 Prozent chronisch Kranken in der Bevölkerung verursachen 80 Prozent aller Ausgaben im Gesundheitswesen.

12 North, D., Priest, P., Lay-Yee, R., Jachson, R.: New Zealand guidelines for the management of dyslipidaemia: implications for treatment in an urban New Zealand population. N Z Med J 1996 Apr 26; 109(1020): 134–7.

13 Adler AI, Stratton IM, Neil HA, Yudkin JS, Matthews DR, Cull CA, Wright AD, Turner RC, Holman RR. Association of systolic blood pressure with macrovascular and microvascular complications of type 2 diabetes (UKPDS 36): prospective observational study. AMB 2000 Aus 12; 321(7258): 412–9.

Für Altersdiabetiker etwa ist belegt, daß eine evidenzbasierte – also vernünftige und medizinisch abgesicherten Standards folgende – Therapie das Auftreten von Komplikationen und Folgeerkrankungen in einem sehr hohen Ausmaß vermeiden kann.[14]

Und das hätte massive Auswirkungen auf die Kosten: Können Komplikationen vermieden werden, so haben Diabetiker beispielsweise durchschnittlich lediglich 1,5 bis 1,7fach höhere Kosten als Nicht-Diabetiker mit derselben Grunderkrankung. Kommen im Verlauf der Erkrankung Komplikationen hinzu, so steigen die durchschnittlichen Kosten von Diabetikern auf das 2,5fache bis vierfache der durchschnittlichen Kosten von Nicht-Diabetikern mit derselben Grunderkrankung.

Das bedeutet, daß durch die Vermeidung von Komplikationen oder durch ihre Verschiebung in spätere Lebensphasen die durchschnittlichen Kosten auf ein Drittel sinken können.

Ein Viertel der Ausgaben sind unnötig

Noch eindrucksvoller werden die Zahlen, wenn nicht bloß die Behandlung einer Patientengruppe, sondern das ärztliche Verhalten insgesamt einer anderen Rationalität unterworfen wird, als es zur Zeit der Fall ist.

»Bei uns wird eine Medizin praktiziert, die wir unserem

14 DCCT Research Group. Lifetime benefits and costs of intensive therapy as practiced in the diabetes control and complications trial. The diabetes control and complications Trial Research Group. JAMA 1996; 276 (17): 1409–15.

Berger M., Muhlhauser I.: Diabetes care and patient-oriented outcomes. Jama 1999; 281 (18): 1676–8, zitiert nach Lauterbach, K.: Zwei Dogmen der Gesundheitspolitik – Unbeherrschbare Kostensteigerungen durch Innovation und demographischen Wandel? Gutachten für den Gesprächskreis Arbeit und Soziales der Friedrich-Ebert-Stiftung, Bonn, Juli 2001.

besten Freund wünschen oder empfehlen würden«, läßt Felix Huber, Ärztlicher Leiter der Züricher Organisation »MediX« schon von Beginn an aufhorchen, »im Bewußtsein, daß wir gemeinsam für die Kosten aufkommen müssen!«

Das Konzept von MediX, einer »Health Maintainance Organisation« (HMO): Ein Team von Ärzten und Therapeuten kümmert sich um alle medizinischen Belange einer Gruppe von Versicherten und ist an deren erfolgreicher Behandlung ökonomisch beteiligt. Die 7000 HMO-Mitglieder, die sich für das Züricher »MediX«-Modell inzwischen entschieden haben, verzichten auf die freie Arztwahl und profitieren dafür vom 20prozentigen Prämienrabatt. MediX erhält von den Krankenversicherungen, die in der Schweiz ebenso wie in Deutschland um die Versicherten konkurrieren, die Beiträge dieser Mitglieder und trägt die volle Budgetverantwortung. Da auch die Kosten für Medikamente, die externen Spezialisten oder die Klinikaufenthalte von den MediX-Medizinern aus dem Budget finanziert werden müssen, liegt es natürlich im Interesse der MediX-Mitarbeiter, daß es ihren Versicherten möglichst lange gutgeht und die notwendige Behandlung möglichst frei von unnötigen Einzelleistungen oder gar Fehlleistungen ist.

In den HMO-Modellen haben die Ärzte keinen Anreiz, Leistungen »zu optimieren«, wie es so schön heißt, wenn es um unnötige Vermehrung zugunsten der eigenen Geldbörse geht. Gleichzeitig übernehmen die Allgemeinmediziner eine echte »gatekeeper«-Funktion und beraten jeden Patienten sehr ausführlich bei der Auswahl der Fachärzte und Kliniken.

Das Sozialökonomische Institut der Universität Zürich hat die Kostenstrukturen von HMO-Modellen wie MediX in der Schweiz mit denen der konventionell Versicherten verglichen. Die Zahlen sprechen für sich: Die Kosten der qualitativ absolut gleichwertigen Versorgung der Schweizer HMO-Versicherten liegen, so eine großangelegte Vergleichsstudie mit rund 500 000 Versicherten, um satte 25 Prozent unter denen der konventionell Versicherten und Betreuten.[15] Diese Einsparungen verursachten keinerlei Verschlechterung der Versorgung, sondern im Gegenteil ihre Optimierung. Oder anders ausgedrückt: Im konventionellen Medizinbetrieb wird schlicht ein Viertel mehr ausgegeben, als tatsächlich sinnvoll und nötig ist.

Diese Erfolge ließen sich freilich nur bei den umfassend neu angelegten Gemeinschaftseinrichtungen wie der Züricher »MediX«-Gruppe nachweisen. Dort gehen die Denkmuster der Mediziner zumindest teilweise bereits in eine andere Richtung, und der Patient ist echter Partner. Andere HMO-Ansätze, die eigentlich nur aus einem Netzwerk bestehender Einzelpraxen von Ärzten mit gemeinsamem Bemühen zur Qualitätssteigerung bestehen, waren lange nicht so erfolgreich und erreichten maximal zehn Prozent günstigere Ergebnisse als die konventionell betreuten Versichertengruppen.

Gesunde Arbeitsplätze

Der Medizinbetrieb ist nicht bloß Kostenfaktor, er ist auch Wirtschafts- und Beschäftigungsfaktor. Mit 4,2 Millionen Beschäftigten in Deutschland ist das Gesundheitswesen inzwischen mit weitem Abstand der größte Arbeitgeber des Landes. Rund jeder neunte Beschäftigte ist in diesem Sektor tätig. Seit 1970 hat sich die Zahl der im Gesundheitswesen beschäftigten Menschen verdreifacht[16]. Und der Boom hält an.

Längst hat das Gesundheitssystem in seiner volkswirtschaftlichen Bedeutung die Automobilindustrie überflügelt. Es beschäftigt mehr Menschen und bewegt mehr Geld. Ein

15 Sozialökonomisches Institut der Universität Zurüch, Pressemitteilung vom 6. Mai 2003.

16 Heinzen, Franz: Strategien für ein zukunftsfähiges Versorgungssystem der gesetzlichen Krankenkassen, Dissertation, Bielefeld 2003.

Beispiel: Mit weltweit 428000 Mitarbeitern hat der Riesenkonzern Daimler Chrysler gerade zehn Prozent der Mitarbeiterzahl des Medizinsystems allein in Deutschland.

Das Medizinsystem ist aber ein kartellartig organisierter Riesenkonzern, an dessen inneren Steuerungsmechanismen sämtliche modernen Umwälzungen der Industrie- und Dienstleistungsunternehmen fast unbemerkt vorübergingen.

Es ist ein vielgliedriges, in den Entscheidungsstrukturen intransparentes Konglomerat von höchst unterschiedlichen Interessen und Bedürfnissen. Nicht einmal zehn Prozent der Mitarbeiter des Systems profitieren von den wuchernden Fehlentwicklungen und treiben diese aus logischem Eigeninteresse weiter, während mehr als 3,5 Millionen Menschen mit überdurchschnittlichem Engagement und unterdurchschnittlicher Bezahlung die sozial integrierende Funktion des Gesundheitswesens aufrechterhalten. Dafür werden diese dann auch noch als Idealisten und soziale Traumtänzer belächelt.

Nur etwa ein Drittel der 120000 niedergelassenen Ärzte, die Spitzen der Klinikhierarchien, der privaten Versicherungen und der Geräte-Industrie sind Nutznießer der rasanten Ausweitung technischer Diagnose- und Therapieleistungen und der darauf folgenden Beitragserhöhungen. Pharma-Manager, Aktionäre, Großhändler und Apotheker partizipieren zwar unterschiedlich stark, aber durchgehend von den durch enorme Preissteigerungen erzielten Umsatzerhöhungen beim Verkauf von Arzneimitteln.

Mehr als die Hälfte der niedergelassenen Ärzte und der Großteil der in Kliniken beschäftigten Mediziner dagegen müssen bei für ihr Bildungsniveau durchschnittlichem Einkommen durchaus überdurchschnittlichen Einsatz zeigen. Krankenschwestern, Pfleger, Hilfskräfte, technische Mitarbeiter und Angehörige anderer Therapieberufe leisten im Schichtdienst weit mehr, als den Arbeitskräften in fast jedem anderen Wirtschaftssegment zugemutet wird. Sie spüren oder bemerken die Unzulänglichkeiten und Dysfunktionalitäten des Systems täglich am eigenen Leib. Sie sind Mit-Leidtragende an der tiefen Vertrauenskrise des Medizinbetriebes. Und sie sind selbst Opfer von anachronistischen und autokratischen Entscheidungsstrukturen, die Qualitätsverbesserungen praktisch unmöglichen machen und Fehlleistungen belohnen. Sie leiden unter dem Terror der Ökonomie und der Bürokratie.

Diese sozial besonders motivierten Gesundheitsarbeiter können, sollen, müssen zum Motor der Gesundheits-Revolution werden, die das Gesundheitswesen auf eine neue, zukunftsweisende Basis stellt.

Für diese Revolution gibt es durchaus gute Voraussetzungen: In den europäischen Ländern hatte im Unterschied zu den Vereinigten Staaten von Amerika das Gesundheitswesen traditionell auch sozial integrierende und gesellschaftlich inklusive Funktionen. Das System der Krankenversicherung garantiert grundsätzlich für alle unabhängig ihrer sozialen Stellung die gleichen Ansprüche auf Leistungen und Versorgung. Obendrein sind wirtschaftliche Interessen in vielen Bereichen durchaus auch heute den sozialen Zielen untergeordnet. Die gesetzlichen Krankenkassen sind öffentlich-rechtliche Organisationen mit einer klaren Verpflichtung zum solidarischen Ausgleich, und auch bei den Anbietern von Dienstleistungen ist die Bedeutung gemeinnütziger Träger und damit von Non-Profit-Strukturen groß. Die großen Wohlfahrtsverbände wie das Diakonische Werk, die Caritas, die Arbeiterwohlfahrt, das Rote Kreuz oder der Paritätische Wohlfahrtsverband beschäftigen in Deutschland an die zwei Millionen Mitarbeiter, in Österreich sind die Verhältnisse ähnlich.

Diese europäische Tradition und Vision begründet eine besondere Wachstumschance zum Gesundheitswesen der Zukunft.

Voraussetzung für diesen Wandel ist freilich die umfassende Überwindung der heute dominierenden strukturellen Fehlentwicklungen und falschen Anreize im System.

2. DIE ORGANISATIONSKRISE

Das Medizinsystem, wie es heute besteht, entstand mit dem Beginn der Industrialisierung und ist in seinen Grundstrukturen gut 150 Jahre alt. Die Organisationsmuster und Denkwelten der Industriekultur sind auch die Grundlage für die tiefe Krise am Beginn des 21. Jahrhunderts.

Um ausreichend gesunde Arbeitskräfte zu haben und der Arbeiterbewegung den Wind aus den Segeln des Elends zu nehmen, wurden in der zweiten Hälfte des 19. Jahrhunderts überall in Europa allgemeine Krankenversicherungen oder ähnliche Formen der Versorgung für alle geschaffen. Die Krankenkassen schufen die Voraussetzung dafür, daß auch die breite Arbeiterschicht nach medizinischen Leistungen greifen konnte. 1883 waren im Deutschen Reich weniger als fünf Prozent der Bevölkerung gegen Krankheit versichert. 1905 waren es knapp 20 Prozent und bei Inkrafttreten der Reichsversicherungsordnung im Jahr 1914 schon 35 Prozent.[17]

Das Prinzip war neu: Die unter Reichskanzler Otto von Bismarck etablierte allgemeine Krankenversicherung war eine Pflichtversicherung – jeder Angehörige eines Berufsstandes mußte sich versichern. Dadurch wurde es auch möglich, dem Prinzip der Solidarversicherung zum Durchbruch zu verhelfen: Alle zahlen Beiträge im Verhältnis zu den Löhnen, die sie bekommen, gleichgültig, ob sie krank oder gesund sind.

Als Krankenunterstützung wurde gewährt: vom Beginn der Krankheit an freie ärztliche Behandlung, Arznei sowie

17 Langbein, Kurt, Bert Ehgartner: Das Medizinkartell, München 2002.

Brillen, Bruchbänder und ähnliche Heilmittel, Krankenhauspflege, im Fall der Erwerbsunfähigkeit (heute: Arbeitsunfähigkeit) vom dritten Tag nach der Erkrankung ein Krankengeld in der Höhe der Hälfte des ortsüblichen Lohnes gewöhnlicher Tagearbeiter.

Für den nun versicherten Großteil der Arbeiter stellten die Krankenkassen die medizinische Versorgung sicher. Die Kassen stellten die Ärzte direkt ein oder bestimmte die Preise der ärztlichen Behandlung, indem sie mit einzelnen oder mehreren Ärzten privatrechtliche Verträge abschlossen. In der Folgezeit wuchs der Kreis der Versicherten durch andere Berufsgruppen, Familienangehörige und Rentner.

Kanzler Bismarck wollte damals mit der gesetzlichen Krankenversicherung die soziale Frage konstruktiv beantworten, Land und Gesellschaft zusammenhalten. Sein Konzept einer Verknüpfung von individuellem Wohl und allgemeinem Wohlbefinden hat dem Gemeinwesen, wie alle anerkennen, gutgetan. Individuelle und soziale Gesundheit wurden gefördert, und die Arbeitsproduktivität der Bevölkerung stieg. Das Prinzip der solidarischen Hilfe aus der Gemeinschaft für den einzelnen, von Krankheit betroffenen, notleidenden Bürger regenerierte und stärkte das »soziale Bindegewebe«.

Durch die massenhafte Nachfrage nach medizinischen Leistungen war aber auch eine Voraussetzung für die Industrialisierung der Medizin geschaffen.

Die zweite Voraussetzung war die Entwicklung von medizinischen Methoden, die industriell in großer Zahl anwendbar sind. Die Grundlagen dafür schufen Robert Koch und Louis Pasteur, die mit der Entdeckung der Bakterien als Krankheitserreger industriell bekämpfbare Krankheitsursachen entdeckten, und Rudolf Virchow, der mit seiner Zellular-Pathologie den Menschen in Zellen zerteilte, deren jeweilige Funktionalität von nun an im Blick der arbeitsteilig organisierten medizinischen Forschung lag.

Das Krankenhaus – bis dahin eher Siechenhaus denn Einrichtung zur medizinischen Versorgung – erlebte als Medizinfabrik seine erste Blüte.

Das moderne Hospital sollte vor allem dazu dienen, erwerbsfähige Patienten möglichst rasch wieder in den Produktionsprozeß zurückzubringen. Chronisch Kranke hatten da bald keinen Platz mehr.

Die dritte Voraussetzung auf dem Weg zur Medizinfabrik war die Erlangung der Fähigkeit, in den menschlichen Körper einzugreifen. Erst als der englische Chirurg Joseph Lister 1870 die Wunddesinfektion entwickelt hatte, konnten Eingriffe in großer Zahl in den Kliniken durchgeführt werden. Der Operationssaal mit seinen zahlreichen Nebenräumen wurde mehr und mehr zum Zentrum des Medizinbetriebs. Die Entfernung von Blinddarm oder Gallenblase, bis dahin wegen der häufigen Wundinfektionen noch fast ein Todesurteil, wurde zum Routineeingriff. Die neuen Helden der Medizin hießen Theodor Billroth oder Erwin Payr und ließen sich stolz im OP abbilden.

Zentralbauten waren wesentlich kostengünstiger als die vielen Pavillons, die Großklinik wurde mehr und mehr zum Symbol des technisierten Medizinbetriebs. Zentralisierung und Automatisierung beherrschten das Konzept der Krankenhausplaner.

Zunächst standen die Ärzte als individuelle Vertragspartner den Krankenkassen gegenüber. Doch im heraufkeimenden Faschismus der zwanziger und dreißiger Jahre des vergangenen Jahrhunderts spielten berufsständische Monopolorganisationen eine beachtliche Rolle – so auch unter den Ärzten. 1931 schließlich übertrugen die Krankenkassen den neugegründeten kassenärztlichen Vereinigungen praktisch die gesamte Verteilung der Honorarströme an die niedergelassenen Mediziner. Seit damals wird mit der »Kopfpauschale« die von einem Versicherten durchschnittlich verursachte Ärzte-Honorarsumme an die Monopolorganisation der Ärzte übergeben, die dann selbst die Verteilung unter ihren Mitgliedern vornimmt.

Auch bei den Kliniken entwickelte sich eine Doppel-Struktur: Länder und Gemeinden wurden für die Errichtung zuständig, die Kassen durften nur noch die Folgen kommunaler Ambitionen zahlen.

Damit ist den Kassen seit gut 70 Jahren größtenteils die Möglichkeit genommen, die Entwicklung der Breitenversorgung selbst zu steuern.

Deutschland: Selbstverwalteter Selbstbedienungsladen

Die vergangenen Jahrzehnte zeigen überdeutlich, daß die Monopolstruktur der Anbieter von Dienstleistungen im deutschen Medizinbetrieb jeden Reformansatz binnen einiger Jahre ins Gegenteil verkehrt: Die Krankenkassen haben keinen Einfluß auf Zahl und Verteilung ihrer Vertragspartner, der Ärzte, wie dies in anderen europäischen Staaten üblich ist. Mehr noch – sie rechnen mit den Ärzten auch gar nicht deren Leistungen ab. Statt dessen werden die für ärztliche Leistungen vorgesehenen Beträge pauschal den Kassenärztlichen Vereinigungen übergeben, welche die Gelder dann unter den niedergelassenen Medizinern verteilt. Ein Monopol-System, das an Intransparenz und Kompliziertheit durch nichts zu überbieten ist.

Dazu kommt noch die Zersplitterung der Verantwortlichkeiten im niedergelassenen Sektor und im Klinik-Bereich, das sogenannte »Sektorale System«. Es bedeutet, daß Planung, Leistungserbringung und Qualitätskontrolle in völlig voneinander getrennten Bereichen erfolgen. Bei den niedergelassenen Ärzten sind 23 regionale Sektionen der Kassenärztlichen Vereinigung in 23 Ländern und Bezirken für die Sicherstellung der Versorgungsqualität verantwortlich; beim stationären Bereich, den Krankenhäusern und Kliniken, sind die Regierungen in 16 den Bundesländern dafür zuständig. In den Kliniken gibt es nochmals eine Aufteilung von Verantwortungsbereichen: Die Investitionskosten werden von den Ländern getragen, die Betriebskosten dagegen von den Krankenkassen.

Die Folge für die Versicherten und Patienten sind zweifach ungünstig: Auf der einen Seite gibt es an keiner Stelle eine Gesamtverantwortung für die Verteilung der Mittel im Gesundheitssystem – im Gegenteil: Die verschiedenen Sektoren versuchen, jeweils dem anderen ungünstige Aufgaben zuzuschieben und profitable bei sich zu behalten. Und durch die regionalen Monopole der Ärzte und Kliniken gibt es andererseits keine Transparenz von Ergebnissen und Leistungen und damit keinen durchschaubaren Wettbewerb, der qualitätssteigernd wirken könnte.

Zur gesundheitspolitischen Verfassung Deutschlands gehört auch, daß sich die wichtigsten Institutionen und Träger selbst verwalten und kontrollieren. Kassenärztliche Vereinigungen, Kliniken, Apotheken, Pharmaindustrie, sie alle haben vom Sparen gar nichts: Die korporatistische Struktur in Deutschland macht jede Reform, die wirklich etwas bringt, unmöglich.

Allen geht es um Besitzstandswahrung.

Das System ist teuer, weil in Wahrheit niemand den Wettbewerb wollen kann – außer den Patienten und eventuell noch jenen eher rar vertretenen Krankenkassen, die sich zutrauen, in ihm bestehen zu können.

Für die Besitzstandswahrer ist es gemütlich. Wer einmal im System drin ist, dem kann praktisch nichts mehr passieren: Wer fragt in Deutschland schon einen Arzt, ob er nach 20 Berufsjahren eigentlich noch eine zeitgemäße Ausbildung hat? Und wer vergleicht tatsächlich Komplikationsraten verschiedener Kliniken?

Österreich: Geteilte Verantwortungslosigkeit

Im Unterschied zu Deutschland schließen die Kassen in Österreich Direktverträge mit Ärzten ab, deshalb gab es auch nie den ungezügelten Wildwuchs der Niederlassungsfreiheit bei Honorargarantie wie in Deutschland, der die Versorgungsstruktur bis heute prägt und erst 1993 abgeschafft wurde.

Aber die Zweiteilung des Systems – hier die Kliniken, da der niedergelassene Bereich – ist in Österreich noch umfassender. Die Kliniken werden separat aus Steuermitteln finanziert, die Kassen leisten dazu nur einen kleinen Beitrag – was Gesundheitspolitik oder Planung fast unmöglich macht. Die Konsequenz: Kassen versuchen, möglichst viele Probleme in die Kliniken zu delegieren – weil sie dort nur fixe Sätze pro Behandlung zahlen.

Länder und Gemeinden wiederum sehen Kliniken als Prestigeobjekte und decken die Defizite nach wie vor einfach ab.

Das deutsche und das österreichische System haben auch organisatorisch etliches gemeinsam: Die beteiligten Institutionen – vom Krankenhaus bis zur Krankenkasse – können die Ineffizienz des Ganzen auf den jeweils anderen schieben – ein endloses Spiel, bei dem allerdings ausschließlich die Beitragszahler verlieren.

Alle anderen »Leistungserbringer« genannten Mitspieler sind zumindest kurzfristig Gewinner, auch wenn Ärztevereinigungen, Kliniken, Pharma-Unternehmen und Apotheker beteuern, sie würden so gern sparen, aber es gehe halt der vielen Kompetenzen und des unübersichtlichen Systems wegen nicht. Ein Fakt prägt das Verhalten der »Leistungserbringer« nachhaltig: Jeder Cent, der ins System gesteckt wird, landet auf dem Konto irgendeines Nutznießers, der seine wirkliche Leistung für die Versorgung nie legitimieren muß.

Ein weiteres kostentreibendes Element: Vermehrter Aufwand, vor allem in der Technik, sichert fast automatisch jedem der Mitspieler Wettbewerbsvorteile – unabhängig vom gesicherten Nutzen.

Sinkende Einnahmen bei steigenden Ausgaben

All diese historisch gewachsenen Strukturmerkmale spitzen die Krise des Gesundheitswesens dramatisch zu.

Schon sie allein verhindern eine nachhaltige Entwicklung in Richtung Gesundheitswesen, das seinen Namen verdient, und sorgen für permanente Geldnot. Allerdings kommt dazu auch noch die Krise des Finanzierungssystems selbst. Was lange Zeit als Finanzierungsgarantie für das Gesundheitssystem funktionierte, wird nach dem Ende des Industriezeitalters zur Garantie permanenter Finanzknappheit: die Bindung der Krankenversicherungsbeiträge an das Erwerbseinkommen der Unselbständigen.

Zum einen nimmt in der Informationsgesellschaft die Zahl der Unselbständigen eher ab als zu, dazu kommt noch die Entwicklung der Löhne im Vergleich zur Entwicklung der Gesamtwirtschaft: Seit 1995 steigen die Grundlöhne in Deutschland langsamer als das Bruttoinlandsprodukt, während die Gesundheitsausgaben deutlich schneller steigen: Betrugen die Ausgaben der gesetzlichen Krankenversicherung 1970 noch 6,1 Prozent des Bruttoinlandsproduktes, so waren es 1998 schon 7,8 Prozent[18] – das Resultat ist unausweichlich Geldknappheit in den Krankenkassen. Die massiven Einnahmeausfälle durch die hohe Arbeitslosigkeit kommt noch erschwerend dazu.

Langfristig ergänzt die Veränderung der Altersverteilung in der Bevölkerung die Krisenfaktoren noch einmal um einen entscheidenden Punkt. Weil bis zum Jahr 2040 schon

18 Heinzen, Franz: Strategien für ein zukunftsfähiges Versorgungssystem der gesetzlichen Krankenkassen, Dissertation, Bielefeld 2003.

35 Prozent der Bevölkerung älter sein werden als 60 Jahre – heute sind es nur 23 Prozent –, werden die Kassen in Zukunft noch knapper bei Kasse sein. Denn dies wirkt sich zum einen auf die Beitragsleistungen aus, weil Pensionäre und Rentner weniger Beiträge zahlen, und führt zum anderen zu vermehrten Ausgaben, weil Menschen über 60, wie erwähnt, das Hauptziel medizinischer Interventionen sind.

Daß es in Deutschland obendrein Besserverdienenden frei steht, sich komplett aus der Solidar-Versicherung auszuklinken, schwächt das System zusätzlich. Immerhin zehn Prozent – einerseits zahlungskräftige und andererseits durch die gehobene soziale Position durchschnittlich auch gesündere Teile der Bevölkerung – sind so vom System der gemeinsamen Versorgung ausgeklammert.

Und die Politik konzentriert sich in Deutschland wie in Österreich immer nur auf die Entwicklung der Ausgaben generell, ohne zu berücksichtigen, wozu das Geld verwendet wird, und letztlich auch, wie es zu diesen Ausgabensteigerungen kommt.

Wildwuchs, gut gedüngt

Denn der Gesundheitsmarkt hat so seine Besonderheiten, der die Gesetze des Marktes auf den Kopf stellt. Nicht der Käufer, sondern eine Gruppe der Verkäufer entscheidet über den Kauf. Gut 80 Prozent aller kostenrelevanten Entscheidungen im Medizinbetrieb werden von den Ärzten gefällt. Der Kugelschreiber und neuerdings die Computer-Maus des Arztes sind die wichtigsten Steuerungssysteme für die Entwicklung der Leistungen und Ausgaben. Die Gelder fließen nur, wenn ein Arzt kraft seiner Profession mit einer Verordnung, einer Anweisung, Krankschreibung oder Überweisung zu einem Kollegen oder in die Klinik seine Zustimmung gibt. Und die Ärzte als Entscheider müssen den Preis für ihre Produktentscheidung nicht tragen und haben folglich kein Interesse an möglichst preiswerten Produkten. Es ist sogar umgekehrt: Sie sind überwiegend direkt an der Vermehrung bestimmter, vor allem technischer Leistungen am Patienten interessiert, weil ihre Erbringung die Basis ihrer Bezahlung darstellt.

Folgerichtig wird kein im wirtschaftlichen Eigeninteresse denkender Arzt bestrebt sein, sein Einkommen zu reduzieren. Gibt es mehr Ärzte, so werden sich diese logischerweise um eine weitere Steigerung der Einzelleistungen bemühen. Daran ändert auch nichts, daß die Einzelleistungsverrechnung durch etliche Reformen mit »Deckelungen« in ihrem Mengenwachstum begrenzt werden sollte. Im Gegenteil: Weil die Ärzte fürchten mußten, über »Punktwerte« pro Handgriff noch weniger zu kriegen, wurden die Leistungen überproportional vermehrt. Inzwischen überlebt im Gestrüpp der Punkte, Limits und Pauschalen nur mehr der Erfolg-, also Ertragreiche, der entweder schwindelt oder losgelöst von den Problemen der Patienten die computergestützte Optimierung der Abrechnung kultiviert.

Solange ärztliches Einkommen an Abrechnung einzelner Leistungen am Patienten gebunden ist, kann sich daran nichts ändern. Immer wieder haben Untersuchungen nachgewiesen, daß eine hohe Ärztedichte stets auch mit hohen Gesundheitsausgaben einhergeht. Wie es aussieht, waren die deutschen Ärzte in dieser Logik insgesamt durchaus erfolgreich: 1980 kamen noch 452 Menschen auf einen Arzt, im Jahr 2000 war ein Mediziner durchschnittlich nur noch für 282 Versicherte zuständig. Der Wildwuchs der freien Niederlassung wurde erst 1993 eingegrenzt. Doch auch hier schlug die Politik absurde Kapriolen: Die willkürliche Verteilung der ärztlichen Versorgung im Jahr 1993 wurde zum »Bedarf« erklärt und festgeschrieben. Das bedeutet, daß die extremen Unterschiede zwischen Stadt und Land und die Überversorgung in den Ballungsräumen mit ihren teuren Konsequenzen nicht verschwunden sind und nicht verschwinden werden. Es gab nie einen Versuch, die Verteilung der Ärzte mit der Verteilung der Aufgaben in Übereinstimmung zu bringen.

Auf die Einkommen der Mediziner hat sich die Krise noch am wenigsten ausgewirkt. Der Verdienst eines niedergelassenen Arztes ist immer noch recht gut – zumindest im Durchschnitt: Der Überschuß nach Abzug aller Betriebsausgaben beträgt bei Allgemeinmedizinern immerhin 85 000 Euro pro Jahr, Fachärzte wie Orthopäden und HNO-Spezialisten verbuchen im Mittel sogar einen Jahresgewinn von 120 000 Euro[19]. Fast schon zwei Drittel der niedergelassenen Ärzte sind folglich Fachärzte, denn dort sind die Verdienstchancen höher.

Es ist nie gelungen, im System eine vernünftige Steuerung der Ärztedichte oder der Arzneimittelausgaben durchzusetzen. Statt dessen wurde der bürokratische Aufwand vermehrt und mit Budgets und Deckeln ein Regelungsgestrüpp institutionalisiert, bei dem kein Arzt mehr durchblickt und jeder sich ungerecht behandelt fühlt. Nur zynische und gewissenlose Abrechnungsjongleure profitieren weiter von diesem Wirrwarr. Ihre Zahl nimmt allerdings zu.

Noch wesentlicher für die Entwicklung der Gesamtkosten ist der hohe Anteil an Reparaturleistungen, der in den Krankenhäusern erbracht wird. Denn dort wird besonders viel und besonders teure Technik eingesetzt, und die Effektivität ist noch immer extrem gering.

Krebszellenökonomie

Das fehlende Systemmanagement beschreibt die Krankheit des Gesundheitssystems in der Bundesrepublik Deutschland. Das Leiden gleicht der Krankheit von Krebszellen, die aggressiv wachsen und explosiv metastasieren. Die Gesund-

19 Statistik der Kassenärztlichen Bundesvereinigung, zitiert nach: Heinzen, Franz: Strategien für ein zukunftsfähiges Versorgungssystem der gesetzlichen Krankenkassen, Dissertation, Bielefeld 2003.

heitspolitik hat diese »Krebszellenökonomie« zugelassen, ja begünstigt und auf vielerlei Art sogar erzwungen. Die Verhaltensweisen einzelner Institutionen oder Organisationen im Gesundheitssystem stehen im Widerspruch zur Gesamtaufgabe.

Jeder versucht unter Inanspruchnahme der Systemressourcen möglichst unkontrolliert zu wachsen und Sieger zu bleiben im Kampf gegen die, die in der Nachbarschaft wirken und gleichermaßen auf Ressourcenaneignung aus sind. Krebswachstum in einem Organismus führt letztlich zum Absterben des gesamten Systems.

Dabei wird mit verdeckten Karten und falschen Etiketten gespielt. Unter der Formel von Markt und Wettbewerb wird die »Krebszellenökonomie« angeheizt und der Zusammenbruch des gesundheitlichen Versorgungssystems in Kauf genommen. Statt auf gemeinsame Leistung für die Gesundheit blickt man auf den materiellen Profit der einzelnen Zelle. Gesamtnutzen im Gesundheitswesen und lukratives Verhalten für ein Krankenhaus, eine Arztpraxis oder eine Krankenkasse stimmen nicht überein. Das ökonomische Verhalten im Gesamtunternehmen »Gesundheit« ist mit dem betriebswirtschaftlichen Nutzen für ein Subsystem nach der derzeitigen Abrechnungslogik nicht vereinbar.

In einem produzierenden Betrieb der Dienstleistungswirtschaft außerhalb des Medizinbetriebes wird eine solche Diskrepanz zwischen Unternehmenszielen und dem Aktionismus einzelner Betriebsteile als Managementversagen begriffen. Im Unternehmen »Gesundheit« fehlt solches Wissen und Erkennen, Managementversagen ist die Regel.

Der Medizinbetrieb, wie er heute besteht, ist ein Kind der Industrialisierung, hat aber die Weiterentwicklung der Industriekultur verschlafen.

Der Start ins Industriezeitalter hat die Formen der Zusammenarbeit der Menschen und das Verhältnis von Mensch und Maschine auf ein neues Niveau gehoben. Der Taylorismus begründete die Organisationskultur der arbeitsteiligen Aufgliederung und gestaltete die Abläufe der menschlichen Arbeit nach dem Konzept der Maschinentechnologie und der Uhrwerkslogik.

Die tayloristische Ausdifferenzierung der Industriegesellschaft ging mit einer vergleichbar funktionalen Gestaltung der Medizin einher. Die Fabrik läuft als perfektes Räderwerk, in dem jedes einzelne Glied funktional ins andere greift. Dieses technologische Grundmuster leitet den Menschen der industriellen Kultur in seinem Denken und Handeln an, prägt Leitbilder und Modellvorstellungen. F. W. Taylor war auch ein Zeitgenosse Rudolf Virchows und Robert Kochs. Das Reiz-Reaktions-Prinzip der Mechanik und das simple Ursache-Wirkungs-Prinzip der Grundstoffchemie wurde auf den Menschen übertragen, und der Körper wurde als hochkomplexe physikalisch-chemische Maschine verstanden.

Taylorismus und arbeitsteilige Spezialisierung bestimmen auch von Beginn an die Organisationsverhältnisse und die Abläufe in der Medizin. Körperliche Probleme erscheinen als Defekte im biologischen Getriebe, und menschliche Organismen funktionieren nach dieser Vorstellung wie ein komplexes Uhrwerk. Krankheit wird als räumlich lokalisierbare Störung im Körper angesehen, medizinische Maßnahmen enthalten spezielle Spielregeln für den Umgang mit Kurzschlüssen, Rohrbrüchen, Transporthindernissen oder vergleichbaren technischen Problemen. Dieses Verständnis half, Massenmedizin möglich zu machen und in den Köpfen der Masse durchzusetzen. Die Krankheit als Betriebsschaden im menschlichen Körper bildet ein einprägsames und faszinierendes kulturelles Muster, das die Medizin der Industriegesellschaft insgesamt kennzeichnet.

»Das Erklärungsmodell der Maschine«, schreiben Thure von Uexküll und Wolfgang Wesiack, »hat für Ärzte nicht nur die besondere Anziehungskraft klarer und einfacher Deutungs- und Handlungsanweisungen, mit deren Hilfe sich Krankheiten als Betriebsstörungen in Folge eines Maschinenschadens deuten lassen; das Modell hat auch den Vorteil, immer modern zu sein, denn sobald die Technik eine neue, noch kompliziertere und noch leistungsfähigere Maschine erfindet, kann die Medizin ihr Bild des Maschinenmenschen entsprechend verfeinern, ohne das Grundprinzip preisgeben zu müssen.«[20]

Das moderne Krankenhaus arbeitet auch heute nach diesem Kulturmuster wie eine große Fabrik, und das Gesundheitssystem wird politisch wie eine Megamaschine konstruiert und gesteuert. Der medizinische Fortschritt kommt bevorzugt als technologische Innovation daher, und wie selbstverständlich glauben Arzt, Medien und in der Folge auch die Patienten, daß die beste Technik auch am meisten Gesundheit produziert.

Dabei ist die diesem simplen Schluß zugrunde liegende Logik in der Marktwirtschaft längst nicht mehr gültig. Heute haben sich Voraussetzungen und Rahmenbedingungen grundlegend geändert. Die produzierende Industrie hat ihre tiefe Strukturkrise zu einem guten Teil überwunden, die Gesundheitsindustrie steckt in ihr unverändert fest.

Mit Begriffen wie »Lean Management« und »Business Reengineering« wurde ein neues Paradigma der industriellen Produktion eingeführt, das die arbeitsteilige Hierarchie durch eine Teamkultur ersetzt, in der Individualität, Eigen-

20 Uexküll, Thure v., Wesiack, Wolfgang: Wissenschaftstheorie und psychosomatische Medizin, ein bio-psycho-soziales Modell. In: Uexküll, Thure v. (Hrsg.): Psychosomatische Medizin, Urban & Schwarzenberg, München, Wien, Baltimore1990, S. 5–38.

ständigkeit, Risikofreude und Kreativität von Menschen ins Zentrum rücken. Offen kommunizierende, flexibel agierende, also lebendige Netzwerke ersetzen die alten Räderwerke, wo der einzelne als kleines Rädchen im großen Getriebe funktionieren mußte.

Die Einrichtungen des Gesundheitswesens hinken weit hinter dem industriellen Wandel her. Die aktuellen Wirren um die Reform des Systems sind erst die Vorboten des anstehenden radikalen Wandels.

3. DIE KRISE DER HEILKULTUR

»Noch nie war die medizinische Versorgung so teuer wie heute – und dabei so uneffektiv. Es besteht ein eklatantes Mißverhältnis zwischen Kosten und Nutzen. Ob Arzt oder Patient, jeder möchte den größtmöglichen Nutzen ziehen, der eine als Gegenleistung für seine Arbeit, der andere für seinen monatlich entrichteten Krankenkassenbeitrag. Keinem wird bewußt, daß er sich dadurch zum Sklaven eines unüberschaubar vernetzten Systems macht und die eigenen Bedingungen immer weiter verschlechtert.« Das ist die Meinung von Edgar Berbuer.[21]

Und Doktor Berbuer ist ein begnadeter Arzt. Seine Patienten lieben ihn, und er sieht in seinem Beruf immer noch eine Berufung. Nach dem Medizinstudium und einigen Jahren als Assistenzarzt in mehreren Krankenhäusern ging er als Facharzt für Allgemeinmedizin aufs Land, genauer nach Hornberg im Schwarzwald. Die hausärztliche Basismedizin, die sich um die großen und kleinen Probleme, Krankheiten und Sorgen der Patienten kümmert, sei eigentlich die Idealform des Arzttums, sagt der ebenso engagierte wie couragierte Mediziner, der keine Lust hatte, nur mit Spritzen und Pillen gegen die Symptome anzukämpfen und sich selbst und seine Patienten zu frustrieren. Doktor Berbuer wollte mehr, nämlich wirklich helfen, und so bildete er sich trotz voller und anstrengender Praxis weiter: in psychosomatischer Medizin und Chirotherapie. Solches Wissen wird den Studenten im Studium und den jungen Ärzten in der Klinik gemeinhin nicht

21 Berbuer, Edgar: Zwischen Ethik und Profit, Access Verlag, Königstein-Falkenstein 1990.

vermittelt. Nach sechs Jahren hatte der Allgemeinmediziner viel Neues gelernt, unerwartete Erfahrungen gesammelt, das erlernte Medizinerwissen revidiert, seine alten Ansichten korrigiert und andere Denk- und Sichtweisen akzeptiert. Dr. Berbuer schrieb sich seinen verständlichen wie berechtigten Zorn über die Krise des Medizinsystems von der Seele.

Die Krankheiten der Medizin und des Gesundheitssystems stellen kein einfaches Diagnoseproblem dar. Die Ursachen und Wurzeln der üblen Lage sind komplexer Natur, und der soziale Organismus des Gesundheitssystems ist mit dem vorherrschenden Menschenbild der Medizin, dem Finanzierungssystem der gesundheitlichen Arbeit, den Organisationsweisen der Versorgung oder den Bildungswelten vielfältig vernetzt. Dr. Berbuer zeigt dies an einer Fallgeschichte exemplarisch auf.

Vom kranken Rücken

»Nehmen wir als Beispiel einen Patienten mit Rückenschmerzen, Angestellter, 45 Jahre, ungerechter und jähzorniger Vorgesetzter, zänkische Ehefrau, die sehr auf ihr Äußeres bedacht ist und möglichst immer nach dem letzten Schrei der Mode gekleidet. Der Patient ist sehr aktiv in seiner Kirchengemeinde und wäre liebend gern evangelischer Pfarrer geworden. Seine Rückenschmerzen ergeben bei der klinischen Untersuchung keinen wesentlichen pathologischen Befund, die Bewegungen sind in alle Richtungen frei durchführbar. Er hat keine ausstrahlenden Nervenschmerzen. Der Patient wünscht schließlich eine Überweisung zum Orthopäden. Dieser findet bei der klinischen Untersuchung ebensowenig, führt aber eine Röntgenuntersuchung der gesamten Wirbelsäule durch. Es finden sich kleine Randzacken am vierten und fünften Lendenwirbel, die, so wird dem Patienten mitgeteilt, möglicherweise Zeichen eines Bandscheibenverschleißes in diesem Bereich sind, und die Bandscheibe könnte dann die geklagten Beschwerden auslösen. Außerdem stellt der Orthopäde fest, daß die Gegend der Niere etwas druckschmerzhaft ist, und empfiehlt das Aufsuchen eines Urologen. Spätestens jetzt beginnt die verhängnisvolle Lawine. Die Veränderungen an der Wirbelsäule sind eigentlich alterstypisch und sicherlich nicht der Grund für die Beschwerden. Der Patient hat jetzt aber ein Töpfchen, in das er seine Krankheit hineintun kann – den ›Bandscheibenschaden‹. Es folgt die Überweisung zum Urologen, es wird sonographiert, die Nieren mit Kontrastmitteln geröntgt, die Blase gespiegelt, eine Vorsorgeuntersuchung gemacht. Es finden sich Veränderungen im Nierenbecken, die möglicherweise auf eine früher durchgemachte Nierenbeckenentzündung hinweisen, und eine minimal vergrößerte Prostata. Somit sind wieder zwei Erkrankungen dazugekommen, beide natürlich kontrollbedürftig, Wiedervorstellung in einem halben Jahr. Empfohlen wird noch eine Blutuntersuchung und der Ausschluß einer Zuckerkrankheit. Der nächste Schritt geht zum Internisten, der eine Erhöhung der Blutfettwerte findet, die mit Medikamenten behandelt wird.

Das Resultat nach einigen Wochen: Bandscheibenschaden, eine kranke Niere, vergrößerte Prostata, erhöhte Blutfettwerte. Der Patient hat als Folge das Bewußtsein des drohenden Herzinfarktes und der wohl bald versiegenden Potenz. Die Therapie: einmal täglich eine Tablette für die Prostata, zweimal täglich eine Tablette für die Blutfettwerte; kurzum – der Dauerpatient ist geboren. Aber die Rückenschmerzen sind nach wie vor vorhanden, der Chef weiterhin jähzornig und ungerecht, die Ehefrau weiterhin zänkisch und unzufrieden. Sie wird sicherlich noch unzufriedener sein mit einem Mann, der jetzt zum Frühstück, Mittagessen und Abendessen seine Pillen schlucken muß und schon gewisse Verhaltensweisen des chronisch Kranken angenommen hat. Ein wirklicher Erfolg unseres modernen Medizinsystems!

Nach einem Jahr mühevoller Kleinarbeit nimmt der Patient heute keinerlei Medikamente mehr, er hat eine neue

Arbeitsstelle angenommen, und Gespräche unter Zuziehung seiner Ehefrau haben die private Situation deutlich verbessert. Er ist jetzt zufrieden und gesund, die Termine zu den jeweiligen Kontrolluntersuchungen hat er nicht mehr wahrgenommen.«

Die Krankheit des Systems

Edgar Berbuer hat mittlerweile seine Kassenzulassung zurückgegeben und arbeitet nur noch mit privat zahlenden Patienten. Und er findet weiter den Zuspruch seiner Patienten. Eine verantwortliche und ganzheitlich handelnde Medizin ist unter den bestehenden Rahmenbedingungen der kassenärztlichen Versorgung nicht mehr durchzuhalten. Möglichst viel Medizin zu empfehlen ist lukrativ; Menschen im Leben heilend zu begleiten rechnet sich nicht genügend. Im bestehenden Gesundheitswesen überwuchern vielfältige Interessen und Herrschaftsbedürfnisse, die mit Heilen und Helfen nichts zu tun haben, die praktische Heilkunst. Die Gewalt des Systems beugt die Heilkultur.

Rückenleiden sind keine seltene Krankheit. Etwa 40 Prozent der Menschen in Deutschland geben an, Rückenschmerzen zu haben. Irgendwann im Leben werden 80 Prozent der Bürgerinnen und Bürger von Schmerzepisoden im Kreuz oder im Nacken gequält.

Solche Schmerzen sind aber nicht Ergebnis einer defekten Bandscheibe. Die gründliche Untersuchung von Menschen, die noch nie Rückenschmerzen hatten, mit Computertomographie und anderen bildgebenden Verfahren stellt dar, daß 40 bis 60 Prozent dieser Personen Bandscheibenveränderungen gleicher Gestalt zeigen wie Patienten mit Rückenschmerzen.[22] Die Korrelation zwischen Rückenschmerz

22 Schultz-Venrath, U.: Chronische Lumbago-Ischialgie-Syndrome, in: Egle, U. T. (Hrsg.): Der Schmerzkranke, Schattauer-Verlag, Stuttgart, New York 1993.

und Bandscheibenveränderungen ist also so zufällig, wie die Beziehung zwischen der Zahl von Störchen und Geburten am Kaiserstuhl.

Rückenschmerzen gehen selbstverständlich mit körperlichen Veränderungen einher. Der Stoffwechsel der Bandscheibe ist von regelmäßigen Anspannungs- und Entspannungszuständen abhängig. Chronische Dauerspannungen beeinträchtigen die Bandscheiben. Aber auch die Verhältnisse des Lebens und die inneren Einstellungen von Menschen nehmen Einfluß, wenn der Rücken verkrampft ist und Schmerzen bereitet. Besonders häufig sind Menschen betroffen, die immer obenauf sein müssen, ständig gebraucht werden wollen, selbst aber nie hilflos sein und andere brauchen dürfen. Es sind dynamische Persönlichkeiten, die gleichzeitig besonders erfolgreich sind, die zum »Hexenschuß« neigen.

Der Rückenschmerz spricht über einen mangelnden Ausgleich zwischen aggressiver Selbstbehauptung und Hingabebereitschaft. Der mechanische Eingriff erweist sich meist nicht als hilfreich, oft führt er zu noch mehr Leiden. Das fehlende Lebensgleichgewicht wird durch Operationen nicht hergestellt. Schmerztherapeuten in Deutschland behaupten, daß 90 Prozent der Bandscheibenoperationen nicht indiziert, also nicht notwendig oder gar vernünftig sind.

Die Operation einer Bandscheibe ohne die Wahrnehmung des darin verborgenen Ausdrucks über die Schwierigkeiten des betroffenen Patienten in seinem Leben sind eben keine ärztliche Leistung. Solche Heilkunst ist, bedingt durch die Finanzierungssysteme, lukrativ, aber nicht heilsam. Ein deutscher Dichter, Hermann Hesse, schildert in seinem Büchlein »Der Kurgast« sein Erkranken und Gesunden als Ischiatiker. Nach vier Wochen Kuraufenthalt im schweizerischen Baden schreibt er den Satz: »Nicht meine Ischias hat mich, ich habe meine Ischias.« Es seien die Widersprüche in seinem Leben, die ihn krank gemacht hätten. Hermann Hesse hat begriffen, wie eine kommunikative Blockade zwischen Organ, Person und Kultur krank machen kann und wie ein neues Gleichgewicht seiner individuellen Lebensverhältnisse den Schmerz bewältigen läßt.

Am Beispiel des Rückenschmerzpatienten wird die fehlgeleitete Ökonomie des Gesundheitssystems überdeutlich. Die kommunikativen Blockaden zwischen den Gesundheitsdiensten, Ärzten, Psychologen, allen anderen Gesundheitsberufen und auch Politikern verhindern, daß notleidende Menschen in ihren sozialen Bezügen gesehen werden. Reparaturindustrien wachsen und schlucken gewaltige Ressourcen, ohne für den einzelnen wie auch für die gesamte Bevölkerung tatsächlich zweckmäßig zu sein.

Es bedarf also einer fundamentalen Neuorientierung im Wahrnehmen und einer grundlegenden Neuorientierung im Handeln, wenn die Krise des Gesundheitswesens, die eine Krise der Heilkultur ist, wirklich bewältigt werden soll.

Heute wird die Finanzierungskrise betont, und niemand spricht von der Krise der Heilkunst. Doch das ist verkehrt und unproduktiv. Es ist nun mal keine nachhaltige Leistung, möglichst viele EKG-Kurven in Stuttgart zu schreiben, möglichst viele Gelenkoperationen in Hessen durchzuführen oder Bypässe in Linz zu legen, ebenso wie es keine sozialarbeiterische Leistung ist, möglichst viele Obdachlosenberatungen im Jahr abgeschlossen zu haben.

Die Leistungen für die Gesundheit der Menschen neu und redlicher zu definieren ist Voraussetzung für die Frage, welche Honorierungsweisen dann geeignet sind, um die echte Leistung zu belohnen. Die heutigen Systeme honorieren Indikationsschwindelei und Abrechnungstricks besser als die redliche und kompetente ärztliche oder soziale Hilfe.

Rückenschmerzen sind ein beispielhaftes Problem für die Fehlentwicklung des Gesundheitssystems in Deutschland und Österreich.

Den Risikofaktor Medizin hat Dr. Uwe Heyll, Facharzt für Innere Medizin und Rheumatologie, schon 1993 eindrücklich beschrieben. Seine damalige Untersuchung belegt,

»daß die Medizin nicht nur Gesundheit produziert, sondern auch in einem beträchtlichem Ausmaß deren Gegenteil: Gesundheitsschäden, die nicht Krankheitsfolge sind, sondern das Resultat überflüssiger und nutzloser ärztlicher Behandlungen«.[23] Das Gesundheitssystem macht also selbst krank, und es ist krank. Allerdings fehlt es an einer wichtigen Voraussetzung zur Heilung: die Krankheitseinsicht bei den Mächtigen im System. Die Führungseliten in den Kassen, der Ärzteschaft und in der Gesundheitspolitik versagen.

Mangelnde Einsichten trotz verfeinerter Optik

Statt die eigenen Systemmängel zu erkennen, gibt der Medizinapparat vor, mit immer neuen Geräten und Analysemethoden seine Fähigkeit zur Diagnostik ständig zu verfeinern – ein Spiel mit dem Eros von Hightech, dem viele erliegen. Mit simplem Röntgen gibt sich angesichts von Magnetresonanztomographen niemand mehr ab, ein Schnappschuß für 2000 Euro. Und statt einem halben Dutzend Parameter zaubern die Laborcomputer gleich 25 Befunde auf ein Blatt Papier.

Wenn dies tatsächlich zu mehr Gesundheit führen würde, wäre es noch nicht zu kritisieren – doch in Wahrheit führen mehr diagnostizierte Parameter auch zu mehr falschen Befunden mit einem ganzen Rattenschwanz an teuren und belastenden Folgen für die Betroffenen. Denn daß die modernen Diagnosetechniken an der Fehlerquote, mit der in die Organe geschaut, die Blutbahn abgebildet, der Zustand der Zellen analysiert und die genetische Struktur des Menschen dargestellt werden kann, Wesentliches geändert haben, ist längst widerlegt.

23 Heyll, Uwe: Risikofaktor Medizin, Gesundheitsschäden und Kostenexplosion als Folge ärztlicher Übertherapie, Ullstein Verlag, Frankfurt/Main, Berlin, 1993.

Die gründlichen US-Forscher zerstörten auch den Technik-Glauben der Medizinkollegen, daß die sündhaft teuren Diagnoseapparate tatsächlich die Zuverlässigkeit des Medizinbetriebes erhöht hätten. Sie verglichen anhand von Autopsie-Serien aus fünf Jahrzehnten bei 50000 Patienten die Diagnostik in der Klinik mit der nach dem Tod durch den Pathologen festgestellten tatsächlichen Krankheit. Ernüchterndes Ergebnis: 1930 erkannten noch 73 von 100 Ärzten ein Magenkarzinom, ein halbes Jahrhundert später und mit aller sophistischer Technik waren es nur noch 61 von 100. Ähnlich entwickelte sich die Genauigkeit der Diagnosen auch bei Leber-, Gallen- und Lungenkrebs. Lediglich die Herzerkrankungen werden heute etwas genauer erkannt: Immerhin 70 Prozent der Diagnosen erweisen sich hier auch »post mortem«, also nach dem Tod des Patienten, als richtig, 1930 waren es nur 47 Prozent.[24]

Zu einem ähnlich ernüchternden Resümee kommt eine Studie, welche die Ergebnisse von knapp 5000 Blinddarmoperationen mit jenen vor einem halben Jahrhundert verglich. Trotz aller technischer Finessen wie Computertomographie, Ultraschallsonographie und Laparoskopie wurde genausooft zu spät operiert oder umgekehrt erst bei geöffnetem Bauchraum festgestellt, daß es gar nicht der Blinddarm war. Die Rate der Fehldiagnosen lag bei allen Patientengruppen über die Jahre nahezu konstant bei etwa 15 Prozent. Die tatsächliche Zahl akuter Blinddarmentzündungen schwankte stets um die 60 Prozent, zu Blinddarmdurchbrüchen war es in etwa 25 Prozent gekommen, der Rest erwies sich als blinder Alarm.[25]

Doch diese Fakten ändern nichts daran, daß die Apparate-Diagnostik immer mehr verfeinert und damit das Trugbild

24 Anderson, R. E., u. a.: »The Sensitivity and Specificity of Clinical Diagnostics during Five Decades. Towards an Understanding of Necessary Fallibility«, JAMA 1989; 261, S. 1610–1617.

25 Langbein, Kurt, Bert Ehgartner: Das Medizinkartell, München 2002.

der präzisen technischen Wissenschaft gepflegt wird, während auf der anderen Seite die klinische, umfassende, den ganzen Menschen berücksichtigende Diagnostik durch den Mediziner, der dabei auch seine eigenen Fähigkeiten und Sinne einsetzt, immer mehr in den Hintergrund tritt.

Verschlucken an der Schluckkultur

Die Sachkundigen im Gesundheitssystem sind sich weitestgehend einig: Der Arzneimittelkonsum folgt irrationalen Mechanismen, und der Arzneimittelgebrauch hat sich zu einer ernsten Gefahr für die Gesundheit der Bürger entwickelt. Die Tablette ist neben dem Alkohol zur zweiten Gesellschaftsdroge geworden. Das Rezept ist in der Regel die Eintrittspforte für die Krankheitserreger namens Lexotanil, Adumbran, Tavor, Limbatril oder Tranxilium. Die Fachleute schätzen die Zahl der Tablettensüchtigen in Deutschland auf 1,2 bis 1,5 Millionen. Mehr als 25 Prozent der Dialysepatienten sind Opfer eines fehlgeleiteten Schmerzmittelkonsums. Mehr Rationalität im Umgang mit Arzneien und eine andere Kultur des Arzneimittelgebrauchs stellen eine zentrale Reformperspektive dar, wenn die gegenwärtige Krise des Gesundheitssystems bewältigt werden soll.

Die Schluckkultur ist eine Systemkrankheit, die auch als solche gesehen und behandelt werden muß. Die Bedeutung von Arzneimitteln für die Krankheitsbekämpfung will niemand bestreiten. Es gibt jedoch Grenzen: insbesondere dort, wo unspezifische, psychosomatische oder psychosoziale Befindlichkeitsstörungen und chronisch-degenerative Krankheiten nur eine symptomatische Pharmakotherapie zulassen. Hier paart sich die Selbstverständlichkeit der Arzneimittelverordnung mit der allgemeinen Arzneimittelgläubigkeit in der Bevölkerung. Die Heilkultur in Deutschland und Österreich setzt Behandlungsbedürftigkeit in der Regel mit Arzneimittelbedürftigkeit gleich. Daß das nicht so sein muß, zeigen Beispiele aus anderen Ländern. In Dänemark oder Belgien etwa ist die Bevölkerung darauf eingestellt, daß eine ärztliche Behandlung nicht unbedingt mit einem Rezept endet.

Der Arzt allein ist für das Dilemma eines irrationalen Arzneimittelkonsums nicht verantwortlich zu machen. Aber auch der Bürger als Konsument ist nicht der einzige Schuldige. Die Verhältnisse gleichen vielmehr einer Verrücktheit zu zweit: Die Arzneimittelkrankheit wächst auf dem Boden einer Beziehungsstörung oder eines verdrängten Beziehungskonfliktes, die zusätzlich auf verführerische Rahmenbedingungen und besondere Nutznießer treffen.

Arzt und Patient begegnen sich als Person. Beide unterliegen dabei einer leitbildbedingten Fortschrittsfalle: Was ist die richtige Medizin? Der Arzt will helfen, doch die tägliche Praxis konfrontiert ihn mit psychischen, psychosomatischen und psychosozialen Problemen, für die er keine schnelle Lösung weiß. Sein naturwissenschaftlich orientierter Krankheitsbegriff versagt in der Mehrzahl seiner Fälle. Das imponierende Gebäude der modernen Medizin interpretiert den menschlichen Körper nach dem Paradigma einer Maschine. Krankheit erscheint als eine Betriebsstörung, die mit gezielten technischen Eingriffen chirurgischer oder medikamentöser Art repariert werden muß. Der Patient erwartet einen »Körper-TÜV« samt Auswechslung von Ersatzteilen, falls sich dies als nötig erweist.

Arzt und Patient unterliegen dieser mächtigen Ideologie der Industriekultur und einer Schulmedizin, die bei den meisten Problemen in der allgemeinärztlichen Praxis aber nichts mehr taugt. Dort werden oft nur Symptome benannt und scheinbare Diagnosen mit einem Medikament beantwortet. Das Arzneimittel bestätigt für Arzt und Patient das Maschinenmodell und hilft beiden, die Mühsal einer individuellen Veränderung der Lebensverhältnisse zu verdrängen. Der Patient will vom Arzt eine sinnlich faßbare Hilfe und ist überzeugt davon, daß für jedes Gesundheitsproblem auch ein geeignetes Mittel vorhanden sein müsse. Der Arzt gerät in einen Konflikt zwischen Anspruch und Realität, den er durch unspezifische Pharmakotherapie unterdrückt. Alternativen zum Medikament fehlen im Bewußtsein der Beteiligten. So vermittelt der Griff zum Rezeptblock den Eindruck, der Arzt habe auch das Problem im Griff, seine »exakte Diagnose« führe unmittelbar zu einer schlüssigen Therapie. Arzt und Patient sitzen also gemeinsam in ihrer Leitbildfalle.

Zusätzlich hilft das Rezept auch, eine für den Arzt und den Patienten manchmal unangenehme Begegnungssituation zu beenden. Die Rahmenbedingungen des Honorierungs- und Regelsystems der vertragsärztlichen Praxis erzwingen – weil es lukrativer ist – möglichst viele, möglichst kurze Arzt-Patient-Kontakte. Stillschweigend wird die Gabe des Rezeptes als Abschluß der Konsultation respektiert. Das Rezept setzt nach zwei, drei Minuten den Schlußpunkt im Gespräch und optimiert die Punkte der Abrechnung oder den schnellen Durchlauf der Fälle unter dem Diktat fallbezogener Honorare.

Gleichzeitig sind Patienten dem Arzt für den leichten Weg der »rosaroten« Problemlösung dankbar. Das Rezept bestätigt sie in ihrem Krankheitsempfinden und legitimiert ihr Krankheitsgefühl. Gleichzeitig erhalten sie eine Hoffnung auf Heilung vermittelt, die schmerzliche Einsichten oder persönliche Umstellungen vermeiden hilft. Psychosoziale und psychosomatische Beschwerden werden so aus ihrem ursächlichen Zusammenhang gelöst und sind scheinbar doch mit einer einfachen Pille lösbar: »Aufwind für die Seele« sei machbar, und »wenn die Angst übermächtigt wird«, helfe das Medikament, verspricht der clevere Arzneimittelproduzent.

Die Produktinformation der pharmazeutischen Industrie nutzt die Assoziationsmuster von Arzt und Patient gerade in dem Bereich unspezifischer psychosomatischer Syndrome gezielt aus. Der Arzt glaubt auch bei vielen Arzneimitteln, daß sie sicher nicht schaden, möglicherweise aber doch helfen. Wenn die Placebo- bzw. Pseudoplacebo-Wirkung hinreicht, ist der Arzt immer gut, und auch der Patient ist mit ihm zufrieden. Seltene Nebenwirkungen, die in der Summe durchaus zu einem Arzneimittelskandal reichen würden, können vom einzelnen Arzt objektiv nicht wahrgenommen oder beurteilt werden. Arzt und Patient verbinden die Symptomlinderung oder -heilung zwangsläufig auch dann mit dem Medikament, wenn in Wirklichkeit die »Droge Arzt«, die Zeit oder die Natur gewirkt haben. Der Arzt verschiebt so seine Wirkung auf die Arznei, der Patient seine Selbstheilungskraft auf den Stoff. Nutznießer der Verkennung eigener Stärke bei Arzt oder Patient ist wiederum der Arzneimittelverkäufer.

Die Diagnose der typisch deutschen Tablettenkrankheit lautet also: Verrücktheit zu zweit. Eine Therapie dieser systemischen Erkrankung im Gesundheitswesen der Republik erfordert einen ganzheitlichen Ansatz, Bildungsprozesse bei Arzt und Patient, Ärzteschaft und Bevölkerung. Das gesundheitspolitische Problem der beschriebenen Beziehungsstörung zwischen Arzt und Patient läßt sich nicht über die Arzneimittelzulassung oder die Kritik an der Pharmaindustrie allein bewältigen. Es käme ja auch kein Mensch auf die Idee, Verkehrsunfälle durch ein Verbot der Kraftfahrzeuge zu verhindern oder die Vernunft des Autofahrens über den TÜV zu regeln.

Chronische Blinddarmentzündung im System

Am Umgang mit dem Blinddarm im deutschen Sprachraum werden wie beim Umgang mit dem Rückenschmerz viele Fehlsteuerungen im Medizinbetrieb deutlich. Die Diagnose »Chronische Blinddarmentzündung«, die zu einer Operation führt, existiert praktisch nur mehr in Deutschland und Österreich. Nirgendwo sonst in den entwickelten Industriestaaten werden so oft die Bäuche junger Menschen aufgeschnitten, um den kleinen Wurmfortsatz wegzuschneiden. Bernd Hontschik, ein psychosomatisch geschulter Chirurg aus Frankfurt, beschreibt die soziokulturellen Zusammenhänge mit folgender Geschichte:

»Während ich zum Untersuchungszimmer gehe, lese ich auf dem Einweisungsschein die Diagnose: chronisch rezidivierende Appendizitis. Im Untersuchungszimmer liegt ein junges Mädchen, neben der Untersuchungsliege stehen ein Koffer und ein tragbarer Fernseher, darüber liegt ein Bademantel. Am Kopfende der Liege steht eine etwa vierzigjährige Frau nervös, leicht schwitzend, bayerisch ländlich gekleidet. Sie beginnt zu sprechen, kaum daß ich das Zimmer betreten habe. Es handelt sich um die Mutter der Patientin. Was denn das hier noch solle, der Hausarzt sei jetzt schon seit einem Jahr vergeblich dabei, die Schmerzen wegzumachen, was denn nun noch untersucht werden müsse, alles sei gemacht worden, jetzt solle der Blinddarm endlich raus, und zwar schnell, denn nach Weihnachten müsse das Kind eine Lehrstelle annehmen. Bis dahin solle alles in Ordnung sein.

Nachdem ich vorsichtig erwidert habe, daß wir in der Chirurgie weitgehend selbständig und nach unseren Kriterien entscheiden, wer operiert werden muß und wer nicht, merke ich rasch, daß hier mit Vorsicht nichts zu gewinnen ist. Während ich das Kind untersuche, redet die Mutter ununterbrochen. Das Kind ist kein besonders hübsches Mädchen, hat aber im Gegensatz zur Mutter einen gewissen körperlichen Liebreiz, und es kommt mir ein bißchen lächerlich vor, von einem Kind zu sprechen. Frage ich die Patientin, seit wann sie denn die Bauchschmerzen habe, antwortet die Mutter sofort: ›Seit einem Jahr.‹ Frage ich die Patientin, wo im Bauch die Schmerzen denn seien, antwortet die Mutter: ›Rechts unten, rechts unten.‹ Die Tochter schweigt. Ich habe fast das Gefühl, daß sie interessiert beobachtet, wie denn der beginnende Machtkampf zwischen mir und ihrer Mutter ausgehen werde. Nachdem ich in der Situation selbst keinen Weg mehr gefunden habe, dem Geschehen eine andere Wendung zu geben, entschließe ich mich sozusagen als Behelf zur Blutabnahme. Dabei ist die Mutter kurz still, und das Mädchen sagt zum ersten Mal etwas: ›Vor einem Jahr habe ich zum ersten Mal meine Periode bekommen.‹ – ›Na und‹, sagt die Mutter sofort, und ich spüre, daß ich langsam Lust bekomme, unhöflich zu werden, und frage das Mädchen zweifellos etwas nervig, aber immer noch zurückhaltend: ›Na und?‹, woraufhin sie mich frech anlächelt, aber nicht antwortet. Jetzt schweigt die Mutter endlich.«

Die Prozedur geht weiter, die Untersuchungen werden gemacht, das Ergebnis führt zur Entscheidung. Dieser Kollege entschließt sich, keine Operation zu veranlassen. Die Mutter ist stinksauer, Mutter und Tochter verlassen wütend den Raum. Bernd Hontschik, der Chirurg, beschreibt das weitere Geschehen:

»Am nächsten Morgen berichtet der diensthabende Oberarzt in der Besprechung von einer nächtlichen Appendektomie an einem fünfzehnjährigen Mädchen, das am Abend mit seiner Mutter in die Ambulanz gekommen ist. Die Mutter habe gleich nach dem Chefarzt gefragt und mit der *Bildzeitung* gedroht, die bestimmt gerne über so ein schlechtes Krankenhaus schreiben würde, wo man den Kranken nicht helfe. Der Oberarzt meint etwas spöttisch, er habe sich im Interesse unseres guten Rufes zur Operation entschlossen und außerdem habe das Mädchen nach dem Eingriff bestimmt keine Bauchschmerzen mehr. Das sei in diesen Fällen immer so. Die histologische Diagnose lautete: chronisch rezidivierende Appendizitis.«[26]

Auch diese Diagnose gibt es nur in Deutschland und in Österreich. Sonst in der Welt wird zwischen akuter Blinddarmentzündung und keiner Krankheit unterschieden. Die

26 Hontschik, Bernd: Theorie und Praxis der Appendektomie, Mabuse-Verlag, Frankfurt am Main 1994.

spezifisch deutsche Medizinkultur geht mit dem Blinddarm anders um. Die chronisch rezidivierende Appendizitis ist eigentlich keine Blinddarmentzündung, sondern ein Bauchweh, das dem Appendix zugeordnet wird. Bernd Hontschik analysiert in seiner Doktorarbeit den soziokulturellen Hintergrund dieser Diagnose und stellt fest, daß nicht entzündete Blinddärme besonders häufig am Montag operiert werden. Die chronisch rezidivierende Appendizitis als Operationsgrund wird besonders oft von jungen, forschen Chirurgen, etwas weniger oft von jungen Chirurginnen diagnostiziert. Von der Operation selbst sind vorwiegend Mädchen zwischen 14 und 25 Jahren betroffen.

Die Appendektomie stellt, zugespitzt formuliert, ein teutonisches Frauenopfer dar. Weltweit ist die Appendizitis, also die Blinddarmentzündung, eine typische Männerkrankheit. Männer erkranken daran doppelt so häufig wie Frauen. Die Appendektomie wird in Deutschland aber viel häufiger bei Frauen als bei Männern durchgeführt. Die Blinddarmoperation bei jungen Frauen wirkt wie ein Initiationsritual zur psychosozialen Bewältigung pubertärer Konflikte im Dreiecksverhältnis von Mutter, Vater und Tochter, das von männlich forschen Chirurgen vollzogen wird. Unter sterilen Kautelen wird aus dem Unterleib eines jungen Mädchens ein »jungfräulicher Wurm«, geschnitten, wie der herausgenommene, aber nicht entzündete Blinddarm im Operationsjargon genannt wird.

Ein Teil der operierten jungen Frauen ist nach der Operation tatsächlich für den Rest ihres Lebens beschwerdefrei. Für den anderen Teil beginnt damit eine operative Karriere, während der im späteren Leben jede psychosoziale Konfliktlage zu körperlichen Operationen führt und sprichwörtlich beschnitten wird. Die Einsicht in diese Zusammenhänge schmerzt.

Im Krankenhaus Frankfurt/Main-Höchst, aus dem diese Untersuchung stammt, hat die daraus resultierende Erkenntnis zu radikalen Auseinandersetzungen und zu einer grundlegenden Neubewertung der Indikation zur Blinddarmentzündung geführt. Die Zahl der Blinddarmoperationen sank von 613 in einem Jahr auf 153, ohne daß die Versorgungsqualität in Frankfurt sich verändert hätte. Die Zahl der Blinddärme ohne Entzündungszeichen sank auf 15 Prozent, eine Größenordnung, die international üblich ist. Operiert werden seitdem doppelt so häufig Männer wie Frauen.

Wie belanglos erscheinen demgegenüber die Streitereien zwischen Ärzteschaft und Krankenkassen bei Verhandlungen über Fallpauschalen. Es ist kaum wichtig, ob die Blinddarmoperation 1700 Euro oder nur 1400 Euro mit einer Fallpauschale erlöst. Deutlich wird aber, wie die Fallpauschale als ökonomischer Anreiz für Operationen aus operierten Gesunden lukrative Patienten machen kann und eine vernünftige Gesundheitshilfe durch die vorhandenen Systemzwänge unmöglich gemacht wird.

Medizin für Aktionäre

Ein Industriezweig hat sich in den Wucherungen des Gesundheitswesens besonders effizient eingenistet und es verstanden, seine Gesetzmäßigkeiten zu beeinflussen und zu nutzen: Die Pharmaindustrie hat dem Medizinbetrieb seit gut einem Jahrhundert den prägenden Stempel aufgedrückt.

Doch heute werden pensionierte Pharma-Manager wehmütig, wenn sie an die Zeiten der »ethischen Industrie« zurückdenken, als es noch notwendig war, zumindest nach außen hin hohe ethische Grundsätze der Medizin mit dem logischen Interesse der Gewinnmaximierung des eigenen Betriebes zu verknüpfen.

Das ist nicht mehr so. Kaum einer der alten großen Konzerne trägt noch seinen alten Namen, und kaum einer fühlt sich noch solchen Ansprüchen verpflichtet. Der moderne Pharma-Manager muß sich von Quartalsbericht zu Quartalsbericht vorwärtsturnen, die Aktionäre wollen Herausragendes und Gewinnträchtiges sehen, und das geht nur mit massiven »Blockbuster« genannten Marktfegern, die riesige Bevölkerungsgruppen erreichen müssen.

Daß die Pharma-Bosse über all diesen Mühen des Casino-Kapitalismus ihre Herrschaft über die Köpfe der Mitarbeiter des Medizinsystems nicht verloren haben, nötigt Bewunderung ab.

Neben der intransparenten direkten Einflußnahme auf Politik und wirtschaftliche Rahmenbedingungen gehört die Steuerung der öffentlichen Meinung in der Informationsgesellschaft zu den zentralen Werkzeugen der großen Lobbies. Die Pharmaindustrie hat diese Lektionen gut verarbeitet und führt den Krieg um die Köpfe mit der Schlagkraft einer modernen Armee und allen Tricks zur Manipulation der Öffentlichkeit, die Geheimdienste seit Jahrhunderten entwickelt haben. Auch noch nach dem Ende des Industriezeitalters mit seinem mechanistischen Weltbild von den Körperfunktionen und mitten in der Informationsgesellschaft mit ihrem gesicherten Wissen über die Komplexität des menschlichen Organismus gelingt es ihr scheinbar mühelos, den Menschen der reichen Staaten chemische Rezepturen – nun gentechnisch verfeinert – als Lösung ihrer Gesundheitsprobleme anzudrehen und dabei auch noch zu den profitabelsten Industriesparten zu gehören. Ein Kunststück, das zu näheren Betrachtungen herausfordert.

Der Preis des Fortschrittes

Mit der massiven Einflußnahme auf Denken und Handeln der Medizinerzunft hat die chemische Industrie in rund einem Jahrhundert fast alle anderen Forschungsrichtungen und Denkansätze in der medizinischen Forschung an den Rand gedrängt. Da mag die Psycho-Neuro-Immunologie noch so eindrucksvoll belegen, wie stark die psychische Verfassung das Immunsystem und damit die Prozesse der

Erkrankung und Gesundung steuert, da mag die Epidemiologie noch so genau nachvollziehbar machen, wie sehr Lebensbedingungen über Gesundheit oder Krankheit entscheiden, da mögen sämtliche traditionellen, auf Erfahrung beruhenden Heilkunden dieser Welt gleich welcher Kultur Gesundheit und Krankheit als Produkt sozialer Beziehungen begreifen – der gesamte Medizinbetrieb bleibt in seinem röhrenförmigen Denken und den ritualisierten Handlungen verhaftet: Einer »Diagnose« genannten mechanischen Zuordnung von Beschwerden zu ein, zwei Körperfunktionen folgt eine »Therapie« genannte Verabreichung von ebenso vielen Chemikalien.

Ein teures Ritual: In Deutschland sind die jährlichen Ausgaben der Krankenkassen für Arzneimittel heute mit 23 Milliarden Euro mehr als doppelt so hoch wie noch im Jahr 1990. Schon seit einigen Jahren wird für die Chemiecocktails gegen Krankheiten und Risikofaktoren mehr ausgegeben als für alle 120000 niedergelassenen Ärzte zusammen – ein Mißverhältnis, das allein schon als Impuls für eine Totalreform ausreichen müßte. Alle ärztliche Diagnose, Therapieverordnung und Zuwendung zusammen ist in der modernen Volkswirtschaft weniger wertvoll als die Pillen, die wir schlucken; das muß man sich schon mehrfach durchdenken, um es in seiner Bedeutung zu erfassen.

Schuld an den explosionsartig steigenden Arzneikosten sind nicht noch mehr ärztliche Verordnungen – die lassen sich angesichts der Tatsache, daß ein fünfundsechzigjähriger Bürger heute durchschnittlich täglich sechs Arzneimittel schluckt, kaum vermehren. Die enormen Kostensteigerungen – alleine von 2001 auf 2002 waren es 11,2 Prozent – entstehen ausschließlich durch den Ersatz vorhandener durch neue, stets teurere Präparate, die von den Konzernen auf den Markt gepuscht werden – angeblich zum Nutzen der Patienten. Arnold Relman und Marcia Angell, zwei ehemalige Chefredakteure des *New England Journal of Medicine* haben die Behauptung überprüft und die Neuerungen gründlich analysiert. Das ernüchternde Ergebnis: Nur 15 Prozent der seit 1990 neu zugelassenen 1000 Präparate enthalten Wirkstoffe, die den Patienten tatsächlich nachweisbar mehr nützen als ihre Vorgänger.[27]

Der Fortschritt der überwiegend auf Arzneitherapie reduzierten Medizin ist in der Tat insgesamt bescheiden: Bis heute ist gegen die großen Killer Herztod und Krebs ebenso kein Kraut gewachsen wie gegen den großen Quälgeist Rheuma. Das rasche Ansteigen der Allergien, Demenzen und Stoffwechselkrankheiten wird ratlos beobachtet und mit einer Fülle von wenig wirksamen Mitteln zur Symptomlinderung begleitet.

Und dennoch gelingt es der Arzneimittelindustrie, nachhaltig den gegenteiligen Eindruck zu erwecken. Mit einem gut ausgefeilten Repertoire an Steuerungsmaßnahmen hämmern die Marketingstrategen in den Konzernen erfolgreich das Bild vom wachsenden Segen der immer teureren Arzneien in die Köpfe der Ärzte und Bürger.

Worte auf der Goldwaage

Es beginnt bei der Entscheidung, wonach überhaupt geforscht wird, und endet bei der Entscheidung, wer über die Veröffentlichung der Forschungsergebnisse befindet und diese kontrolliert. Bei der Entscheidung nach der Forschungsrichtung spielt die Industrie die Hauptrolle – nur noch weniger als zehn Prozent der Forschungsmittel werden in den nach Rückgang des staatlichen Einflusses lechzenden OECD-Staaten öffentlich bereitgestellt. Ursachenforschung findet so praktisch nicht mehr statt. Und auch bei der Auswahl der Krankheiten, zu denen Arzneien gefunden werden sollen, ist der Handlungsspielraum der Pharma-Manager begrenzt: Nur »Blockbuster« – Top-Bestseller, die während der

27 Zitiert nach surfMED-News, Wien 2001.

Patentzeit sündhaft teuer einem möglichst breiten Publikum verkauft werden können – sorgen für Aktienkurse, die für die eigene Existenzsicherung benötigt werden. Seltenere Erkrankungen scheiden da wegen der begrenzten Absatzmöglichkeiten ebenso aus wie solche, die überwiegend mittellose Menschen befallen – mit ein Grund, warum Malaria bis heute nicht wirksam behandelt werden kann.

Wenn der Wert eines Weltkonzerns am Erfolg eines einzigen Produktes hängt – Bayers Absturz nach der »Lipobay«-Affäre zeigt das –, dann ist jedes Forscherwort zu diesem Produkt bedeutsam. Deshalb wird es auf die Goldwaage gelegt. Die Top-Wissenschaftler aller Staaten in den Gebieten Biotechnologie, Pharmakologie und Medizin stehen fast ausnahmslos auf der Lohnliste der Pharma-Riesen. Ohne deren Forschungsgelder und Einfluß geht überhaupt nichts mehr in der Medizinforschung. Die Dimensionen hat Mitte September 2001 ein gemeinsames Editorial der Herausgeber von zwölf der weltweit angesehensten Medizinjournale deutlich gemacht. Darin wird in eindringlichen Worten ein Trend beschrieben, der die unabhängige Forschung an den Rand des Abgrunds zu bringen droht. Immer häufiger seien die Leiter von Studien nur noch bezahlte Strohmänner, heißt es hier sinngemäß, die sich einkaufen lassen, um einer von den Herstellern durchgeführten Untersuchung den Anschein wissenschaftlicher Seriosität und Unabhängigkeit zu verleihen. »Sie selbst haben dabei keinerlei Einfluß auf das Design der Studie, keinen Zugang zu den Rohdaten und nur geringe Möglichkeiten, die Ergebnisse selbst zu interpretieren«, schreiben die versammelten Chefredakteure und Herausgeber. »Für Wissenschaftler, die sich selbst respektieren, sind diese Bedingungen ein Schlag ins Gesicht. Trotzdem machen sie es, weil sie wissen, daß der Sponsor der Studie spielend jemand anderen findet, der dazu bereit wäre.«[28]

28 Zitiert nach: Langbein, Kurt, Bert Ehgartner, Das Medizinkartell, München 2002.

Kleine Geschenke erhalten die Freundschaft ...

An der Angel der Pharmaindustrie hängen jedoch nicht nur die direkt von ihr beauftragten Forscher. In Wahrheit ist Marketing, die Erforschung und Bearbeitung der Märkte, das eigentliche Kerngeschäft der Pharmabranche. Gut ein Drittel aller Erlöse werden dafür eingesetzt, dem gesamten Medizinbetrieb einen prägenden Stempel aufzudrücken.

Nahezu jeder Mediziner wird vom Studium bis zum Ruhestand heftig umworben. Ein Autor der Zeitschrift der Amerikanischen Ärztevereinigung hat berechnet, daß für einen einzigen Arzt pro Jahr durchschnittlich 10000 Euro aufgewendet werden, um sein Verschreibungsverhalten zu beeinflussen.

15000 Pharmareferenten sorgen allein in Deutschland dafür, daß ein Durchschnittsmediziner hundertsiebzig Mal pro Jahr besucht und mit Informationen über die Vorteile der tollsten Neuheiten bearbeitet wird – das ist weit mehr, als ein gewöhnlicher Vertriebsapparat in jeder anderen Branche leistet.

... und große steigern den Umsatz

»Begleitforschung« nennt sich eine weitere subtile Form der Beeinflussung. Bayer etwa organisierte Zirkeltreffen für Ärzte, die »mündliche Berichte über fünf Therapiefälle« mit dem Antidiabetikum Glucobay abgeben sollten. 350 Euro Beraterhonorar für diese aufwendige Leistung sorgten für entsprechende Stimmung. »Wir haben ein unkonventionelles Angebot für Sie: Sie behandeln zunächst 20 Patienten mit Teveten und teilen uns Ihre Erfahrungen auf diesen Fragebögen mit. Dann laden wir Sie zu einem Auswertungsseminar ein, mit Anreise, Theaterbesuch und Unterbringung im First-class-Hotel zu unseren Kosten. Für zwei Personen. Dann sehen wir weiter.« Solche Angebote wurden deutschen

Ärzten 1998 hundertfach gemacht.[29] Um sein neues Mittel gegen Bluthochdruck auf dem Markt zu plazieren, war dem englischen Pharmakonzern SmithKlineBeecham nichts zu teuer. Er hatte Ärzte zum verlängerten Sommerwochenende nach Paris eingeladen.

Und solche Geschenke zeigen Wirkung. Wissenschaftler untersuchten, wie sich ein luxuriöses Symposium an einem tollen, exotischen Ort auf die Verschreibungslaune der eingeladenen Mediziner auswirkt. Dazu überprüften sie, wie häufig die Teilnehmer zwei Medikamente des Anbieters einer Fernreise ein Jahr vor und ein Jahr nach dem Luxustrip auf ihren Rezeptblöcken notierten. Es zeigte sich eine glatte Verdreifachung der Verordnungen. Und das, obwohl alle befragten Ärzte der festen Meinung waren, daß solche Verlockungen auf ihre streng wissenschaftliche Therapieplanung nicht den geringsten Einfluß hätten.

Vergleichbar sind die Zustände in der ärztlichen Fortbildung: Zwei von drei Veranstaltungen werden – oft ohne daß dies ersichtlich wäre – von Pharma-Firmen finanziert und inhaltlich prägend mitgestaltet.

Ähnlich geht es in vielen »Fachgesellschaften« zu. Im Leitungsgremium der »Deutschen Hochdruckliga« etwa sitzen Vertreter von zehn Pharma-Unternehmen.

»Habilitierte Pharma-Referenten« werden jene Vertreter der Medizinerzunft genannt, die allzeit bereit sind, aufkommende Kritik oder auch Studienergebnisse, die gegen den breiten Einsatz bestimmter Präparate sprechen, schönzureden oder -zuschreiben. Auch die Einführung überfälliger, von unabhängigen Forschungsergebnissen geleiteten Qualitätsstandards wird regelmäßig von der Pharma-Lobby und ihren Vasallen im Arztkittel als »Eingriff in die Therapiefreiheit« gebremst oder zu Fall gebracht. Der schleppende Verlauf der Einführung der »Disease Management Pro-

29 Verdi.online, Chemierenditen aus der Krankenkasse – die Praktiken der Pharmaunternehmen, Berlin, Dortmund, 25. März 2003.

gramme«, mit denen die Regierung die Betreuung chronisch Kranker wie Diabetiker, Herz-Kreislauf-Patienten und Asthmatiker auf eine wissenschaftliche Basis stellen will, zeigt den Einfluß der Lobbyisten: Mal schießt eine Fachgesellschaft, dann wieder eine der vielen von der Industrie ebenso großzügig gesponserten »Selbsthilfe«-Gruppen der Patienten quer, dann wieder die Kassenärztliche Vereinigung.

Die Therapie der öffentlichen Meinung

Daß die Medien der Mediziner – auch dank weit überzogener Inseratentarife – fest in der Hand der Industrie sind, mag nicht überraschen. Die meisten Studien durchlaufen heute ein wohlgeöltes System der Nachrichtenaufbereitung. Und wegen des Werbeverbots für verschreibungspflichtige Medikamente hat das Medizinkartell Hunderte Wege gefunden, seine Inhalte getarnt an die Konsumenten zu bringen. Die Journalisten spielen meist bereitwillig mit. So wurden in einem Versuch Wissenschaftsjournalisten mit zwei verschiedenen Informationen zu einem neu entwickelten Medikament beliefert. Eine war der reine lobhudelnde Pressetext über den Erfolg der letzten Studienreihe, die zweite eine kritische Darstellung möglicher Risiken des Medikaments. Exakt die Hälfte der Journalisten schrieb nur über die positive Seite. Die anderen 50 Prozent erwähnten zumindest auch die kritischen Fakten. Ausschließlich kritische Informationen bot kein einziger Journalist seinen Lesern.

Die Journalisten werden inzwischen ähnlich akribisch und aufwendig betreut wie die Meinungsbildner unter den Medizinern. Auch ihre Recherchereisen zu den großen Jahrmärkten der einzelnen medizinischen Fachgebiete, den Kongressen, werden von stillen Gönnern der Herstellerfirmen finanziert. Und angesichts schwindender Werbeeinnahmen gehört bei Artikeln zum Thema Arzneimittel der sorgenvolle Blick des Chefredakteurs auf die Liste der

Inserenten des Heftes fast schon zum Alltag. Falls dies nicht der Fall ist, genügt das Bewußtsein des Redakteurs, es könnte so sein.

Noch undurchsichtiger – und gewichtiger – ist die inzwischen auch in öffentlich-rechtlichen TV-Anstalten gängige Praxis, Sendungen mit gesundheitsbezogenem Inhalt von verdeckten Sponsoren finanzieren zu lassen. Daß es dann landauf, landab ständig um »neue Arzneitherapien bei …« geht, wenn über Gesundheit und Krankheit die Rede sein sollte, kann nur den verwundern, der diese intransparenten Praktiken nicht kennt.

Der Markt steuert die Politik

All diese Praktiken sind seit gut 25 Jahren bekannt und ebenso Thema öffentlicher Debatten wie die permanente Hochpreispolitik der Konzerne – was nichts daran ändert, daß über den Arzneimittelpreis ebenso lange all diese teuren Maßnahmen zur Beeinflussung der Ärzte und der Öffentlichkeit auch noch von der Allgemeinheit finanziert wurden und werden.

Die Politik hat daran nichts geändert – im Bezug auf die Pharmaindustrie ist evident, daß nicht die Politik den Markt reguliert, sondern umgekehrt die Industrie die Politik.

Dabei bedürfte der Arzneimittelmarkt in ganz besonderer Form der Regulierung – denn er weist Besonderheiten auf, die entscheidende Marktmechanismen außer Kraft setzen und die Gegenmacht der Konsumenten drastisch schwächen: Die Entscheidung über den Kauf fällt nicht der Konsument, der darf den Kassenbeitrag nur bezahlen, sondern der verordnende Arzt, der selbst in keiner Form negativ an hohen Preisen zu leiden hat – gelegentlich profitiert er sogar über besondere Vergünstigungen der Hersteller. Nur ausgleichende Rahmenbedingungen könnten dieses Ungleichgewicht egalisieren. Daß nun schon deutlich mehr für Arzneimittel ausgegeben wird als für die Allgemeinärzte und Fachärzte gemeinsam, zeugt von einem krassen Mißverhältnis und davon, daß die Pharmalobby dafür sorgen konnte, daß die Politik fast nichts zuwege gebracht hat.

Ein Lehrbeispiel dafür zeigte die deutsche Pharmalobby im November 2001. Bundesgesundheitsministerin Ulla Schmidt wollte eine Preissenkung von vier Prozent bei den patentgeschützten Arzneimitteln durchsetzen. Damit hätten die Krankenkassen in den beiden Folgejahren ihre angespannten Budgets um fast 500 Millionen Euro entlasten können. Doch drei Vertreter großer Konzerne intervenierten bei Bundeskanzler Schröder, und dieser sorgte flugs für die Halbierung dieser Preissenkung.

Wenn es um die Rahmenbedingungen für die chemische Industrie geht, dann steht die deutsche Politik der US-Politik kaum nach. Dort sind es die Finanziers der Wahlkämpfe, die für entsprechende Blickwinkel bei den Gewählten sorgen. In der inzwischen auf der Verliererstraße trotzig dahinschleichenden ehemaligen »Apotheke der Welt« sind es Gewerkschaften ebenso wie Landespolitiker.

Ein Bericht der *Zeit* über die Lobby-Politik von Bayer & Co. hat präzise nachgezeichnet, woran die Einführung der Positivliste für Arzneien unter dem Gesundheitsminister Horst Seehofer (CSU) schon in den neunziger Jahren des vergangenen Jahrhunderts gescheitert ist. Die Arznei-Industrie hatte sich vehement gegen diese Liste gewehrt, welche die Pillenflut eindämmen und die Krankenkassen nur noch für nachweislich wirksame Medikamente zur Kostenerstattung verpflichten wollte. Dabei setzte die Industrie darauf, das Gesetzeswerk im Bundesrat zu Fall zu bringen, und ging arbeitsteilig vor. Bayer setzte den damaligen NRW-Politiker Wolfgang Clement unter Druck, Hoechst den Hessen Hans Eichel und Wellcome den damaligen niedersächsischen Ministerpräsident Gerhard Schröder. Alle drei wandten sich schließlich gegen den Entwurf, was das Aus für die Positivliste bedeutete.

Beim Geburtstag von Hans-Rüdiger Vogel, dem Vorsitzenden und Hauptgeschäftsführer des Verbandes der Pharmazeutischen Industrie (BPI),kam es zu einer einmaligen Geste der Unterwerfung: Der Staatssekretär des Gesundheitsministers, Baldur Wagner, übergab dem Pharmavorsitzenden die Positivliste in zerschreddertem Zustand. Papierschnipsel – das war von ihr übriggeblieben. Die Pharmaindustrie hatte einen triumphalen Sieg gegen die Bemühungen errungen, den von immer größeren Defiziten bedrohten Kassen wissenschaftlich fundierte Instrumente zur Qualitätssicherung und Kostendämpfung in die Hand zu geben.

Dem sollten weitere Siege folgen. Im Juli 2003 scheiterte zuletzt der ohnehin schon minimalistisch verwässerte Versuch von Gesundheitsministerin Ulla Schmidt, die Zahl der verschreibungswürdigen Arzneien von 40000 auf 20000 zu reduzieren, am Einspruch des nunmehr CDU-dominierten Bundesrates. Dem waren vergleichbare Interventionen der deutschen Pharmakonzerne vorangegangen. Für das Wohl der amerikanischen Konkurrenz Pfizer & Co. intervenierte ohnehin schon seit einiger Zeit der US-Botschafter persönlich beim Kanzler.

Daß die derart zur Bewegungslosigkeit zusammengestauchte deutsche Politik an der eigentlichen Geldmaschine der Pillendreher, der Patentfrist, nichts ändert, verwundert da kaum. Die Zeit aufrechter Patente für einen »Blockbuster« gleicht einer Lizenz zum Gelddrucken. Die Preise für Produkte, deren Herstellung Bruchteile eines Cents kostet, werden fast beliebig auf 10, 30, ja 50 Euro pro Tagesdosis festgesetzt.

Es ist wohl der historisch gewachsenen Verquickung der Regionalpolitik mit den großen Chemiekonzernen zu verdanken, daß in Deutschland die Pharmalobby ihre Interessen noch stärker durchsetzen kann als im übrigen Europa – und auch dort diktiert sie die Struktur des Medizinbetriebes, die Ausgabenentwicklung und hat über ihre Schwester Biotechnologie auch die Zukunft im Griff.

Noch einflußreicher sind die Lobbyisten der Arzneimittelhersteller nur in den USA.

Die Ausgaben der einzelnen Volkswirtschaften für das Gesundheitswesen demonstrieren die Konsequenzen dieses Kräfteverhältnisses: Die USA haben mit Abstand das teuerste Gesundheitswesen, gefolgt von Deutschland, der Schweiz und Österreich, wo bereits mehr als jeder zehnte verdiente Euro für den Medizinbetrieb draufgeht. Staaten mit einer vernünftigen Regulierung des medizinischen Angebotes wie Finnland und die Niederlande kommen mit rund einem Drittel weniger Geld aus, ohne daß dies irgend einen meßbaren Nachteil für die Versicherten und Patienten hätte, wie unlängst die Bertelsmann-Stiftung in einer Vergleichsstudie feststellte.

4. DIE QUALITÄTSKRISE

Heute stehen die Länder Mittel- und Westeuropas am Übergang zur postindustriellen Gesellschaft. Der soziale Wandel beeinflußt auch die Medizin: Ihr Selbstverständnis und ihre Leitbilder, ihre Kulturen und Strukturen, Methoden und Haltungen, ihr Denken und Handeln.

Seit den Tagen Robert Kochs und Rudolf Virchows haben sich die Gesundheitsprobleme und das Krankheitspanorama gründlich verändert. Chronische Leiden und Handicaps sind in ihrer gesellschaftlichen Bedeutung an die Stelle der Infektionskrankheiten getreten, und die Krankheiten der Armut wurden durch die Folgen der modernen Zivilisation abgelöst. Rückenleiden wie Herz-Kreislauf-Erkrankungen und vor allem der Herzinfarkt können als empfindliche Seismographen für die Interaktion von individuellen und sozialen Lebensprozessen gesehen werden, und die Medizin gegen diese Gesundheitsgefahr zeichnet die Wechselwirkungen zwischen Arzt und Gesellschaft nach.

Der Herzinfarkt verbindet die Eigenheiten einer chronischen Krankheit mit der Gefährdung durch ein akutes Ereignis. Er konfrontiert die Möglichkeiten einer hoch spezialisierten Akutmedizin mit den Schwierigkeiten einer hausärztlichen Allgemeinmedizin.

Der Herzinfarkt ist in der Bundesrepublik Deutschland ein häufiges Ereignis. Täglich trifft er 700 bis 800 Bürgerinnen und Bürger, und für etwa 250 von ihnen bedeutet dies den Tod. Herz-Kreislauf-Erkrankungen stellen in allen industrialisierten Ländern die häufigste Todesursache dar. In Deutschland sterben daran jährlich über 400 000 Menschen.

Falsches Essen, wenig Bewegung, hohes Cholesterin, und

dann sind die Gefäße verstopft – so entsteht der Herzinfarkt. Das ist die gängige Ansicht über die Ursachen des Killers Nummer eins. Aber stimmt diese gängige Vorstellung über die Ursachen des Herzinfarktes, an dem elf Prozent aller Männer in Deutschland sterben?

Seit der Wiedervereinigung Deutschlands sorgt ein Phänomen für Nachdenklichkeit, das im Gegensatz zum gängigen Leitbild steht. Seither steigt die Sterblichkeit am Herzinfarkt in den neuen Bundesländern an und liegt jetzt trotz modernster Medizin um fast 50 Prozent höher als 1990. Im Gegensatz dazu kam es im gleichen Zeitraum in den alten Bundesländern zu einem Rückgang von über 20 Prozent.

In den neuen Bundesländern wurde im gleichen Zeitraum, was die Versorgung mit Hightech-Diagnose und -Therapie betrifft, der Standard der alten Bundesländer erreicht. Was sind die Gründe für diese erstaunlich gegenläufige Entwicklung? Die bisherigen medizinischen Erkenntnisse zu Ursachen, Diagnose und Therapie des Herzinfarktes müssen neu bewertet werden.

Herzzerreißend ignorant

Herz-Kreislauf-Krankheiten sind ohne Zweifel das herausragende Gesundheitsrisiko moderner Industriegesellschaften. Hier hat der Herztod in diesem Jahrhundert um das Hundertfache zugenommen. Seine Bedeutung für die Sterblichkeit der Menschen übertrifft alle anderen Krankheiten. Die Koronarsklerose als Transporthindernis für den Versorgungsbedarf des Herzens ist aber nicht im gleichen Maße häufiger geworden. Die Widersprüche in Theorie und Praxis der Kardiologie sind auch ein Lehrstück für den Wandel und die systemische Krise der ganzen Medizin.

Die MONICA-Studie (Monitoring of Trends and Determinants of Cardiovascular Disease) zeigt weltweit erstaunliche Unterschiede der Herz-Kreislauf-Mortalität. Stefan Willich hat die Ergebnisse pointiert zusammengefaßt.[30] Die von der Weltgesundheitsorganisation WHO konzipierte bevölkerungsbezogene Untersuchung erlaubt einen zuverlässigen Vergleich der standardisierten Herzerkrankungen von 38 Behandlungszentren in 21 Ländern für die Einwohner zwischen 35 und 64 Jahren.

Die höchsten Erkrankungsraten sind für Männer in Finnland und für Frauen in Schottland festzustellen. Die niedrigsten Raten erreichen China bei den Männern und Spanien bei den Frauen. Die finnische Bevölkerung verzeichnet ein fünffach höheres Infarktrisiko als die spanische. Auch die nationalen Mortalitätsstatistiken der europäischen Länder zeigen im Vergleich deutliche Unterschiede auf.

Ein Vergleich der Sterblichkeit durch Herz-Kreislauf-Krankheiten auf der Basis von Daten des Statistischen Bundesamtes für das Jahr 1996 beweist auch innerhalb der Bundesrepublik erhebliche Unterschiede. So besitzen Männer in Brandenburg ein 2,2-fach höheres Risiko, Frauen in Brandenburg sogar ein 2,7-fach höheres Risiko, an koronaren Herzkrankheiten zu sterben, als Frauen und Männer in dem Bundesland mit den geringsten Mortalitätsraten.

Die Gründe für derart beachtliche regionale Unterschiede sind nicht bekannt. Sie müssen aber mit sozioökonomischen Bedingungen zusammenhängen, die ihrerseits mit regional unterschiedlichen Risikokonstellationen, Umwelteinflüssen oder Lebensweisen verknüpft sind.

Regionale Lebensverhältnisse, sozioökonomischer Status oder psychosoziale Lage beeinflussen das Herzinfarktrisiko von Menschen in weit höherem Maße als alle vorhandenen medizinischen Interventionstechnologien zusammen. Psychosoziale Belastungen wie Hoffnungslosigkeit durch Arbeitslosigkeit und das Gefühl, sein Schicksal nicht beein-

30 Willich, S., Löwel, H., u. a.: Regionale Unterschiede der Herz-Kreislauf-Mortalität in Deutschland, In: Deutsches Ärzteblatt 1999; 96: A-483-488 (Heft 8).

flussen zu können,[31] sowie Vereinzelung und Einsamkeit[32] sind für das Infarktrisiko weit wichtiger als die klassischen »Risikofaktoren«. Das bietet auch einen Erklärungshintergrund für das massive Ansteigen des Herztodes in den neuen Bundesländern Deutschlands.

Und das Risiko läßt sich obendrein beeinflussen: Körperliche Leistungsfähigkeit und die gesundheitsförderliche Wirkung einfacher sportlicher Aktivitäten reduziert das Infarktrisiko von männlichen Industriearbeitern und Angestellten um bis zu 80 Prozent[33], ist also deutlich wirksamer als die Therapie von Risikofaktoren wie Bluthochdruck und hohen Cholesterinwerten mit Medikamenten.

Diese Erkenntnisse gehen am Medizinalltag in Deutschland spurlos vorbei. Sechsmal so viele Herzmedikamente wie ihre englischen oder französischen Kollegen verordnen Mediziner im deutschen Gesundheitssystem pro Bürger. Invasive Herzkatheteruntersuchungen finden in Deutschland mit 650 000 Fällen pro Jahr ebenfalls doppelt so häufig statt wie in England oder Frankreich, ohne daß die deutsche Bevölkerung dadurch weniger Herz-Kreislauf-Krankheiten oder Herztote aufweisen würde.

Das Leben wird zur Krankheit

Doch die meßbare Erfolglosigkeit der mechanischen und chemischen Interventionen gegen den Herztod und andere Volkskrankheiten hindert den Medizin-Betrieb nicht daran,

31 Schmidt, Th. H., Adler, R.: Arterielle Verschlusskrankheiten: koronare Herzkrankheit, Apoplexie und Claudicatio intermittens, In: Uexküll, Th. v. (Hrsg.): Psychosomatische Medizin, Urban & Schwarzenberg, München, Wien, Baltimore 1986, S. 650–690.

32 Trabert, G.: Armut und Gesundheit, In: Deutsches Ärzteblatt 1999; 96: A–756–760 (Heft 12).

33 Pfaffenberger, R. S.: Körperliche Aktivität, Leistungsfähigkeit, koronare Herzkrankheit und Lebenserwartung, In: Deutsche Zeitschrift für Sportmedizin, Jahrgang 42, 1991, Nr. 2, S. 60–66.

systematisch neue Behandlungsfelder zu definieren und zu erschließen. Das ist nur logisch, geht es doch mehr um Absatzfelder als um evaluierte Handlungsabläufe zur Reduzierung von Krankheitsrisiken. So werden aus unruhigen »Zappelphilippen« hyperaktive Kinder, die mit problematischen Arzneimitteln traktiert werden, das »Reizdarmsyndrom« samt den Pillen dagegen ebenso neu erfunden wie das »Chronic Fatigue Syndrom«, wie Müdigkeit aufgrund depressiver Verstimmungen oder Erschöpfung neuerdings genannt wird. Für viele Zustände wie Übergewicht oder Bewegungsmangel, die durch eine Beeinflussung des Lebensstils gut in den Griff zu bekommen wären, gibt es teure Chemikalien, die letztendlich auch nichts erreichen.

Jörg Blech, Wissenschaftsjournalist beim *Spiegel*, hat eindrucksvoll zusammengestellt, in welchem Ausmaß und mit welchem Erfindungsgeist auch schon Laborparameter von Durchschnittsmenschen zum Behandlungsfall erklärt werden, damit Ärzte und Pharmaindustrie ihrem Geschäft weiter ungetrübt nachgehen können.[34] Gerade beim Cholesterin, dem angeblichen »Risikofaktor Nummer eins« für Herzerkrankungen, wurde in den vergangenen Jahren in Deutschland die Grenzwerte so definiert, daß Menschen mit »normalen« Werten in der Minderheit sind, jene mit pathologischen Werten dagegen die Mehrheit stellen. Eine umfassende Studie an 100000 Menschen in Bayern hat einen Durchschnittswert von 260 Milligramm pro Deziliter Blut ergeben. Die Nationale Cholesterin-Initiative, ein privater Interessenverbund von 13 Medizinprofessoren, konnte einen Grenzwert von 200 durchsetzen. Was drüber liegt, wird dadurch zum Behandlungsfall erklärt. In der Gruppe der 30- bis 39-Jährigen haben dem willkürlichen Grenzwert zufolge nun 68 Prozent der Männer und 56 Prozent der Frauen einen überhöhten Cholesterinwert. Bei den 50- bis 59-Jährigen sind gar 84 Prozent der Männer und 93 Prozent der Frauen Behandlungsfälle.

34 Blech, Jörg: Die Krankheitserfinder, Frankfurt 2003.

In einer Broschüre, die in vielen Apotheken ausliegt, heißt es: »Ab dem 30. Lebensjahr sollte jeder seinen Cholesterinspiegel kennen und alle zwei Jahre kontrollieren lassen.« Ein erhöhter Cholesterinspiegel sei »einer der wichtigsten Risikofaktoren« für Herz-Kreislauf-Erkrankungen.

Dabei ist allgemein bekannt, daß die wachsartige Substanz ein lebenswichtiger Bestandteil des Körpers ist und beispielsweise vom Gehirn in großen Mengen benötigt wird. Denn das »gefürchtete« Cholesterin ist ein wichtiger Baustein unseres Körpers: eine bestimmte Form von Fett, die in allen Zellen enthalten ist. Prinzipiell kann jede Zelle selbst Cholesterin produzieren; die größte Menge entstammt Leber und dem Dünndarm, von wo aus die Fette ins Blut gelangen.

Normalerweise ist der Cholesterin-Haushalt im Körper in Balance: Es wird soviel produziert, wie benötigt wird. Kommen von außen über die Ernährung (vor allem tierische) Fette dazu, reguliert der Organismus die interne Cholesterin-Produktion herunter, um dieses Gleichgewicht aufrechtzuerhalten. Viele Forscher stellen inzwischen die wesentliche Rolle des Cholesterin bei der Entstehung von Herzinfarkt überhaupt in Frage.

Die Cholesterin-Legende

Tatsächlich stützt sich die Behauptung vom bösen Cholesterin keineswegs auf wissenschaftliche Beweise, sondern nur auf Indizien – und von denen halten viele einer Überprüfung nicht stand. Entstanden ist die These an der University of Minnesota im Jahr 1953. In seinem Aufsatz zeigten Forscher ein Diagramm, das eine Beziehung zwischen dem Verzehr von Fett und der Sterblichkeit durch koronare Herzkrankheiten in sechs Ländern suggeriert. »Die Kurve läßt kaum einen Zweifel am Zusammenhang zwischen dem Fettgehalt der Nahrung und dem Risiko, an koronarer Herzkrankheit zu sterben«, kommentierte damals die Medizinzeitschrift *Lancet*. Doch die Kurve hatte einen gravierenden Schönheitsfehler: Die Mediziner hatte nur Daten aus sechs Ländern berücksichtigt, obwohl Zahlen aus insgesamt 22 Staaten vorlagen. Hätten sie die Ergebnisse aller Länder einbezogen, wäre die Kurve bei weitem nicht so eindrucksvoll ausgefallen. Doch die Cholesterin-Legende hatte sich längst über massive Kampagnen der Margarine- und Pharmaindustrie festgesetzt.

Jahrzehnte der fettreduzierten Nahrungsprodukte, des künstlichen Fettes und der Cholesterin-Phobie änderten freilich nichts am Siegeszug des Herztodes in den Industriestaaten.

Wesentliche Forschungsergebnisse wurden schlicht ignoriert. Inzwischen weiß man: Bei familiär bedingtem, extrem überhöhtem Cholesterinspiegel ist ein Zusammenhang mit Herzerkrankungen unbestreitbar, doch in der Durchschnittsbevölkerung läßt sich die simplifizierte Cholesterin-These nicht mehr halten.

Im Gegenteil – bei alten Menschen häufen sich inzwischen die Studienergebnisse, die zu gegenteiligen Schlußfolgerungen führen könnten: Für Menschen über 70 sind erhöhte Cholesterinwerte kein Gesundheitsnachteil. Während ein hoher Cholesterinspiegel im mittleren Lebensalter immer noch zu den anerkannten Risikofaktoren für Herz- und Kreislauf-Erkrankungen gehört, sind Werte zwischen 200 und 400 mg/dl im Alter über 70 Jahren offenbar kein Grund zur Besorgnis. Die zwei Studien aus dem Jahr 2003 – eine aus den USA, eine aus Italien – mit zusammen mehr als 8000 Teilnehmern kratzen heftig am Dogma vom »schädlichen Cholesterin«.

In der US-Studie lag das Durchschnittsalter der Teilnehmer bei 76 Jahren. Wenn der Cholesterinspiegel unter 200 lag, war die Prognose gleich wie in der Gruppe mit Werten über 240mg/dl. In der italienischen Gruppe (mit Teilnehmern im Alter von 65 bis 84 Jahren) zeigte sich bei den drei Hoch-Cholesteringruppen ebenfalls kein Unterschied in der Sterblichkeit. Die Gruppe mit Werten unter 190mg/ dl hatte hingegen im Vergleich zu den anderen Gruppen ein nahezu doppelt so hohes Sterberisiko. »Die wissenschaftliche Debatte ist mit diesen Ergebnissen sicher noch nicht zu Ende«, sagt Allan S. Brett, Professor für Innere Medizin an der University of South Carolina. »Es gilt nun zu klären, ob niedrige Cholesterinwerte die Folge bestimmter chronischer Krankheiten sind oder ob der Mangel an Cholesterin bei Älteren an sich schon ein Risiko darstellt.«

Aus heiterem Himmel kommen diese Ergebnisse nicht. Im Gegenteil. Bereits 2001 hatte eine große Studie aus Hawaii unter Männern denselben Trend ergeben. Ältere Menschen können mit einem höheren Gesamtcholesterin nicht nur ganz gut leben, sie haben sogar ein niedrigeres Sterberisiko als jene mit »idealen« Blutfettwerten.

Irwin Schatz und Kollegen von der Universität von Hawaii werteten die Daten von mehr als 3500 Männern japanischer Abstammung aus, die auf Hawaii seit 1965 an einer großen Herzstudie teilnehmen.[35] Insgesamt hatten die Männer bereits sechs Gesundheitschecks hinter sich; Basis der im Fachjournal *Lancet* veröffentlichten Studie waren die Daten aus der dritten und vierten Untersuchung von 1972 bzw. 1992 sowie die Sterbezahlen bis 1996. Zum Zeitpunkt

35 Foody, J. M., et al.: »Long-term prognostic importance of total cholesterol in elderly survivors of an acute myocardial infarction: The Cooperative Cardiovascular Pilot Project« Journal of the American Geriatric Society, 2003, July; 51:930–936.

Brescianini, S., et al.: »Low total cholesterol and increased risk of dying: Are low levels clinical warning signs in the elderly? Results from the Italian Longitudinal Study on Aging« Journal of the American Geriatric Society, 2003, July; 51: 991–996.

Brett, Allan S.: »Low Cholesterol in Elders« Journal Watch August 5, 2003.

Schatz, I. J., et al.: »Cholesterol and all-cause mortality in elderly people from the Honolulu Heart Program: A cohort study« Lancet 2001; 358:351–55.

Hartenbach, Walter: »Die Cholesterin-Lüge«, München 2002.

Ravnskov, Uffe: »Mythos Cholesterin«, Hirzel 2002.

der vierten Untersuchung waren die Männer zwischen 72 und 93 Jahre alt, im Durchschnitt um 77. Je nach Höhe ihrer Blutfettwerte wurden die Männer einer von drei Gruppen zugeordnet, wobei Teilnehmer der Gruppe mit den niedrigsten Werten ein Gesamtcholesterin von 81 bis 167 mg/dl aufwiesen, die mit den höchsten Werten Blutfette ab etwa 210 mg/dl.

Zum Vergleich: Nach den immer noch aktuellen Empfehlungen der Gesundheitsbehörden gelten Werte bis zu einem Gesamtcholesterin von 200 mg/dl als erstrebenswert; wer darüber liegt, sollte behandelt werden.

Die Datenauswertung war für die Epidemiologen mehr als überraschend: Es zeigte sich nämlich, daß die Männer mit den höchsten Werten zum Zeitpunkt der vierten Kontrolluntersuchung innerhalb der nächsten vier Jahre ein um 35 Prozent niedrigeres Sterberisiko hatten als ihre Alterskollegen aus der Niedrig-Cholesterin-Gruppe. Und: »Je früher die Patienten niedrige Cholesterin-Konzentrationen im Blut hatten, um so größer war ihr Sterberisiko.« Tatsächlich waren am meisten Männer in jener Gruppe verstorben, die bereits zwanzig Jahre davor sehr niedrige Blutfettwerte hatten. Im Vergleich zu zweimal hintereinander gleich gebliebenen, normalen Werten war ihr Sterberisiko um 64 Prozent erhöht und lag damit deutlich über dem konstanter Hoch-Cholesterin-Patienten (38 Prozent). Bei dieser Gruppe kam der Sensenmann genauso häufig wie zu jenen Männern, deren Cholesterinwerte in den letzten 20 Jahren von einem niedrigen auf normales Niveau gestiegen waren, also Männern, die nach derzeitigen Erklärungsmustern eigentlich das niedrigste Risiko haben sollten.

Inzwischen haben evidenz-basierte Mediziner für die Cholesterinwerte nüchterne, neue Regeln geschrieben, die freilich fast nirgends beachtet werden.[36]

36 Borgers/Wagner/Popert: »Cholesterin und koronares Risiko«, Hamburg 2002.

– Cholesterin ist ein relativ schwacher Risikofaktor in der Größenordnung etwa von Beruf, Nationalität, sozialer Lage und ähnlichen Faktoren. Das bedeutet eine zirka 3fache relative Risikoerhöhung zwischen 200–350mg. Ein Cholesterinwert unter 350 mg hat allein praktisch keine prognostische Relevanz, sondern kann nur als Beitrag zum koronaren Gesamtrisiko gesehen werden, das auch und wesentlich von Faktoren wie Blutdruck, Geschlecht, Alter und Raucherstatus beeinflußt wird.

– Und selbst dieses Risiko variiert noch extrem je nach Kultur. Eine Franzose hat bei gleichen Werten ein um 200 Prozent geringeres Risiko, ein Schotte ein 200 Prozent höheres, eine Frau ein 100 Prozent niedrigeres Risiko. Ein Taxifahrer ein 300 Prozent höheres, ein Lehrer ein 100 Prozent niedrigeres. Eine französische Lehrerin lebt beinahe risikolos, ein schottischer Taxifahrer ist wieder gefährdeter. Ein bestimmter Cholesterinwert tritt lediglich hinzu.

– Die Bestimmung des Cholesterinwertes bei Menschen unter 35 Jahren, bei Jugendlichen und Kindern ohne klinische Symptomatik ist mit gesundheitlichen Risiken verbunden.

– Ein hoher Cholesterinwert hat bei über Menschen über 70 Jahren einen Überlebensvorteil. Eine Bestimmung ist daher ohne Konsequenz und unsinnig.

Hormonersatz: Riskanter Großversuch

Eine ähnliche Vorgeschichte hat die Einführung des Hormonersatzes bei Frauen in der Menopause als Dauertherapie. Frauen, die auf Nummer Sicher gehen möchten, sollten ihren in den Wechseljahren schwindenden Hormonspiegel abklären und auffüllen lassen. Die Sinnhaftigkeit, so verkündete der Hormonpapst Johannes Huber im Gleichklang mit einem Großteil der Gynäkologen der Industriestaaten, läge klar auf der Hand: »Vor der Menopause haben die Frauen ein geringes Herzrisiko, danach steigt es sprunghaft an.« Ebenso verhalte es sich beim Osteoporose-Risiko und bei psychischen Beschwerden. »Das sind klare Hormonstörungen, die den Frauen im Wechsel zu schaffen machen.«

Ähnliche frohe Botschaften werden seit Jahren vielstimmig verbreitet. Nahezu alle Symptome, die mit den Wechseljahren auftreten, galten als hormonell bedingt, angefangen von Hitzewallungen bis hin zum höheren Knochenbruchsrisiko. Überall wuchsen Spezial-Ambulatorien aus dem Boden, die sich auf die Messung diverser Hormone und der Knochendichte spezialisierten und damit gutes Geld verdienten. Für die meisten Frauen wurde die Feststellung einer »kritischen« Knochendichte der Einstieg in die Hormontherapie. Je geringer der Wert, desto höher das Bruchrisiko, lautet bis heute der gängige Schluß, und wer will schon, daß seine Knochen brechen. Als Mittel der Wahl wurden Östrogene und das Gelbkörperhormon (Gestagen) verschrieben. Von nun an mußten die Frauen ständig zum Arzt, Rezepte abholen, Blut abnehmen, Brüste und Vagina untersuchen lassen. Aus Menschen, in denen sich ein ganz normaler physiologischer Prozeß abspielt, wurden Patientinnen.

Die betroffene Personengruppe ist jedenfalls enorm. In Wien etwa hat man im Jahr 2002 60 Prozent aller Frauen zwischen 45 und 60 Jahren zumindest kurzzeitig Hormonersatz-Präparate verschrieben. Diese Größenordnung ist charakteristisch für die städtische Bevölkerung, sagen Pharmakologen, aber auch auf dem Land ist der Trend in diese Richtung stark.

Der tatsächliche Nutzen des Hormonersatzes wurde nie wirklich nachgewiesen. Warnende Stimmen unter den Gynäkologen und Gesundheitswissenschaftlern wurden verdrängt. Die Resultate der Women Health Initiative (WHI), einer großen Studie mit mehr als 16000 Frauen, die entweder ein Hormon-Kombipräparat oder ein wirkungsloses Placebo erhielten, sorgen seit 2001 für Aufruhr und stellen das gesamte Konzept des Hormonersatzes als gefährliches Groß-Experiment in Frage. Nach vielen widersprüchlichen Ergebnissen war diese Studie von Hormonexperten weltweit als die umfassendste und am besten geplante mit Interesse erwartet worden. Eigentlich hätte sie erst im Jahr 2005 publiziert werden sollen. Die US-Behörden brachen die Studie jedoch vorzeitig ab, weil in der Hormongruppe nach einer Dauer von nur vier Jahren um 26 Prozent mehr Brustkrebs-Fälle aufgetreten waren als in der Kontrollgruppe. Dazu kam ein um 113 Prozent erhöhtes Risiko von Lungenembolien, 41 Prozent mehr Schlaganfälle und 29 Prozent mehr Herzinfarkte. Auf der Positivseite registrierten die Studienleiter eine Schutzfunktion bei Knochenbrüchen. Insgesamt verringern Hormone dieses Risiko um 24 Prozent, bei den gefürchteten Hüftgelenksbrüchen sogar um 34 Prozent. Überraschend und unerklärlich fand sich auch ein deutlicher Schutzeffekt bei Darmkrebs. In der Hormongruppe erkrankten um 37 Prozent weniger Frauen. Insgesamt jedoch fiel die Tendenz klar negativ aus. Eine Östrogen-Gestagen-Kombinationstherapie schadet auf lange Zeit wesentlich mehr, als sie nützt.

Wenig später erschienen auch noch Studien, in denen das Risiko, an Alzheimer zu erkranken, ebenfalls mit der Hormonsubstitution in Zusammenhang gebracht wird.

In Bezug auf Risiken für Herz und Kreislauf zeigen sich nun ebenfalls gefährliche Nebenwirkungen der Hormonersatztherapie: »Auch aus der Sicht des Arteriosklerose-Forschers birgt die Hormonersatztherapie ein großes Risiko und sollte im Hinblick auf die fatalen Gefäßfolgen nicht mehr angewandt werden«, meint dazu der Wiener Stoffwechselexperte Helmut Sinzinger. Nach mehr als fünf Jahren Hormonersatztherapie ist das Risiko einer Frau für einen Schlaganfall um 31 Prozent, jenes für einen Herzinfarkt um 24 Prozent erhöht, zitiert Sinzinger Daten einer US-Studie. »Das heißt, sieben von 10000 Frauen bekommen infolge der Hormonersatztherapie einen Schlaganfall, sechs von 10000 einen Herzinfarkt. Frauen, die außerdem hohe Blutfettwerte haben, sind sogar noch mehr gefährdet.«

Uneingeschränkt vertretbar scheint industrieunabhängigen Experten die Hormontherapie nur noch bei schweren Wechsel-Beschwerden. Allerdings sollten sie auch in diesem Fall maximal fünf Jahre verabreicht und die Frauen klar aufgeklärt werden. Alles andere sind unkontrollierte Menschenversuche.

Die begannen indessen vor einigen Jahren auch bei Männern. Denn US-Mediziner, unterstützt von ihren europäischen Lobby-Kollegen, behaupten, rund 30 Prozent der Männer jenseits von 45 Jahren hätten erheblichen Mangel des männlichen Sexualhormons Testosteron. Der Großversuch mit Gels zum Hormonersatz als Quelle ewiger Manneskraft läuft inzwischen quer durch Europa, die Akteure sind dieselben »Hormonpäpste«, die Opfer werden diesmal männlich sein.

Das Fehlleistungssystem

Die von der Gier nach Steigerung des Umsatzes von pharmazeutischen Produkten erzeugten Fehlentwicklungen wie Cholesterinwahn und Hormonersatz sind nicht die einzigen systematischen Gesundheitsgefährdungen, die vom Medizinbetrieb selbst ausgehen. Rund eine Million Menschen kommen in den Krankenhäusern der USA jährlich durch ärztliches Tun zu Schaden – oder anders gesagt: Vier von hundert Patienten verlassen die Klinik mit einem Leiden, das sie vorher nicht hatten. Fast jeder zehnte dieser Patienten stirbt an den Folgen der Behandlungsfehler. Macht 98000 Todesfälle als Folge von Diagnose- und Therapiefehlern pro Jahr. Diese drastischen Zahlen lieferte die bislang umfassendste Studie über die Folgen ärztlicher Fehler, die von der amerikanischen Harvard University durchgeführt wurde.

Behandlungsfehler sind eines der größten Probleme, die

wir derzeit im Medizinbetrieb haben. Obwohl es keinen Grund gibt, daß die Lage in Deutschland oder Österreich besser sein sollte als in den USA, wird die Existenz dieses Problems von den meisten Medizinern und ihren Öffentlichkeitsarbeitern in der Politik einfach geleugnet.

Auf Deutschland umgerechnet bedeuten die US-Zahlen, daß mit rund 300000 Schadensfällen und etwa 30000 Todesfällen jährlich gerechnet werden muß – dreimal mehr als im Jahr an Verkehrsopfern zu beklagen ist. Daß die allerwenigsten dieser Toten überhaupt bekannt werden, liegt zum einen daran, daß die Perfektion, die Fehler zu ignorieren, schönzureden oder zu vertuschen, hierzulande ein integrierender Bestandteil des Medizinbetriebes zu sein scheint.

Wird ein Fall überhaupt bekannt, gilt er als »Kunstfehler«. Zu Schadenersatz kommt der Betroffene nur, wenn ein Schuldiger gefunden wurde. Skandale gelten als Einzelfälle, wo einzelne Ärzte als Sündenböcke präsentiert werden. Aber nur ein System, das Fehler systematisch erfaßt und analysiert, kann seine Fehlerquoten reduzieren.

Daß jeder erkannte und behobene Fehler einen Gewinn darstellt, ist etwa bei Fluglinien selbstverständliches Credo der Unternehmenskultur. Nicht so im Medizinbetrieb: Offene Debatten und Analysen von Pannen gelten als »Nestbeschmutzung« und sind hier immer noch eine Seltenheit.

Das ist international längst nicht mehr so. Während in Großbritannien Behandlungsfehler vor Qualitätsmanagement-Kommissionen rückhaltlos diskutiert werden, halten heimische Mediziner das Geständnis, dem Patienten ohne böse Absicht einen Schaden zugefügt zu haben, bereits für das Eingeständnis eigener Inkompetenz. Von standardisierten Verfahren, mit deren Hilfe Fehlerhäufigkeiten erfaßt und Fehlerwiederholungen lokalisiert werden könnten, ist man noch meilenweit entfernt.

Österreich und Deutschland sind beim Qualitätsmanagement noch auf dem Weg von der Steinzeit ins moderne Informationszeitalter.

Die Behandlung von Krankheiten erfolgt nach industriellen Maßstäben. Die komplexen Abläufe der Diagnosestellung und Therapien werden nach betriebswirtschaftlichen Regeln immer weiter optimiert. Dennoch weicht der Medizinbetrieb in einem wesentlichen Punkt von allen anderen Industriekomplexen ab.

In jeder Industrie ist unter den Regeln der Marktwirtschaft die Vermeidung von Ausschuß, also fehlerhaften und unbrauchbaren Produkten, ein zentrales Erfolgskriterium. Schwachstellen- und Fehleranalysen gehören daher inzwischen zum selbstverständlichen Repertoire der Qualitätssicherung. Nur wer es schafft, die unnützen Kosten durch Leerlauf, unbrauchbare Produkte oder gar Rückholaktionen vom Konsumenten in Grenzen zu halten, hat langfristig Überlebenschancen am Markt: Zu hohe Ausschußraten erhöhen den Produktionspreis, mangelhafte Produkte führen beim Konsumenten zu Imageverlust und in der Folge zu sinkender Nachfrage.

Die Krankheitsindustrie hingegen funktioniert nach Kriterien, welche die Regeln der Marktwirtschaft völlig auf den Kopf stellen. Die Nachfrage wird im wesentlichen von jenen gesteuert, die sie in der Folge als Dienstleister auch befriedigen – welche Diagnoseprozedur nötig, welche Therapie angezeigt ist, zu dieser Entscheidung fühlt sich auch der mündige Patient nicht befugt. Der Arzt ist also Produzent der Dienstleistungen und hat gleichzeitig fast alle Steuerhebel zur Beeinflussung der Nachfrage in der Hand. Unnötige Untersuchungen und Behandlungen belasten sein Budget nicht – ganz im Gegenteil. Auch die Behebung von Fehlern mag zwar gelegentlich dem Image abträglich sein – in der großen Mehrzahl der Fälle erhöht sie unbemerkt und undiskutiert auch noch die Umsatzzahlen der Medizindienstleister.

Immer noch wird auch in den Medien das Zerrbild des

unfehlbaren Arztes gezeichnet, dessen Irrtümer folgerichtig »Kunstfehler« heißen. Dazu kommt noch, daß diese Fehler als individuelle Fehlleistungen gedeutet und strafrechtlich sanktioniert werden. Solche undifferenzierten Sanktionsdrohungen sind wegen ihrer kontraproduktiven Auswirkungen in anderen Industriezweigen abgeschafft worden.

Im Flugverkehr etwa ist man schon weiter. Dort werden gefährliche Beinahe-Kollisionen viel genauer erfaßt und können auch analysiert werden, seit Piloten und Fluglotsen straffrei bleiben, wenn sie diese Vorkommnisse unverzüglich melden.

Die systematische Dokumentation ist die Voraussetzung für einen höheren Qualitätsstandard. Und den hat die Krankheitsindustrie bitter nötig. Bei etwa der Hälfte der Behandlungsfehler, so hat die große Harvard-Studie herausgefunden, werden die Schadensfälle im Operationssaal verursacht. Komplikationen durch Arzneimittelnebenwirkungen und Fehldiagnosen machen den Großteil der zweiten Hälfte aus. Doch bei nur einem Viertel der Fälle kann ein konkreter Fehler als Ursache identifiziert werden. Hier sind natürlich jene Patienten im Vorteil, die ein Röntgenbild in Händen halten, das sich als Beweis eignet, etwa dafür, daß ein Geschwür oder eine Verdichtung übersehen wurde. Freilich sind auch die prüfenden Experten keineswegs immer sattelfest. In der Harvard-Studie wurde beispielsweise jede einzelne Diagnose bei insgesamt 30000 Patienten von jeweils zwei erfahrenen Gutachtern überprüft. Bei immerhin jedem achten Fall besagte die eine Expertise dann jedoch das genaue Gegenteil der anderen.

Kraß ist aber auch das Leistungsniveau mancher scheinbarer Spezialisten. Bei Qualitätsprüfungen zur Interpretation von Röntgenbildern, die in Deutschland als Nachweis zur Teilnahme an Früherkennungsprogrammen gefordert werden, fallen 40 Prozent der Gynäkologen und Radiologen glatt durch. Hundertprozentig sicher könne beispielsweise ein Mammographiebefund nie sein, sagt die Kieler Radiologin Ingrid Schreer. »Aber das Verhältnis gefundener Tumoren zu Fehlalarm sollte doch in etwa ausgeglichen sein.« Die tatsächliche Rate sogenannter falsch-positiver Befunde liegt in Deutschland aber wesentlich höher, sagt Schreer, nämlich bei zehn zu eins. Das bedeutet, daß sich zehn von elf Frauen unnötig dem psychischen und körperlichen Streß einer Gewebeentnahme aussetzen müssen. Unter diesen beschämenden Bedingungen, meint Schreer, »sollte man die Krebsfrüherkennung besser gleich ganz bleiben lassen«.

Ein noch klareres Bild von der Qualität mancher Diagnosen ergibt sich, wenn Spezialisten sich ganz unabhängig von den Einschätzungen und Handlungen der behandelnden Ärzte ein Bild über den Zustand der Patienten machen. Das ist allerdings nur in einem Stadium wirklich möglich: nach Eintritt des Todes. In einem Viertel der Fälle zeigte sich, daß die Krankheit, an welcher der Patient in der Klinik letztendlich verstarb, gar nicht erkannt worden war.

Daß die niedergelassenen Mediziner ihren Kollegen in der Klinik bei der Fehlerquote um nichts nachstehen, wurde im Städtchen Görlitz belegt. Dort wurden alle im Jahr 1997 Verstorbenen obduziert. Bei mehr als jedem dritten Toten (38 Prozent) fanden die Pathologen eine andere Grundkrankheit, als auf dem Totenschein ausgewiesen war.

Sie therapieren uns zu Tode

Übertriebener Einsatz von Arzneimitteln ist nicht nur teuer – er ist für die Konsumenten dieser Medizin auch bedenklich.

Etwa bei den Antibiotika: Daß diese einstigen Wundermittel durch Überverschreibung zu Resistenzen führen, weiß man schon lange. Kürzlich erfolgte auch ein erster Hinweis, daß Antibiotika selbsttätig Krankheiten verursachen können. In einer Langzeitbeobachtung an mehr als 3000 englischen Kindern der Jahrgänge 1975 bis 1984 fahndeten Oxforder Lungenspezialisten nach Risikofaktoren für Allergien. Dabei zeichneten sie alle möglichen sozialen und medizinischen Parameter auf: das Risiko der Vererbung, Rauchen, Stillen oder Flaschennahrung, niedriges Geburtsgewicht und auch Antibiotikaeinsatz während der ersten beiden Lebensjahre.

Als bedeutender Risikofaktor wurde, wie erwartet, die erbliche Komponente identifiziert. Wenn die Mutter Allergikerin war, hatte der Nachwuchs ein nahezu doppelt so hohes Risiko, auch an Krankheiten wie Heuschnupfen, Asthma oder Neurodermitis zu erkranken. Dieser Risikofaktor wurde nur noch von einem anderen übertroffen: dem Antibiotika-Einsatz. Kinder, die während ihrer ersten beiden Lebensjahre mit Antibiotika behandelt worden waren, hatten sogar ein mehr als doppelt so hohes Risiko, später Allergiker zu werden, als Kinder, denen dies erspart geblieben war.

Noch gravierender dürften die Folgen der Vielfachmedikation bei alten Menschen sein.

So wird in Deutschland nach Erhebungen des klinischen Pharmakologen Martin Wehling jeder über Sechzigjährige dauerhaft mit drei Arzneimitteln versorgt. Das wirkt sich aus: Der Anteil dieser Altersgruppe an der Bevölkerung beträgt 22 Prozent, von dieser Bevölkerungsgruppe werden jedoch 54 Prozent der Arzneimittel verbraucht. »Wir wissen viel zu wenig über die Arzneimitteltherapie bei alten Menschen«, sagt Martin Wehling. Die klinischen Studien werden fast ausschließlich mit Patienten in der Altersgruppe von 45 bis 60 Jahren durchgeführt, die jeweils an einer einzelnen Krankheit leiden. Die Arzneimittel dagegen werden überwiegend älteren Menschen, über deren Stoffwechsel die Medizin bis heute reichlich wenig weiß, verabreicht, die noch dazu fast im Regelfall an mehreren Erkrankungen leiden.

Und da zu jeder Diagnose zumindest eine Pille paßt, ist der Vielfachkonsum von Medikamenten im Alter der Regelfall. Ein Team Berliner Wissenschaftler ermittelte in der bislang einzigen umfassenden Altersstudie, daß 96 Prozent der über Siebzigjährigen ständig Arzneimittel verordnet bekommen, im Schnitt sechs Medikamente pro Tag.

Wechsel- und Nebenwirkungen der verordneten Medikamente sind ein blinder Punkt in der Altenpflege, die meisten Arzneimittel sind obendrein an alten Menschen gar nicht erprobt. Pharmafirmen schrecken vor derartigen Studien zurück, weil die Ergebnisse meist wesentlich schlechter ausfallen als bei den jüngeren Versuchspersonen, die etwa neben hohem Blutdruck an keiner Zusatzerkrankung leiden. So werden Parkinson-Medikamente an Sechzigjährigen erprobt, um sie in der Praxis dann bei Achtzigjährigen anzuwenden, die gleichzeitig ein halbes Dutzend anderer Chemikalien schlucken, deren Wechselwirkung zu den schweren Parkinson-Medikamenten meist völlig im dunkeln liegt. Nur jeder vierte Teilnehmer einer Zulassungsstudie ist älter als 65. Im Krankenzimmer belegt diese Altersgruppe allerdings zwei von drei Betten.

Die Übermedikalisierung der alten Menschen ist nicht nur teuer, sie hat auch verheerende Folgen: Norwegische Wissenschaftler haben im Vorjahr herausgefunden, daß nahezu jeder fünfte Tod im Krankenhaus die Folge unerwünschter Wirkungen von Arzneimitteln ist. Besonders gefährdet sind Menschen, die an mehreren Krankheiten leiden oder verschiedene Medikamente gleichzeitig einnehmen müssen. In der Hälfte aller untersuchten Fälle, so die alarmierenden Ergebnisse der norwegischen Studie, waren nicht sinnvolle Medikamente verordnet worden, oder Arzneimittel wurden falsch dosiert.

Das Forscherteam um Just Ebbesen vom Zentralen Klinikum Akershus in Oslo staunte besonders über die enorme Menge der verordneten Mittel: 202 der 732 verstorbenen Patienten der Abteilung Innere Medizin der Akershus-Klinik hatten kurz vor ihrem Tod zwölf oder mehr Arzneimittel parallel verabreicht bekommen. Bei 133 Patienten

(18,2 Prozent der Fälle) ließ sich die Todesursache direkt oder indirekt auf Reaktionen auf Medikamente zurückführen. Die Arzneimittel, die am häufigsten mit den Todesfällen in Verbindung standen, waren aus der Gruppe der Herz-Kreislauf-Medikamente, Anti-Thrombose-Mittel und gefäßerweiternde Arzneien. In knapp der Hälfte aller Todesfälle ergab die Analyse aller relevanten Krankendaten Hinweise darauf, daß die behandelnden Ärzte nicht angemessene Medikamente ausgewählt oder sie in falscher Dosierung gegeben hatten. Auch wenn aufgrund der Datenlage kaum zu ermitteln war, wie viele Todesfälle bei richtiger Medikation zu vermeiden gewesen wären, zeigten sich die Forscher alarmiert über die Häufigkeit offensichtlicher Fehlinterpretationen von Symptomen und über die mangelnde Kontrolle der Arzneimitteldosierungen.

Die Verwechslung von Prävention und Früherkennung

Bei weitem nicht alles, was zur persönlichen Gesundheitsvorsorge propagiert wird, ist auch wirklich sinnvoll. Oft hinken die Empfehlungen der Experten oder der Behörden den neuen wissenschaftlichen Erkenntnissen stark hinterher. Häufig wird in den Medien kritiklos ein industriefreundlicher Standpunkt wiedergegeben, der von den Fakten überhaupt nicht gestützt wird.

Auf der anderen Seite wird Gesundheitsvorsorge dort, wo sie unbestritten und faktengestützt sinnvoll wäre, häufig nicht oder viel zuwenig durchgeführt. Zwei markante Beispiele:

– Der PSA-Test zur Prostatakrebs-Früherkennung hat in den letzten beiden Jahrzehnten ungeheuer vielen Männern die zweite Lebenshälfte versaut. Der PSA-Test ist extrem ungenau und zieht, wenn Prostatakrebs festgestellt wird, eine sehr unangenehme, komplikationsreiche Therapie nach sich. Nach dem Eingriff ist die Lebensqualität der Patienten oft stark beeinträchtigt. Und das bei einer Tumorart, die extrem häufig ist und meist so langsam wächst, daß das Krebsgeschehen selbst niemals das Leben gefährden würde. Im Rahmen einer großen Studie fand man, daß fast alle Männer, die in hohem Alter eines natürlichen Todes sterben, einen nicht behandelten Prostatakrebs haben.

– Ähnlich verhält es sich bei den Frauen mit den Screening-Programmen zur Früherkennung von Brustkrebs. Obwohl mittlerweile längst feststeht, daß Mammographie-Untersuchungen für Frauen unter 50 wesentlich mehr Gefahr als Nutzen bedeuten, werden sie von den meisten Gynäkologen und speziell von Frauen in der Gesundheitspolitik noch immer propagiert.

Sogar im Alter zwischen 50 und 65 Jahren halten sich Nutzen und Risiko der Mammographie bestenfalls die Waage. Frauen haben durch die regelmäßige Teilnahme an den Untersuchungen auf lange Sicht keinen Überlebensvorteil, dafür aber wesentlich mehr medizinische Eingriffe zu erwarten. Die klinische Epidemiologie spricht längst von »Überdiagnose« und warnt vor Trugschlüssen. Das National Institute of Health in den USA stellt fest, daß drei völlig verschiedene Brustkrebserkrankungen auftreten: die heimtückischen, schnell metastasierenden, gegen die kein Kraut gewachsen ist; mäßig schnell wachsende, die erst spät Metastasen bilden, und langsame, die in der Regel auch ohne medizinische Maßnahmen keine Metastasen bilden. Diese dritte Form ist die weitaus häufigste. Offenbar gibt es ähnlich wie beim männlichen Prostatakarzinom wesentlich weniger bösartige Formen, die das Krankheitsgeschehen dominieren, doch genau von denen werden beim Screening die meisten gefunden. Alles spricht dafür, daß Brustkrebs als Krankheit daher eine bessere Prognose besitzt als die Erkrankung der Herzkranzgefäße bei Frauen. Der klinische Epidemiologe Johannes G. Schmidt meint daher zugespitzt: »Die Auffassung, die Brustkrebs-Früherkennung würde

Krankheit und Leid verhindern, ist genauso richtig wie die Behauptung, der regelmäßige Besuch im Casino könnte das Problem der Armut lösen.«

Der Rezeptblock ist kein wirksames Rezept

Das Fortbestehen und Weiterleben falscher Ideen über Krankheiten und ihre Behandlung hängt mit dem ärztlichen Selbstbewußtsein zusammen. Mit jedem fragwürdigen Medikament, das Ärzte und Ärztinnen verordnen, tragen sie auch dazu bei, die Irrtümer des einzelnen und den Irrglauben der Bevölkerung aufrechtzuerhalten.

Am Übergang von der Industrie- zur Informationsgesellschaft wächst aber die Bedeutung der Kommunikation, und psychosoziale Kompetenz wird zum grundlegenden Produktivfaktor der künftigen Heilkunst.

Die Rahmenbedingungen ärztlicher Tätigkeit, insbesondere der kassenärztlichen Praxis, behindern ein angemessenes und hilfreiches Eingehen auf die vorherrschenden psychosozialen oder psychosomatischen Probleme der Menschen. Für psychotherapeutische oder gar sozialtherapeutische Maßnahmen ist der Arzt nicht ausgebildet. Selbst wenn Bewältigungsstrategien sozialpflegerischer oder psychotherapeutischer Art vorhanden sind, weiß davon ein durchschnittlicher Arzt zu wenig. Er kennt nicht die Alternativen zur Arzneimitteltherapie. Die medizinische Theorie, wie sie an den Hochschulen vermittelt wird, und die Behandlungsmuster einer hochspezialisierten Krankenhausmedizin vernachlässigen solche Fragestellungen. Vielfach vorhandene Angebote im Bereich der Gesundheitsberatung, der Gesundheitsförderung, der Schulen und Volkshochschulen oder auch der sozialen Dienste sind als Information und Empfehlungsmöglichkeit in der Arztpraxis kaum verfügbar. Noch weniger ist dies am Krankenbett der Fall.

Fortbildung und Informationen über die Arzneimitteltherapie erhält der Arzt durch Arzneimittelberater oder Fortbildungsveranstaltungen, die von der pharmazeutischen Industrie gerne subventioniert werden. Eine direkte Beeinflussung der Bildungsveranstaltungen ist dabei nicht immer die Hauptsache. Aber: Der Verhaltensreflex »Problem, Problembenennung, pharmakotherapeutische Antwort« wird immer wieder systematisch eingeübt und verankert. Schönfärberische Erfolgsdarstellungen und scheinbar objektive Ergebnisse wissenschaftlicher Untersuchungen bestätigen den Arzt in seinem Bedürfnis nach möglichst einfachen Ursache-Wirkungs-Beziehungen. Die Produktwerbung benutzt diese Assoziationsmuster gerade im Bereich unspezifischer psychosomatischer Syndrome gezielt und verführerisch aus. »Die Fettsucht ist für den Arzt endlich behandelbar geworden«, sagte z. B. ein Professor zur Wirkung eines neuen Arzneimittels, das bei Dauereinnahme eine Gewichtsreduktion von einigen Kilogramm verspricht: Das Medikament ist die Behandlung. Der universitäre Fachmann kommt gar nicht mehr auf die Idee, daß auch körperliche Bewegung eine Behandlung sein könnte.

Vor allem der unerfahrene Krankenhausarzt neigt mechanistisch zu vielfältigen Symptomtherapien, die gleichzeitig Patientenbedürfnisse nach einem spezifischen Arzneimittel fixieren. Die Marketingstrategien der Produzenten mißbrauchen diesen Behandlungseffekt der Krankenhausbehandlung und die fehlende Erfahrung des Assistenzarztes im Krankenhaus.

Die nach wie vor übliche Frage der Schwester im Nachtdienst: »Frau Schulze, brauchen Sie noch etwas zum Schlafen?« kennzeichnet die »Schluck-Lehre« der Krankenhausbehandlung. Das Krankenhaus ist die Tablettenkonsum-Schule der Nation.

Markttransparenz ist für den einzelnen verordnenden Arzt nicht gegeben. Die Berufs- und Standespolitik vermeidet positive Empfehlungen. Mit dem Kampfbegriff der Therapiefreiheit wird statt dessen die Therapeutenunsicherheit verdrängt und gleichzeitig abgewehrt. Wie Untersuchungen zeigen, besitzt der einzelne Arzt nicht einmal Transparenz über sein eigenes Verordnungsverhalten. Die Anzahl der Wiederholungsrezepte sind dem Verordner ebensowenig bewußt wie sein gesamtes Verordnungsspektrum. Selbstverständliche »Rezeptausgabe-Routine« deckt sich mit einem schnellen Kontaktbedürfnis beim Arzt und allzuoft auch mit einer bereits manifesten Sucht des Patienten.

Die Kinder lernen schon in der Familie, wie kleine Probleme mit kleinen Pillen bewältigt werden. Einfache »Lebensschmerzen« werden selbstverständlich mit Schmerzmitteln beantwortet. Frauen nehmen viermal häufiger Beruhigungsmittel ein als Männer. 36 Prozent aller Eltern zeigen sich bereit, Schulschwierigkeiten ihrer Kinder mit Medikamenten zu bekämpfen. Schulanfänger erhalten folgerichtig auch Psychopharmaka, um ihre Konzentrations- und Leistungsfähigkeit zu steigern. Sozialer Erfolgsdruck verbindet sich mit Erwartungen und Hoffnungen, die nach Arzneimitteln rufen. Werbung und Aufklärung der Arzneimittelproduzenten unterstützen dies. »Herr Doktor, ich nehme nur natürliche Mittel« kennzeichnet den Erfolg von Marketingstrategien, die selbst latente Arzneimittelkritik noch in neue »natürliche« Arzneimittelgläubigkeit umpolen. Die Ärzteschaft schaut schweigend zu und steigt auf »Biosana-Produkte« um.

Die Gegenperspektive zu dieser Arzneimittelkultur wäre eine selbstbewußtere Reform des widersprüchlichen und fehlgeleiteten Systems durch die Ärzteschaft selbst. Die Heilkunst des Kommunikationszeitalters muß den Wert des Arztes als helfende Persönlichkeit wieder ins Zentrum der Gesundheitsversorgung stellen. Neue Rahmenbedingungen für ein autonomes und rationales Verordnen müssen geschaffen werden. Informations- und Beratungsangebote dürften dabei sehr viel wirksamer sein als Wirtschaftlichkeitsüberprüfungen und Regreßdrohungen, besser als Budgetierung und strukturelle Kostendämpfungszwänge. Insbesondere der

Hausarzt oder der Arzt des individuellen Vertrauens benötigt systemische Hilfen, um besser helfen zu können. Die hausärztliche Versorgung muß also zum Träger der Umorientierung von chemischer zu persönlicher Zuwendung werden: »Liebe statt Valium« heißt die neue Perspektive. Das Ziel moderner Heilkunst ist die Autonomie für Arzt und Patient. Bildung wird zum Pharmakon dieses Jahrhunderts.

5. DIE IDENTITÄTSKRISE

Das Medizinsystem in den Industriestaaten ist inzwischen in eine veritable Vertrauenskrise geschlittert.

In Meinungsumfragen wird das nur zum Teil deutlich. Nur noch 43 Prozent der Bevölkerung geben an, mit dem deutschen Gesundheitssystem zufrieden zu sein – in Frankreich sind es 60, in Österreich immerhin noch 70 Prozent.

Deutlicher wird die Krise in der Abstimmung, die permanent mit den Füßen stattfindet. Ein Großteil der Menschen mit chronischen Erkrankungen wendet sich von der Schulmedizin ab und sucht Hoffnung bei Alternativmedizinern aller Strömungen. Zuwendung, Vertrauen und Trost finden sie dort oft weit mehr als in der Medizinfabrik, durch die ein Patient konventionell geschleust wird. Auch Krebspatienten wenden sich in hoher Zahl allerlei unkonventionellen Heilern zu und von den Verfechtern von Chemie, Strahlen und Messer ab.

Der Medizinbetrieb reagiert darauf gespalten: Viele Allgemeinmediziner versuchen, komplementärmedizinische Verfahren in ihr Angebot zu integrieren. Die Motive dafür sind offenkundig zwiespältig: Zum einen versuchen manche, die klar auf der Hand liegenden Defizite der Verordnungsmedizin zu kompensieren, zum anderen eröffnen Bioresonanz, Magnetfeld, Akupunktur & Co. auch willkommene zusätzliche Einnahmequellen.

Doch der harte Kern der Medizinfabrik ignoriert beharrlich den massiven Wunsch der Patienten, als Mensch gesehen und angenommen zu werden. Er versucht sein technisches, mechanistisches Konzept mit biochemischen Methoden noch weiter zu verfeinern und damit doch noch zu funktionierenden Reparaturansätzen zu kommen. Aber diese technischen Antworten auf die Unzulänglichkeit der technischen Lösungsansätze in der Humanmedizin werfen neue Fragen auf, anstatt die alten zu beantworten.

Am Beispiel Krebs wird das überdeutlich. Wohl in keinem anderen Krankheitsgebiet richtet die Medizin so wenig aus und kompensiert gleichzeitig die eigene Armut an wohlbegründeter Hoffnung mit einer Kaskade von massiven Interventionen und immer neuen Heilsversprechen.

Glivec sei die »neue Munition im Kampf gegen den Krebs« titelte das *Time Magazine* im Mai 2001. Rhythmisch wiederkehrend, hat es ähnliche Schlagzeilen in den vergangenen Jahrzehnten immer wieder gegeben. So wurden Anfang der neunziger Jahre Durchbrüche von Gentherapien medial zelebriert. Auch Interferon erhielt 1980 den Adel einer *Time*-Covergeschichte, und Interleukin-2 wurde als neue Wunderwaffe gefeiert. Doch auf die anfängliche Euphorie folgte bislang stets Ernüchterung: Das hoch gepriesene Allheilmittel Interferon, so stellte sich schon bald heraus, zeigte zwar tatsächlich einen wachstumshemmenden Effekt bei einigen wenigen Tumorarten, zugleich aber auch heftige Nebenwirkungen. Es muß daher oftmals wieder abgesetzt werden und wird heute – außer bei der seltenen Haarzell-Leukämie – kaum mit nachhaltigem Erfolg eingesetzt. Die Stimulierung des Immunsystems durch Interleukin-2 wiederum versagte bereits im Versuchsstadium.

Bei der biochemischen Aktivierung des körpereigenen Abwehrsystems gegen die Krebszellen ist mittlerweile selbst die Avantgarde der Krebsforscher nicht mehr einig: Während einige nach wie vor eifrig an der Entwicklung einer funktionierenden Immuntherapie arbeiten, stellt diese für andere schlicht einen Irrweg dar.

Seit Präsident Richard Nixon im Jahr 1971 den Krieg gegen den Krebs ausgerufen hat, wird mit Hochdruck geforscht und experimentiert. Erkannt wurde jedoch eher, welche Behandlungsmethoden wirkungslos sind: Jahrzehntelange Bestrebungen, Viren als Krebsauslöser zu überführen, wurden Anfang der achtziger Jahre ad acta gelegt. Bis zum heutigen Tag konnten die Wissenschafter trotz milliardenschwerer Forschung kaum durchschlagende Therapieerfolge verzeichnen.

Seit Nixons Kriegserklärung sind die Waffen gegen den Krebs im wesentlichen die gleichen geblieben: chirurgisches Entfernen des Tumors, Bestrahlung und eine mittlerweile etwas mildere Chemotherapie gehören zur Standardbehandlung. Nach anfänglichen Erfolgen waren diese Behandlungsmethoden schon bald an ihre Grenzen gestoßen. 90 Prozent der Krebspatienten, bei denen mehr als eine kleine Lokaloperation des Tumors erforderlich ist, sterben nach wie vor innerhalb von fünf Jahren.

Viele Forscher arbeiten dennoch mit Hochdruck weiter an »einfachen« Lösungen. Der Hintergrund dafür ist einleuchtend: Nur wer zumindest mittelfristig umsetzbaren Erfolg verspricht, kann mit entsprechenden Forschungsmitteln rechnen. Und Umsetzung bedeutet, eine »Magic bullet«-Substanz zu finden, die zumindest bei einer Krebsart massiv eingesetzt werden kann.

Doch in manchen Forscherkreisen ist inzwischen Nachdenklichkeit eingekehrt. Der Leiter des Nationalen Krebsinstituts der USA etwa, Richard Klausner, meinte im Frühjahr 2001: »Der beste Weg, einen Fortschritt zu erzielen, ist, den Krieg für beendet zu erklären und Krebs als komplexes Puzzle verstehen zu lernen.« Die Suche nach »Magic bullets« sei grundlegend falsch: »Die einzigen Leute, die sagen, wir wissen jetzt genug, sind jene, die zuwenig wissen.«

Richtung Klon-Ersatzteillager?

Lediglich beim Ersatz kaputtgegangener Organe erzielten die zu Edel-Mechanikern herangereiften Chirurgen etliche beachtliche und in der Öffentlichkeit opulent beachtete

Erfolge. Menschen können nun schon viele Jahre weiterleben, auch wenn eines ihrer lebenswichtigen Organe den Geist aufgegeben hat. Für schwer Herzkranke und Dialysepatienten und zuletzt auch eine Anzahl Menschen mit kaputten Lebern bedeutet das schon eine drastische Verbesserung der Lebenschancen.

Auch wenn die Zahl der Nutznießer insgesamt gering, die von Unfalltoten gespendeten Organe limitiert und der Preis auch für die Betroffenen – allein schon wegen der notwendigen immunsuppressiven Behandlung – groß ist: Spektakuläre Einzelfälle waren stets der Stoff, aus dem die Legende des Fortschrittes der Medizin gezimmert ist.

Deshalb werden Milliarden eingesetzt und spektakuläre Erfolgsstories gezimmert, um Organe, die aus den eigenen Zellen des Menschen geklont sind, als praktisch unbeschränktes Reservoir an Ersatzteilen zum Ziel der modernen medizinischen Versorgung zu machen.

Die US-Biotech-Firma Advanced Cell Technology (ACT) hat bereits Erbinformation aus der Körperzelle eines erwachsenen Mannes isoliert und in die entkernte Eizelle einer Kuh eingesetzt – eine Art menschliches Pendant zum Klon-Schaf Dolly.

Ziel des makaber anmutenden Experiments sei es, Zellen, die im Vorfeld des Lebens existieren, herzustellen. Diese »Stammzellen« entstehen sechs Tage nach der Befruchtung und scheinen unbegrenzt teilungsfähig, ja praktisch unsterblich. Sie besitzen noch dazu die Fähigkeit, sich in jede der rund 210 verschiedenen Gewebetypen des menschlichen Körpers zu verwandeln.

Aus Stammzellen, so die Hoffnung der Klon-Ingenieure, ließen sich Transplantationsorgane wie Herz, Leber, Lunge, Niere oder Darm je nach Bedarf züchten. Menschen, die heute an Parkinson oder Alzheimer leiden, könnten kranke Hirnregionen durch gesunde ersetzen lassen, Querschnittgelähmte neue Nervenstränge erhalten und wieder gehen, zerstörte Nasen oder Ohren ließen sich ersetzen.

Für manche ist dies eine Hoffnung, für viele eine Horrorvision. Beruhigen mag, daß bislang alle vollmundigen Voraussagen, in welch kurzer Zeit sich aus diesen allerersten Erkenntnissen tatsächlich industriell Organe produzieren ließen, als völlig übertrieben und haltlos erwiesen haben.

Doch höchst problematische Weichenstellungen auf dem Weg zum Klon-Ersatzteillager sind bereits gemacht und werden sich nachhaltig auf die Strukturen auswirken.

Die In-vitro-Fertilisation hat einen Teil der Grundlagen für diese Vision geschaffen. Daß in absehbarer Zeit sogar Babys zur Welt kommen könnten, deren biologische Mütter gar nie geboren wurden, hat Roger Gosden von der Universität Edinburgh, Schottland, an Mäusen demonstriert. Der Forscher brachte die Eizellen von Mäuseembryonen mit Hormonen zur Fortpflanzungsreife und produzierte daraus Mäusebabys. In einigen Jahren, schätzen die schottischen Enkel-Macher, werden derlei Generationensprünge auch bei Menschen machbar sein. Eine makabre Vision: Abgetriebene Föten könnten auf diese Art als Eispender verwendet werden, für den Fall, daß die Eltern es sich doch anders überlegen.

Gepaart mit den Erkenntnissen der Gentherapeuten, versuchen die Reproduktionsmediziner, dem Terminus »Wunschkind« einen neuen Sinn zu geben. In den Chromosomen der befruchteten Eizellen können nicht nur das Geschlecht, sondern auch Erbkrankheiten und seit neuestem sogar die Anfälligkeit für bestimmte Krankheiten erkannt werden. Da im Reagenzglas stets mehrere Eizellen befruchtet werden, haben Mediziner und Eltern die Wahl.

Und selbst dort, wo alle Zellklümpchen einen Gendefekt aufweisen, bemühen sich Wissenschaftler bereits, die Launen der Natur zu korrigieren. Erste Versuche, fehlende Gene bei Föten nachträglich zu ersetzen, gab es bereits. Das ist zwar noch nicht der Mensch nach Maß, aber die umstrittene Trennung von wertem und unwertem Leben kann so immerhin ins Reagenzglas verlegt werden.

Babys für Mütter, die eigentlich schon unfruchtbar sind, Babys in jeder beliebigen Hautfarbe, das Geschlecht auswählbar und garantiert gesund – die neuen Technologien machen die Unberechenbarkeit der Natur berechenbar. Nach 540 Millionen Jahren Evolution beginnt der Mensch, die Bausteine des Lebens zu identifizieren und durch Eingriff in die Zellen umzubauen. Die Frage, welches Leben wie entsteht, soll ebenso dem menschlichen Willen unterworfen werden wie die Entscheidung, ob und wie es zu Ende geht. Abgetriebene Föten, sterbende Unfallopfer und Leichen sind längst zu Ersatzteillagern der medizinischen Reparaturindustrie geworden, heute arbeiten bereits ganze Heerscharen von Gentechnikern daran, die natürliche Alterung, die biologisch gesehen nichts anderes als eine Häufung von Mutationen im Zellkern ist, chemisch oder mikrobiologisch in den Griff zu bekommen.

Im Fortschrittstaumel werden die Grenzen dessen, was ethisch vertretbar und mit einer zivilisierten Gesellschaft vereinbar ist, ständig hinausgeschoben. Das Wissen explodiert nicht nur, sondern es hat auch einen explosiven Charakter. Die neue Eugenik, diesmal dezentralisiert, durchgeführt von wohlmeinenden Medizinern auf Wunsch besorgter werdender Eltern, hat längst begonnen.

Richtung genetischer Umbau der Menschen?

Der Anspruch, der seit James Watsons Entschlüsselung der Erbstruktur im Raum steht, hätte gigantischer nicht sein können und wäre die ultimative Lösung der feinmechanischen Medizin geworden: Mit der Entschlüsselung des menschlichen Genoms, so die vollmundigen Ankündigungen Anfang der neunziger Jahre des vergangenen Jahrhunderts, sei es nur ein Schritt zur Identifizierung der krank machenden Gene und in der Folge zu einer adäquaten, kausalen

Therapie dieser Bausteine des Lebens. Der Schritt von der symptomlindernden Medizin, die nur per Zufall die Wirkung bestimmter Substanzen auf bestimmte Teile des Organismus entdeckt und im Zweifelsfall Organe wegschneidet, die krank sind oder es werden könnten, zur rationalen Behandlung schien nur noch eine Frage der Zeit.

Zwölf Jahre und 400 Versuche mit mehr als 4000 Versuchspatienten, nachdem William French Anderson in die kleine Patientin Ashanti de Silva die ersten fremden Gene injizierte, fällt die Bilanz freilich mehr als ernüchternd aus: Keine einzige Gentherapie hat bislang die Hürde der klinischen Teststadien erfolgreich nehmen können. Am weitesten kam noch ein ausgeklügelter Ansatz zur Bekämpfung von Gehirntumoren. Forscher des Schweizer Novartis-Konzerns injizierten Herpes-Viren direkt ins Gehirn. Da Tumorzellen die einzigen Zellen sind, die sich im Hirngewebe teilen, wurden nur sie von den Viren infiziert. Und damit anfällig für eine Therapie mit einem handelsüblichen Herpes-Medikament. So clever die Idee, so böse neuerlich das Ende: Im Gehirn verabreicht, führte die Herpes-Viren-Therapie zu so schweren Nebenwirkungen, daß die Testreihe abgebrochen werden mußte.

Schon der Versuch, überhaupt ein fremdes Gen nachhaltig in eine Körperzelle einzuschleusen, scheiterte bislang, und das wird wohl noch lange so bleiben: Über Jahrmillionen hat das komplexe Wunderwerk des menschlichen Körpers gelernt, fremdes Erbmaterial, das ihn in Form von Viren und Bakterien belästigte oder gefährdete, zu erkennen und zumindest inaktiv zu machen sowie eigene Zellen mit defekten Genen als »Kopierfehler« zu identifizieren und ebenfalls auszuschalten. Genau an diesem Wunderwerk sind die Gen-Ingenieure bislang gescheitert. Auch die sophistischsten Formen, mit umgebauten Virenteilen als »trojanisches Pferd« den Organismus zu überlisten, haben jämmerlich versagt.

Obendrein ist der grundsätzliche Ansatz der Gentherapie fast immer in Zweifel zu ziehen. Differenzierte Forscher haben stets darauf hingewiesen: Es ist keine Simplifizierung, sondern ein grundlegender Irrtum, wenn die »marktorientierte« Wissenschaft und in der Folge die Publizistik von einem Gen für eine bestimmte Eigenschaft oder für ein bestimmtes Verhalten sprechen.

Wenn die Menschheit das Alphabet der Gene kennt, ist dies ohne Zweifel ein Fortschritt. Doch das Alphabet der Gene hat mit den Romanen, die das Leben schreibt, soviel zu tun wie die vierundzwanzig Buchstaben mit einem Gedicht.

Die Genforscher selbst wissen es längst: Die wenigsten Krankheiten lassen sich eindeutig einem Gen zuordnen, fast immer sind zumindest Dutzende beteiligt. Umgekehrt könnten Dutzende verschiedene Gene identische Krankheitsbilder hervorrufen. Gene stehen unter der Kontrolle anderer Gene, alle zusammen sind Bestandteil einer ganzen Kaskade biochemischer Prozesse, die vielfach rückgekoppelt sind. Genforscher selbst haben inzwischen auch herausgefunden, daß oft die »supragenetischen Verhältnisse«, also die ständigen Wechselwirkungen zwischen Genom und Welt, viel wesentlicher sind als einzelne Gene.

Und während die gentechnischen Heilungsversuche an der Komplexität des menschlichen Organismus wohl noch viele Jahrzehnte scheitern werden, ist die einfache Gendiagnostik schon längst kommerzielle Realität, angefangen bei den relativ simplen Chromosomen-Anomalie-Tests am Fötus im Mutterleib (Triple-Test) und der Fruchtwasseruntersuchung bis zu begleitenden Gentests auf Mukoviszidose, Hämophilie oder andere Erbkrankheiten. Ursächlich behandeln läßt sich bis dato keiner dieser Gendefekte. Im Anlaßfall stellt Abtreibung die einzige »Therapie« dar – auch hier bleibt der Weg in die moderne Eugenik das realistische Szenario.

Richtung Bekämpfung der »Risikofaktoren«?

Vor allem die Pharmaindustrie setzt auf die Fortsetzung und Verfeinerung des Konzeptes, das Anfang der sechziger Jahre mit der Inszenierung der Cholesterin-Hysterie eingeführt wurde: Einzelne Laborparameter aus menschlichen Körpersäften sollten Anzeichen für ein erhöhtes Risiko sein, an bestimmten Krankheiten zu erkranken. Dem entsprechend könnte der chemische Ausgleich des Defizits oder Überflusses das Risiko wieder senken.

Rauchen und zu geringe körperliche Aktivität sind freilich bisher die einzigen Risikofaktoren, die durch eine Vielzahl weiterer Studien belegt und von wissenschaftlicher Seite bis heute unstrittig sind.

Doch genau in diesen Bereichen geschieht wenig erfolgversprechendes: Mahnungen des Gesundheitsministers, gelegentliche Kampagnen mit dem erhobenen Zeigefinger – das alles bleiben wirkungslose Alibi-Maßnahmen.

Dafür sorgen schon durchschnittliche Cholesterinwerte, Östrogenmangel bei der Frau und Testosteronmangel beim Mann, aber auch angeblich zu geringe Knochendichte als Vorbote der Osteoporose jetzt schon für Auslastung in Arztpraxen und Labors und für massive Umsatzsteigerungen in den Apotheken. An der Karriere von verschiedenen Blutgerinnungsfaktoren zum Risikofaktor wird mit Hochdruck gearbeitet: Plättchenüberreaktion, hohe Konzentrationen hämostatischer Eiweiße (Fibrinogen, Faktor IV), defekte Fibrinolyse, erhöhte Blutviskosität und Plasmafibrinogen, all das sollen nach dem Willen der Pharmalobby und ihrer Vollstrecker bald ebenfalls chemisch beeinflußbare »Risikofaktoren« sein.

Dazu gesellt sich noch die enorme Palette an Gentests, die vor allem in den US-Labors mit Hochdruck entwickelt werden. Den Anfang machte 1994 der Amerikaner Mark Skolnick, als er nach jahrelanger Suche das Brustkrebsgen

BRCA 1 identifizierte. Bald darauf bot er mit seiner in Salt Lake City angesiedelten Firma Myriad Genetics einen Krebstest zum Preis von 2400 Dollar an. Frauen mit einem positiven Testergebnis erkranken laut Skolnick im weiteren Verlauf ihres Lebens zu 90 Prozent an Brustkrebs und zu 50 Prozent an Eierstockkrebs. »Wenn eine Frau also ihre Kinder bekommen hat, sollte sie ernsthaft erwägen, sich die Eierstöcke entfernen zu lassen«, rät der Amerikaner.

Der Markt für Gentests ist seit Skolnicks Pioniertat explodiert. Jährlich werden etwa 100 neue DNA-Tests angeboten. 800 Erbkrankheiten lassen sich mittlerweile diagnostizieren, die Wissenschaft kennt rund 5000 weitere Genabschnitte, die mit irgendwelchen Krankheiten in Verbindung zu stehen scheinen.

Weil eine Heilung der vorausgesagten Krankheiten nicht in Sicht ist, wird die Entfernung der gefährdeten Organe, sofern sie nicht lebensnotwendig sind, empfohlen. Vorsorgliche Entfernung der gesunden Brust wurde mittlerweile ebenso zur medizinischen Routine wie vorsorgliche Entfernung der Prostata, des Dickdarms oder der Gebärmutter.

Dadurch hat ein eklatanter Paradigmenwechsel der Medizin stattgefunden. Die fehlenden Möglichkeiten zur Reparatur eines erkannten Gendefekts treiben die Mediziner inzwischen auch zu Handlungen, die ansonsten ihrem Grundsatz absolut zuwiderlaufen: Sie schneiden gesunde Organe aus dem Körper, weil sie annehmen müssen, daß diese später einmal erkranken werden.

Statine: Ein Lebens-Medikament?

Ein »Magic bullet« ist der Pharmaindustrie in den vergangenen Jahrzehnten gelungen. Die Statine zur Vorbeugung von Herz-Kreislauf-Erkrankungen haben einen Siegeszug sondergleichen angetreten und treiben die Kassenabrechnungen im Gleichklang mit den Börsenkursen der Pharmafirmen in die Höhe. Für keine Arzneimittelgruppe wurden umfangreichere Studien durchgeführt. Der Wirkmechanismus ist zwar trotz all der Mühen nicht wirklich geklärt, und wahrscheinlich ist eher die entzündungshemmende Wirkung der Statine als deren Auswirkung auf den Cholesterinspiegel maßgeblich, aber die Ergebnisse sind eindeutig: Jene Menschen, die Statine nehmen, haben ein um 30 Prozent reduziertes Risiko von Herz-Kreislauf-Erkrankungen.

Der ökonomische Erfolg der Statine ist enorm. Atorvastatin (Lipitor) ist mit zehn Milliarden Dollar Umsatz im Jahr 2002 das weltweit umsatzstärkste Medikament. Für das Jahr 2005 wird in Europa mit einem Statine-Umsatz von 20 Milliarden Euro gerechnet. Auch in Deutschland betrug der Statine-Umsatz 2001 schon ungefähr ein Milliarde Euro – der größte Posten für ein Arzneimittel überhaupt. Und das soll nach dem Willen der Statine-Lobby erst der Anfang sein.

Die Hälfte der erwachsenen Bevölkerung ab 30 Jahren kommt potentiell für eine chemische Intervention in Frage. Würden die tatsächlich alle behandelt, dann stiegen die Ausgaben für Statine in Deutschland nur aus diesem Titel auf 18,2 Milliarden Euro. Zum Vergleich: Derzeit werden für alle Arzneimittel insgesamt 23 Milliarden Euro ausgegeben.

Kein Wunder, daß die Pharmaindustrie bei solchen Aussichten wie toll der Entwicklung ähnlicher Produkte hinterherläuft. Zur Zeit befinden sich 122 einschlägige Präparate in ihrer Pipeline.

Weil Langzeiterfahrungen noch fehlen, ist Vorsicht und Skepsis angebracht. Die Strategie des letzten Jahrzehnts, durch immer aggressivere Cholesterinsenkungen einen größeren Effekt und einen größeren Marktanteil zu gewinnen, hat sich bereits als Fehlentwicklung erwiesen, weil der wesentliche Schutzeffekt nicht von der Höhe der Cholesterinsenkung abhängt. Merck und auch Astra-Zeneca haben ihre Studien mit noch höheren Dosierungen von Statinen wegen der steigenden Risiken von schwerwiegenden Nebenwirkungen abgebrochen, und Bayers Präparat Lipobay hatte in der höchsten Dosierungsstufe zum Tod Dutzender Menschen geführt.

Zum anderen ist die Preispolitik der dominierenden Pharmaunternehmen mehr als fragwürdig. Die Produktion der Statine geschieht synthetisch, semisynthetisch und mikrobiologisch, weil Lovastatin – ähnlich dem Penicillin – ein Produkt des Pilzes Aspergillus terreus ist. Heute wird der Produktionsprozess aller Statine von mehreren Firmen beherrscht, und Lovastatin ist auch schon für mehrere Generika-Hersteller durch die US-Zulassungsbehörde FDA genehmigt worden. Der Preis für einem Kilogramm Lovastatin liegt bei 500 Euro, so daß eine Tagesdosis gerade einmal ein Cent kostet. Tatsächlich kassieren die Firmen allerdings das 100fache. Da Umsatz praktisch gleich Gewinn ist, ist bei einem Umsatz von zehn Milliarden für den Marktführer Lipitor jeder Tag 33 Millionen Euro wert – da lohnt es sich, mit allen Tricks zu arbeiten. Der Bremer Sozialmediziner Dieter Borgers hat die Vertriebsmethoden analysiert: »In den USA ist jede zusätzliche Verschreibung für ein Statin so lukrativ, daß sie mit 12 Dollar in den Büchern des Marketingbudgets der Konzerne, nicht des Produktionsbudgets, stand. Mit 30 Verschreibungen konnte ein Arzt auch einmal eine Reise im Orient-Express finanzieren.« Folgerichtig hat der Weltmarktführer Lipitor ein höheres Werbebudget als Coca-Cola. »Die Folge dieser monströsen Entwicklung wird bald die sein, daß es mehr Pharmavertreter gibt, die Ärzte behandeln, als Ärzte, die Patienten behandeln«, schließt Borgers seine Analyse.

Noch deutlicher wird die sich abzeichnende Absurdität, einen guten Teil des Arzneibudgets in die »Behandlung« Gesunder zu stecken, wenn man die Auswirkungen mit jenen anderer, wesentlich kostengünstigerer Maßnahmen vergleicht.

Auch dazu liegen umfangreiche Studien vor. Mit regelmäßig Bewegung und Sport und der damit einhergehenden körperlichen Leistungsfähigkeit läßt sich das Infarktrisiko von männlichen Industriearbeitern und Angestellten um bis zu 80 Prozent reduzieren.[37] Sport auf Rezept wäre also noch deutlich wirksamer als die Medikation mit Statinen, die das Risiko ja nur um 30 Prozent senken.

Auch der US-Kardiologe Dean Ornish kommt zu ähnlichen Ergebnissen: Ernährungsumstellung, regelmäßig Bewegung und Sport, Streßmanagement und Unterstützung in der Gruppe reduzieren bei seinen Herz-Kreislauf-Patienten Angina-Pectoris-Anfälle um 90 Prozent.[38]

Wie leicht ließen sich mit nur einem Drittel der schon heute ausgegebenen Milliarde Motivationsprogramme starten, die viele Millionen Menschen aktivieren können. Doch bei diesen Lebensstil-Maßnahmen begnügt sich die dominierende Strömung der Medizin und der Gesundheitspolitik mit der resignativen Bemerkung, Menschen seien nun einmal schwer zu gesünderem Verhalten zu motivieren.

Richtung Ganzheitsmedizin?

Es ist noch eine Minderheit, aber sie wächst von Jahr zu Jahr. Immerhin rund ein Drittel der Allgemeinmediziner und rund ein Fünftel der Fachärzte gab in einer Umfrage der Zeitschrift *Brigitte* im November 2003 an, bei der Diagnostik von Krankheiten auch nach den gesund erhaltenden Elementen in der Geschichte ihrer Patienten zu forschen und bei den Empfehlungen zur Änderung des Lebensstils die Bedürfnisse und Gewohnheiten der Menschen zumindest nicht zu ignorieren. Denn Regeln und Verbote haben sich als unwirksame Mittel der Beeinflussung des Verhaltens erwiesen. Nur wer an den Gewohnheiten und Vorlieben

37 Pfaffenberger, R. S.: »Körperliche Aktivität, Leistungsfähigkeit, koronare Herzkrankheit und Lebenserwartung«, In: Deutsche Zeitschrift für Sportmedizin, 42, 1991, Nr. 2, S. 60–66.

38 Ornish, Dean: »Statins and the Soul of Medicine«, in: The American Journal of Cardiology, Vol 89, June 1, 2002, S. 1286–1290.

eines Menschen anknüpft, hat Chance auf eine gesundheitsförderliche Beeinflussung des Lebensstils.

Ganzheitsmedizinische Ansätze sind auf dem Vormarsch. An die 60 Kliniken haben sich in Deutschland inzwischen zum »Netzwerk der gesundheitsförderlichen Krankenhäuser« zusammengeschlossen. Sie bemühen sich systematisch, die Lebensbedingungen der Beschäftigten zu verbessern und den Kranken mehr als die bloße Reparaturleistung bei ansonsten menschenverachtenden Bedingungen zu bieten. Es geht ihnen um eine kontinuierliche Organisationsentwicklung im Sinne einer gesundheitsförderlichen Betriebsführung.

Die Komplementärmedizin ist inzwischen mehrheitsfähig geworden. Gar schon 60 Prozent der niedergelassenen Ärzte geben in Umfragen immer wieder an, auch nicht-schulmedizinische Heilmethoden anzuwenden. Sie verordnen Homöopathie, wenden Magnetresonanz oder die eine oder andere Variante der Physiotherapie an und geben schon mal Tips für Bachblüten. Die klassische Naturheilkunde findet ebenso Gefallen bei den Patienten, aber auch die ostasiatische Heilkunde von Ayurveda über tibetische Medizin bis zur traditionellen chinesischen Medizin mit ihrer Akupunktur erfreut sich großer Beliebtheit. Der gute alte Kneipp mit seinen fünf Säulen Wasseranwendung, Entspannung und Bewegung, Ernährung, pflanzliche Arzneimittel und »Ordnungstherapie«, einer Art Anweisung für gesunde Lebensführung, ist bei einigen tausend Medizinern ebenfalls wieder Bestandteil der Therapie. Auch die anthroposophische Medizin wird inzwischen von 800 Ärzten und drei hoch angesehenen Krankenhäusern angewendet.

Die Ansätze sind unterschiedlich, die Motive wohl auch: Mancher Mediziner schielt wohl hauptsächlich auf die zusätzlichen Einkünfte, manches Verfahren muß auch als dubios bezeichnet werden. Aber insgesamt eint diese Gruppe, von denen fast alle Vertreter die alternativen Ansätze komplementär, also in Ergänzung zur Schulmedizin anwenden, der ganzheitliche Zugang zum Menschen und die Erkenntnis, daß mit dem Schmalspurverständnis der Reparaturmedizin auf die Gesundheitsprobleme der modernen Industriestaaten keine sinnvolle Antwort gegeben werden kann.

Die meisten komplementärmedizinischen Ansätze versuchen, die Individualität der Menschen in ihren vielfältigen Dimensionen zu erfassen und gesund erhaltende Komponenten aufzuspüren und zu forcieren. Ob traditionelle europäische oder traditionelle chinesische Medizin – es handelt sich um Modelle ganzheitlicher Medizin, die seelische, soziale und spirituelle Aspekte menschlichen Lebens in den Therapieansatz einbeziehen und Krankheit nicht als Maschinenschaden verstehen. Sie suchen nach den krankmachenden Ungleichgewichten im Leben der Menschen und versuchen Krankheit auch als Chance zu begreifen mit dem Ziel, den Menschen zu einem gesundheitsgerechteren Leben trotz Beeinträchtigungen zu verhelfen.

Inzwischen ist dieses Feld der Angebote allerdings auch zu einem breiten Markt geworden, in dem ebenso dubiose Geschäfte gemacht werden. Im Rahmen der Esoterik-Bewegung werden auch dogmatische und entmündigende Heilslehren verbreitet, die ganz und gar nichts mit dem ganzheitlichen Ansatz zu tun haben. Die selbstgerechten Hohepriester der »Ganzheitsmedizin« können für die Gesundheit der Menschen ebenso nachteilig sein wie die arroganten Gurus der Schulmedizin. Schlechte »Heiler« erkennt man darin, daß sie Menschen abhängig machen, sei es von Personen, Heilslehren oder Medikamenten. Gute Therapeuten machen sich tendenziell selbst überflüssig, aktivieren die Selbstheilungskräfte der Menschen und arbeiten daran, daß die Menschen ihre Probleme selbstbestimmt und selbständig meistern können.

Aber die vernünftigen Strömungen der Komplementärmedizin bemühen sich inzwischen gemeinsam mit den wacheren Vertretern der Schulmedizin um die Entwicklung eines Instrumentariums, mit dem die verschiedenen Ansätze auch rational zu evaluieren sind, um ihren Stellenwert in der Medizin der Zukunft benennen zu können.

Im US-amerikanische National Institute of Health läuft seit 2001 ein riesiges Forschungsvorhaben zur Evaluierung der komplementärmedizinischen Verfahren und deren Integration in die konventionelle medizinische Versorgung.

Genau diese beiden Gruppen – die nachdenklichen Vertreter der Schulmedizin und die rational zugänglichen Teile der Komplementärmedizin – sind das Hoffnungspotential der Zukunft. Die Schulmediziner, die gegen den Widerstand aller Hierarchien versuchen, »evidence based medicine« durchzusetzen, versuchen, Wirksamkeitskriterien jenseits des Psychischen exakt zu definieren. Die »cognition based medicine« versucht mit neuen Verfahren Erfahrungsheilkunde wissenschaftlich begründbar und verallgemeinerbar zu machen. Neben dem Erkenntnisweg über Laborparameter kann der Weg über Sammlung individueller Erfahrungen mit modernen Ansätzen nutzbar gemacht werden.

Ähnliches gilt für die Psychotherapie. Einst belächelt an den Rand gedrängt, besinnen sich immer mehr Ärzte, mit Zusatzausbildungen sich selbst und auch ihren Patienten viel umfassender zu helfen. Ihre Wirksamkeit im Hinblick auf Parameter wie die Lebenserwartung ist auch nur bescheiden. Vergleichsstudien zeigen, daß nicht die einzelne Methode, sondern die Persönlichkeit des Therapeuten entscheidend für den Erfolg ist. Aber sie steigert jedenfalls in den meisten Fällen die Fähigkeit der Menschen, mit den Schwierigkeiten des Lebens umzugehen.

Die Hoffnungsträger

Wie in der gesamten Gesellschaft wächst auch unter den Angehörigen der Medizinberufe der Anteil der »Kulturell Kreativen«, wie US-Soziologen die Gruppe der umfassenden Erneuerer bezeichnen. Die »Modernisten«, die unverbrüchlich an den technologischen Fortschritt glauben, sind auch im Medizinbetrieb immer noch in der Mehrheit und suchen nach gentechnischen und biochemischen Lösungen; die Traditionalisten, also die Konservativen, verhalten sich skeptisch bis passiv, aber die einzig stärker werdende Gruppe setzt auf andere Werte.[39]

In der deutschen wie der österreichischen Gesellschaft zeichnet sich wie in den anderen entwickelten Staaten ein grundlegender Wertewandel ab, der von Horst Eberhard Richter als Abkehr von der Egomanie beschrieben wird.[40] Neben der wahrlich intensiver werdenden Ellbogenkultur der Modernisten mit ihren auch medial überpräsenten Ausformungen geben immer mehr Menschen an, weniger darauf aus zu sein, andere zu übertreffen. Sie wünschen sich mehr Nähe, erleben sich auch als liebesfähiger, und die Verantwortungsbereitschaft wächst. Das neue »Wir«-Gefühl geht in die Richtung von sozialer Offenheit und gegenseitigem Vertrauen. Es wird bewußter wahrgenommen, daß alle aufeinander angewiesen sind. Die »attac«-Bewegung als Beispiel für den sozialen Aufbruch artikuliere weniger ein Gegen-etwas-Sein als ein ruhiges Sich-für-andere-Einsetzen, meint Richter. Die Chance für neue Emanzipationsbewegungen steige, auch wenn sie für das politische System noch keine bedrohliche Macht bedeuten.

Die »Kulturell Kreativen« sagen, was sie denken, und tun, was sie sagen. Sie engagieren sich für soziale und ökologische Initiativen und sind an der Authentizität und Entwicklung der eigenen Persönlichkeit interessiert. Toleranz, Offenheit und pluralistische Kooperationsbeziehungen ohne ideologische Scheuklappen kennzeichnen das Entstehen einer bewußten Zivilgesellschaft, die als ausgleichende

39 Ray, P., Anderson, S.: The Cultural Creatives, Harmony Books, New York 2000.

Morgenthaler, U.: Die Kulturschöpferischen, wie 50 Millionen Menschen die Welt verändern, in: Info3, Nr. 2, Februar 2001, Frankfurt, S. 15 ff.

40 Richter, H. E.: Das Ende der Egomanie, Verlag Kiepenheuer & Witsch, Köln 2002.

kulturelle Kraft die Folgen der wirtschaftlichen und politischen Globalisierung auffängt.

Eine Betonung weiblicher Erkenntnisqualitäten geht mit dieser Bewegung einher, die Empathie und Sympathie für andere kultiviert, eine ganzheitliche Medizin fordert und eine neue Ethik des gegenseitigen Helfens propagiert. Die global übereinstimmende Werteorientierung findet ihre Entsprechung in lokalem Handeln. Gesundheitsläden, Geburtshäuser, Schulprojekte, Selbsthilfegruppen oder regionale wie sektorale Gesundheitsinitiativen unterschiedlichster Form von Projekten der ganzheitlichen Medizin bis zum gesundheitsförderlichen Fitneßtempel sind ein Ausdruck dieses Wandels. Der schnell wachsende Anteil der »Kulturell Kreativen« an der Bevölkerung in der Bundesrepublik Deutschland oder Österreichs liegt gegenwärtig zwischen 25 und 30 Prozent.

Empirische Untersuchungen zum freiwilligen Engagement in Deutschland bestätigen diesen Trend.[41] Die Basis für eine selbstbewußte und eigenständige Entwicklung des Dritten Sektors, der neben Staat und Wirtschaft die Einrichtungen der zivilen Gesellschaft beschreibt, wächst schneller als die politische Einsicht der Interessengruppen im Gesundheitswesen, die eine grundlegende Modernisierung der bestehenden Strukturen eher behindern und verschleppen: 34 Prozent der Bürgerinnen und Bürger engagieren sich freiwillig in einem oder mehreren sozialen Feldern. Die Flexibilität des Sektors ist hoch, das freiwillige Engagement folgt spontanen Mustern, und viele Beteiligte entscheiden immer wieder neu, ob und wie sie sich engagieren. 37 Prozent der Bürgerinnen und Bürger sind zum Engagement bereit, wenn sie eine für sie passende Aufgabe sehen.

Das freiwillige Engagement wird nur noch von 32 Prozent vergleichsweise antiquiert als Ehrenamt gesehen. Für

41 Rosenbladt, B. (Hrsg.): Freiwilliges Engagement in Deutschland. Ergebnisse der Repräsentativerhebung 1999 zu Ehrenamt, Freiwilligenarbeit und bürgerschaftlichem Engagement, Kohlhammer-Verlag, Stuttgart 2000.

48 Prozent ist es freiwillige Hilfe für andere, und 15 Prozent sprechen von Bürgerengagement, Selbsthilfe, Initiativ- oder Projektarbeit. 80 Prozent der freiwilligen Tätigkeit erfolgt lokal, und nur 20 Prozent besitzen überregionalen Bezug.

Die Menschen bevorzugen verstärkt das Engagement in selbstorganisierten und problemorientierten Gruppen.

In der politischen Diskussion wird das Bürgerengagement immer mehr zum Hoffnungsträger gegen die soziale Kälte der Gesellschaft und die Borniertheit der staatlichen Fürsorgeverwaltung. Bürgerengagement, Selbsthilfe und Selbstorganisation werden als moderne »Laboratorien« für Gemeinsinn und als »Werkstatt der Zivilgesellschaft« bewertet.[42] Aber: Die politische Praxis bleibt weit hinter den rhetorischen Postulaten zurück. Die Krankenkassen und Lobbyistengruppen im Gesundheitswesen verweigern sich dem Bürgerengagement und definieren ihre Leistungen und Angebote für die betroffenen Menschen und nicht mit ihnen. Selbsthilfeförderung ebenso wie freiwillige Hilfen scheitern an immer neuen bürokratischen Hürden. Die Innovationsfähigkeit des institutionalisierten Gesundheitswesens nimmt eher ab als zu. Die Menschen bestätigen dies immer wieder aus eigener Erfahrung, und Selbsthilfegruppen klagen seit langem über die Ignoranz der etablierten Institutionen, die freiwilliges Engagement eher entmutigen als fördern.

42 Vgl. Bürgerengagement – Blätter der Wohlfahrtspflege, 147, 2000, H. 11. u. 12.

6. WAS MACHT KRANK, WAS GESUND?

Jahrhundertelang galten den westlichen Wissenschaften Leib und Seele des Menschen als getrennte, unabhängige Einheiten. Die unter Ganzheitsmedizinern und Psychologen ebenso wie unter aufgeschlossenen Laien und im Volksmund verbreitete Meinung, daß bei zuviel Ärger, Hektik, Trauer und zermürbendem Streit bald einmal der Hals kratzt, das Herz bricht oder der Streß auf den Magen schlägt, konnte streng naturwissenschaftlich nicht belegt werden.

Das neue, interdisziplinäre Forschungsgebiet der Psychoneuroimmunologie (PNI) hat neue Voraussetzungen geschaffen. Sie bedient sich exakter naturwissenschaftlicher Methoden: PNI-Forscher analysieren Blut, Speichel und Gewebeproben und machen die Kommunikation zwischen Seele und Immunsystem im Elektronenmikroskop sichtbar. Ihre ausschließlich psychotherapeutisch orientierten Vorfahren waren noch häufig auf Spekulation und das Ziehen von Schlüssen angewiesen. Entsprechend war ihr Stellenwert im schulmedizinischen Betrieb: An den traditionellen Kliniken führten die Psychosomatiker eine Randexistenz. In der Medizin wurden sie eher belächelt als ernst genommen.

Doch nun steht die Psychosomatik auf einer naturwissenschaftlichen Grundlage.

Dazu war es nötig, die Einflüsse seelischer Vorgänge auf den Körper auf den Ebenen chemisch nachzuweisen, die die Medizin kennt und anerkennt: den Ebenen der Zellen und Körpersäfte.

Dem US-Wissenschaftler George Murphy zum Beispiel gelang 1994 der Nachweis, daß unliebsame Hauterkrankungen wie Akne und Schuppenflechte durch psychische Vorgänge begünstigt werden. Der Dermatologe von der Universität Maryland konnte nicht nur zeigen, wie diese Krankheiten durch spezielle Mastzellen – solche können entzündungsfördernde Substanzen freisetzen – ausgelöst werden. Murphy konnte auch belegen, daß diese Mastzellen von einer Substanz beeinflußt werden, die von Nervenzellen ausgeschieden wird. Akne und Schuppenflechte, so die Folgerung des Forschers, werden also zumindest teilweise von psychischen Vorgängen beeinflußt: ein Beispiel für eine zunehmende Serie von Forschungsprojekten, die – verwirrend für die traditionelle Schulmedizin – mit naturwissenschaftlichen Methoden die psychosomatischen Zusammenhänge zwischen Seele und Immunsystem belegen und meßbar machen.

Der Nachweis, daß Psychotherapie die Lebenserwartung Krebskranker erhöhen kann, sollte ausgerechnet einem skeptischen Schulmediziner glücken. Schon lange hatte den Psychiater David Spiegel von der Stanford University das »nervende und langweilige Partygeschwätz« irritiert, daß Krebskranke angeblich dann länger leben, wenn sie Psychotherapie machen. Eine Versuchsreihe, so Spiegels Ansinnen, sollte das Gegenteil beweisen.

Untersucht wurden dabei 86 Frauen, deren Brustkrebs bereits Fernmetastasen aufwies. Einmal wöchentlich nahmen die Patientinnen an psychotherapeutischen Gruppensitzungen teil, um Selbsthypnose zwecks Schmerzkontrolle zu lernen. Sie überlebten im Schnitt doppelt so lang wie die Mitglieder der psychotherapeutisch unbehandelten Vergleichsgruppe.

Die Studie, sagt Spiegel heute, habe sein »Denken verändert, was die Kraft emotioneller Zuwendung betrifft«.

Auch das traditionell orientierte Fachblatt *Science* lobte die Spiegel-Studie als »ersten wissenschaftlich überzeugenden Nachweis einer Veränderung der Lebenserwartung durch Psychotherapie«.

Studien wie diese, die das Weltbild der Medizin verändern, lösen selbstverständlich vehemente Abwehr aus. So wurde versucht, in Folgestudien zu belegen, daß die Ergebnisse nicht stimmen. Doch immer häufiger gibt es seriöse Ergebnisse, die Spiegels Ansätze nachhaltig bestätigen.

Längst existieren auch in Europa zahlreiche Forschungsansätze der neuen Disziplin Psychoneuroimmunologie (PNI). So belegten Forscher der Universität Mainz ihre Vermutung, daß Nerven- und Immunsystem über direkte Verbindungen miteinander kommunizieren können. Die Anatomen fanden heraus, daß die lymphatischen Organe – sie sind für die Produktion und Differenzierung von Immunzellen zuständig – mit überraschend vielen sensiblen Nervenfasern ausgestattet sind. Diese übermitteln Informationen aus dem Körper über das Rückenmark ins Gehirn. Projektleiter Eberhard Weihe konnte an Gewebeschnitten zeigen, daß etwa in den Lymphknoten sensible Nervenfasern mit diversen Immunzellen in direkten Kontakt treten: etwa mit solchen, welche die Immunantwort regulieren, und mit entzündungsfördernden Mastzellen.

Doch das Immunsystem verfügt auch über ein zweites, biochemisches Kommunikationssystem, das ohne Nervenfasern auskommt. Informationsträger sind dabei frei zirkulierende Moleküle, die ihre Nachricht zu jeder Körperzelle tragen können, die ein geeignetes Empfangssystem hat: zum Beispiel schmerzstillende Endorphine, aber auch Schmerz und Durst auslösende oder appetitstoppende Substanzen. Geist und Bewußtsein, so vermuten Fachleute, drücken sich über solche Botenstoffe im Körper aus.

An der University of Ohio testeten die Psychologen Ronald Glaser und Janice Kiecolt-Glaser den körperlichen Tribut, den eine Medizinprüfung von den Kandidaten forderte. Das Resultat: Der Streß senkte den Spiegel der Antikörper und die Aktivität der natürlichen Killerzellen. Ein Effekt, der einen ganzen Monat andauerte.

Außerdem hemmte der Prüfungsstreß nicht nur die Produktion von Interferon und Interleukin: Substanzen, die Killerzellen zu stärkerer Aktivität anregen und auch bei der

Krebsabwehr eine wichtige Rolle spielen. Bei vielen Studenten wurden auch schlummernde Herpesviren aktiviert – am stärksten bei jenen, die sich selbst als »einsam« bezeichneten.

An der New York Medical School untersuchte ein Forscherteam die körperliche Widerstandsfähigkeit von Männern, deren Frauen an fortgeschrittenem Brustkrebs litten. Resultat: Solange die Untersuchten den Kranken beistanden, blieb ihr Immunsystem intakt. Doch etwa zwei Wochen nach dem Tod der Partnerin ließen sich die Antikörper produzierenden Lymphozyten der Männer nur noch sehr eingeschränkt durch Substanzen stimulieren, die unter normalen Bedingungen die Zellteilung der weißen Blutkörperchen anregen.

Depressionen, so die differenzierende Schlußfolgerung der Forscher, lähmen – anders als etwa Angst oder Aggression – die Abwehr um so stärker, je intensiver sie sind.

Auch das körpereigene Cortisol wird von seelischen Zuständen beeinflußt. Dieses Hormon, das bei Angst und sonstigen psychischen Belastungen von der Nebenniere verstärkt ausgeschüttet wird, kann die Immunfunktionen hemmen. Steht man seinen Problemen hilflos gegenüber – die PNI-Leute nennen das »Kontrollverlust« –, so wird die Cortisol-Produktion weiter gesteigert.

Dabei kommt es durchaus darauf an, welcher Art der Streß ist. Denn die Immunwerte können unter Streß auch ansteigen. Die Abteilung für Innere Medizin an der Universität Hannover etwa zapfte gestreßten Fallschirmspringern vor dem Flug und nach der Landung Blut ab. Die kurzfristige Belastung, ließ die Immunologen schließlich erstaunen, hatte bei etwa zwei Drittel der Fallschirmspringer die körpereigenen Killerzellen regelrecht aufgeputscht.

Das Zentralnervensystem greift über Hunderte verschiedene Hormone direkt in den Immunhaushalt ein. Das Immunsystem kann aber auch von sich aus aktiv werden und Botenstoffe aussenden, die das Nervensystem über Vorkommnisse in den entlegensten Körperregionen informieren. Beispielsweise über eine Bakterieninvasion. »Das Immunsystem bittet sozusagen um Fieber«, erklärt Johannes Reul, Immunologe am Max-Planck-Institut für Psychiatrie in München: »Dadurch verschlechtern sich die Lebensbedingungen der Bakterien. Jene der Immunstoffe aber verbessern sich.«

Aber auch ohne Sendboten funktioniert die Zwiesprache. Suzanne Felten, Immunologin aus New York, fand mit Hilfe des Elektronenmikroskops überall in der Blutbahn direkte Andockstellen zwischen Nervenzellen und Lymphozyten. »Im selben Moment, wo eine Reizung passiert«, erklärt sie, »fließt die Kommunikation.«

Daraufhin kommt ein Alarmplan zur Ausführung, wie er ausgeklügelter kaum praktiziert werden könnte. Bei Invasion von Viren oder Bakterien sind meist Makrophagen als erste zur Stelle, relativ grob geschnitzte Freßzellen. »Das sind die Polizisten, die ständig im Grätzel patrouillieren«, erklärt Johannes Stockinger vom Institut für Immunologie der Universität Wien. Einige der Übeltäter schleppen die Makrophagen ins »Headquarter« – das sind die Lymphknoten –, um sie dort den T-Zellen vorzustellen. Nun beginnt ein Einschulungskurs. Die T-Zellen spezialisieren sich über viele Mutationen auf alle Eigenheiten des Feindes, lernen ihn sozusagen auswendig, und schwärmen dann in Mengen zum Einsatz aus. Gleichzeitig geben sie ihre Informationen über Botenstoffe an eine andere Gruppe weißer Blutkörperchen, die B-Zellen, weiter. Diese Kollegen beginnen daraufhin mit der massenhaften Produktion von Antikörpern. Wenn schon einmal der gleiche Angreifer am Werk war, also im Archiv bereits eine Akte über den Übeltäter aufliegt, läuft der Prozeß um ein Vielfaches schneller ab.

Eine vierte Gruppe von Abwehrzellen, die »Natürlichen Killerzellen« (NK-Zellen), entspricht in diesem Bild dem Bundeskriminalamt, das in den eigenen Reihen für Ordnung sorgt. Krebsartig veränderte Zellen des eigenen Körpers oder solche, die von Viren befallen sind, haben bei ihnen nichts zu lachen. »NK-Zellen laufen immer mit gespanntem Abzug herum«, erklärt Stockinger. »Wenn die Zelle nicht augenblicklich zeigen kann, daß sie gesund ist, wird sie exekutiert.«

Selbst die Ahnung einer Gefahr kann solche Prozesse bereits auslösen und das Immunsystem binnen Sekunden in Alarmzustand versetzen. »Wir stehen hier in der Forschung noch völlig am Anfang«, gibt der Wiener Neuroimmunologe Hans Lassmann zu. »Die Veränderung eines einzigen Parameters braucht überhaupt keine Auswirkung haben und genausogut kann es die verborgene Ursache für den Umschwung in einem Krankheitsprozeß sein.«

Tests an der Medizinischen Hochschule Hannover konnten belegen, daß Streß bei einem Fallschirmsprung und bei Prüfungen zunächst die Anzahl der NK-Zellen rasch steigen läßt. Daraus zu schließen, daß dies gesund ist, wäre allerdings verfrüht. Denn kurz nach dem Streßereignis wird der Körper um so anfälliger, weil die NK-Zellen sogar unter das Niveau vor dem Versuch abfielen. »Das ist bei einmaligen Ereignissen wahrscheinlich kein Problem«, erklärt Johannes Reul, »wenn der Streß aber chronisch wird, hat das enorme Auswirkungen.«

Reul bewies das über einen Tierversuch, dessen Ergebnisse kürzlich publiziert wurden und branchenintern für erhebliche Aufregung sorgten. Der Neuroimmunologe verabreichte Ratten eine Woche lang ununterbrochen das Streßhormon CRH. Dann setzte er die Tiere einer künstlichen Bakterien-Infektion aus. »Die gestreßten Ratten waren nicht mehr fähig, auf die Infektion angemessen mit Fieber zu reagieren«, beschreibt er das Resultat, »sie lagen um bis zu zwei Grad unter den Temperaturwerten der ungestreßten Tiere.«

Sollten diese Ergebnisse auf den Menschen übertragen werden können, ließe sich wissenschaftlich beweisen, was bislang nur Vermutung war: Chronischer Streß erzeugt

Krebs. Dieser Schluß ergibt sich aus einer 1996 publizierten Studie des Biomathematikers Ulrich Abel, die er im Auftrag des Deutschen Krebsforschungszentrum in Heidelberg unternahm. Dafür verglich er die Vorgeschichte von 740 Personen, die zur Hälfte an Krebs erkrankt waren: »Wer pro Jahr drei oder mehr banale fieberhafte Infekte hat«, faßt Abel die Ergebnisse zusammen, »hat ein um das Fünffache geringeres Risiko, an Krebs zu erkranken.«

Die Kraft der Psyche

Es begann ganz harmlos mit leichten Magenschmerzen. Am Wochenende hatte die Postangestellte Rosemarie Osterland aus Maintal bei Frankfurt dann einen Bauchumfang, als wäre sie hochschwanger. Im Spital entfernte man ihr sieben Liter Wasser und einige Gewebsproben. Das Ergebnis war eindeutig: Eierstockkrebs mit Metastasen im gesamten Bauchraum.

Fünf Jahre lang durchlief sie das volle Repertoire der Krebsbekämpfung. Doch bei den Kontrollen wurden die Ärzte stets wieder fündig. Als die Dosis der Chemotherapie nicht mehr gesteigert werden konnte, schlug man Frau Osterland Bestrahlungen vor. »Nach 26 oder 27 Terminen schickten sie mich nach Hause«, erinnert sich die 54jährige. »Ein Arzt sagte, ich sei austherapiert und solle mir noch eine schöne letzte Zeit machen.« Buchstäblich auf allen vieren verließ Frau Osterland die Klinik in Offenbach. Das war im November 1986.

Zwei Jahre später kam die mittlerweile Frühpensionierte braungebrannt und gut gelaunt zur Kontroll-Laparoskopie. Derselbe Arzt, der sie einst entlassen hatte, brütete über dem Befund. Dann überreichte er ihr das Papier, als sei es eine Siegerurkunde bei einem Wettbewerb, und schüttelte ihr die Hand. »Ja, manchmal«, murmelte er, »hilft sich der Körper selbst.«

Spontanremission nennt die Wissenschaft dieses Phänomen einer plötzlichen Besserung ohne anerkanntes oder erkennbares therapeutisches Zutun. Tumore im Endstadium verschwinden binnen Wochen, chronische, gegen jede Behandlung resistente Entzündungen klingen plötzlich ab, bei Patienten mit Multipler Sklerose bleiben unvermittelt die gefürchteten Schübe aus – die Schicksale der Betroffenen liefern seit Jahren Stoff für Boulevardpresse und selbsternannte Wunderheiler, beschäftigen aber zunehmend auch seriöse Mediziner: »Wir mußten zunächst nachweisen, daß es Spontanheilungen überhaupt gibt«, beschreibt Reinhold Schwarz, Leiter der Psycho-Onkologie der Deutschen Krebsgesellschaft, den mühevollen Erkenntnisprozeß seiner Zunft, »die meisten Kollegen waren überzeugt, daß zuvor einfach die Krankheit falsch diagnostiziert worden war.«

Inzwischen dokumentieren weltweit einige hundert Krankengeschichten die Existenz des Phänomens, dessen Häufigkeit von Schwarz mit »bestenfalls eins zu hundert« angegeben wird.

Die Wahrscheinlichkeit, daß die Besserung, so wie bei Frau Osterland, zu einer dauerhaften Heilung wird, sind noch weit geringer. Und was genau den Ausschlag gab, bleibt immer noch rätselhaft. Frau Osterland beispielsweise hatte lediglich einige gängige Alternativpräparate eingenommen und »fest an die Heilung geglaubt«.

Wie sehr der Glaube an Heilung Krankheitssymptome beeinflussen kann, erlebt die Schulmedizin immer häufiger bei den längst zum Standard gewordenen Doppelblindversuchen, mit denen neue Therapien gegen ein Placebo – eine Pille ohne Wirkstoff – getestet werden. Patienten mit Multipler Sklerose reagieren etwa zu 50 Prozent positiv auf die klassische Interferon-Therapie, doch bei immerhin 40 Prozent der Schwerkranken läßt sich auch mit einem Scheinmedikament eine eindeutige Besserung erzielen. »Zuwendung ist offenbar hoch wirksam«, beschreibt der Wiener Neuroimmunologie-Professor Hans Lassmann die Wurzeln des Phänomens. Welche Teile des Immunsystems jedoch auf welche Weise aktiviert werden, ist immer noch Gegenstand von Spekulationen. Doch daß es so ist, davon mußten sich inzwischen selbst die Hardliner der Organmedizin überzeugen lassen.

Wie Placebos wirken

Der Ausdruck Placebo für ein Scheinmedikament ist seit den vierziger Jahren gebräuchlich. »Ich werde gefallen«, verspricht die Übersetzung, und das ist nicht übertrieben. Placebos wirken tatsächlich. Sehr zur Verwunderung der meisten Mediziner, die dann achselzuckend von der Kraft der Einbildung, von Aberglauben und den Abgründen des simplen Gemüts sprechen. Dabei verdankt die Medizin dem Placeboeffekt einiges von ihrem im Lauf der Jahrhunderte erworbenen guten Ruf. »Ärzte geben Medikamente, von denen sie wenig wissen, in Menschenleiber, von denen sie noch weniger wissen, zur Behandlung von Krankheiten, von denen sie überhaupt nichts wissen«, lästerte Voltaire noch zu Recht.

Tatsächlich hätte wohl kaum eine der damals gängigen Heilmethoden ein objektives Prüfverfahren überstanden. Bis weit in die Neuzeit beschränkten sich Behandlungstechniken darauf, den Patienten Abführmittel zu verabreichen, sie zum Erbrechen oder zum Schwitzen zu bringen, zu erschrecken, zu stechen oder mit Saugnäpfen und Blutegeln zu traktieren. Die Quacksalber verwendeten Eidechsenblut, Krokodilkot, Schweinezähne und Froschsperma. Und obwohl die armen Patienten derart gequält wurden, überlebten am Ende doch die meisten. Die Meriten sahnten – der Placebowirkung sei Dank – die Herren Doctores ab. Quer durch alle Kulturen, ob sie sich nun Schamanen, Bader oder Medizinmänner nannten.

Noch in unserem Jahrhundert wurde die wissenschaftliche Überprüfung einer Methode überaus leger gehandhabt. »Als ich in den dreißiger Jahren Medizin studierte«, erinnert sich Richard Doll, Ehrenmitglied der Oxford University, »zeigten uns die Professoren bloß ihre Forschungsergebnisse und erklärten uns dann, warum sie den Ergebnissen anderer Professoren weit überlegen seien.«[43] Keine Vergleichsgruppe, keine normierten Bedingungen, nichts war nachprüfbar. Das Wort des Professors mußte genügen.

Erst vor rund 50 Jahren führte das britische Medical Research Council die erste placebokontrollierte Studie durch. An eine Gruppe Tuberkulosekranker wurden nach dem Zufallsprinzip Antibiotika oder Scheinmedikamente ausgegeben. Die Verwunderung war groß, als sich auch in der Placebogruppe Erfolge einstellten. Seither gilt ein neues Medikament nur dann als praxistauglich, wenn es die Ergebnisse des Placebos signifikant übertrifft.

Worauf die – seither tausendfach bestätigte – Wirksamkeit der wirkungslosen Zuckerpillen ohne Wirkstoff im Detail basiert, wußte lange Zeit niemand zu sagen. Inzwischen aber konnten Forscher mittels Gehirnstromanalysen nachweisen, daß allein das Ritual der Behandlung und der Glaube an die Heilkraft einer Pille konkrete Reaktionen in den Zell- und Gewebestrukturen des Organismus auslösen können.

Was Iwan Petrowitsch Pawlow bei seinem Hund mit der Konditionierung durch ein Glockensignal erreichte, funktioniert auf vielfältige Weise auch beim Menschen. Neben der Ausschüttung körpereigener, morphiumähnlicher Substanzen sind inzwischen eine ganze Reihe weiterer Wirkmechanismen identifiziert worden: Placeboalarmierte Streßbremsen lassen allergische Hautausschläge verschwinden, placebogepuschte Kämpfer des Immunsystems besiegen Bakterien und heilen in der Folge hartnäckige Magengeschwüre aus. Über gezielte Hormon-Modulation begannen

43 Zit. nach Bert Ehgartner: »Wundermittel und Voodoo-Tod«, in: profil (Wien) Nr. 8/2000, Wien 2000.

bei Menschen, die »nur« ein Placebo erhielten, sogar Haare wieder zu wachsen.

»Das Gehirn ist der selbständige, eigenwillige Apotheker des Körpers«, erklärt Irving Kirsch, Psychiater an der University of Connecticut. »Je nach individueller Erwartung und nahezu ohne Kontrollmöglichkeit durch den bewußten Verstand verteilt es seine Drogen im Organismus.«

Demnach ist auch ein Medikament mit wirklichen Wirkstoffen nie für sich allein wirksam, sondern wird von innen mit der Ausschüttung weiterer Wirkstoffe begleitet. Welcher Art diese Wirkstoffe sind, ob sie das zugeführte Mittel verstärken, überlagern oder blockieren, hängt von den Erwartungen und Erfahrungen des einzelnen Patienten ab. Eine Beobachtung, die auch der Innsbrucker Pharmakologe Hans Winkler teilt. »Im Hirnstoffwechsel beeinflussen sich 50 Peptide, 30 Stoffe der Immunabwehr und zehn Neurotransmitter gegenseitig«, beschreibt er das Dilemma. »Wer will da sagen, was jetzt vom Gehirn selbst initiiert und was von außen zugeführt wurde? Die Grenze zwischen Wirkstoff und Placebo verschwimmt total.«

Allerdings sind Placebos überaus launisch. Der US-amerikanische Medizin-Anthropologe Dan Molerman fand in einer Meta-Analyse von 122 über den Globus verteilten Placebostudien gewaltige Unterschiede. So helfen Placebos beispielsweise 60 Prozent der deutschen Magenkranken, aber nur jedem zehnten Amerikaner. »Ich habe keine Ahnung, was hier vorgeht«, gesteht Molerman. »Anscheinend heilen Magengeschwüre kulturell höchst unterschiedlich.« Ein besonderes Rätsel geben dabei die Brasilianer auf. Mit einer Gesamtwirkungsrate von nicht einmal sechs Prozent sind sie die absoluten Placeboverächter.

Gut möglich, daß die Gabe industriell hergestellter Pillen zu weit von der tradierten brasilianischen Heilkultur entfernt ist. Denn es steht fest, daß die Placebowirkung nicht nur von der Persönlichkeit des Patienten, sondern von der Verabreichungsform abhängt. Scheinmedikamente wirken besser, wenn das von den Patienten empfundene Leid stärker ist, wenn die Schmerzen chronisch sind und wenn das Placebo möglichst spektakulär verabreicht wird. Werden die Pillen von der Schwester routinemäßig auf das Nachtkästchen gelegt, sind sie weniger potent, als wenn sie der Chefarzt höchstpersönlich überreicht. Zwei Tabletten wirken besser als eine einzelne Pille, rote Tabletten besser als weiße. Die grellste Pille wird wiederum von einer Injektion deutlich übertroffen.

Aber selbst für Scheinmedikamente gilt: keine Wirkung ohne Nebenwirkung. Auch ohne schädliche Inhaltsstoffe klagte jeder zweite Testpatient in diversen Placebogruppen über Schläfrigkeit; Kopfschmerzen verspürte jeder vierte. Schweregefühl, Erschöpfung, Konzentrationsstörungen – kaum eine der bekannten Begleiterscheinungen blieb ihnen erspart.

Hochwirksam sind Placebooperationen, selbst wenn beim Eingriff nichts Sinnvolles angestellt wird. In einer Versuchsreihe in Texas erhielten Patienten mit Kniegelenksschäden unter Vollnarkose drei kleine Schnitte zur Einführung laparoskopischer Mikroinstrumente. Die Gelenksschäden wurden daraufhin entweder ausgekratzt, ausgewaschen oder gar nicht behandelt. Auch den nur scheinoperierten Patienten wurde aber mitgeteilt, daß man sie behandelt hätte. Zwei Jahre später wurden alle zur Nachkontrolle vorgeladen. Das Ergebnis der Scheinoperierten unterschied sich in keiner Weise von jenem der behandelten Patienten, sowohl was den Rückgang der subjektiven Schmerzempfindung als auch den objektiven Rückgang der Schwellung betraf.

Unter diesen Gesichtspunkten erscheint auch der Erfolg verständlicher, den manche Schamanen und Wunderheiler vorzuweisen haben. Wenn ein Wunder-Doc durch die Bauchdecke greift, in den Gedärmen wühlt und dem völlig schockierten Patienten schließlich ein Stück verfaultes Fleisch – als sichtbare Verkörperung der Pein – vor die blasse Nase hält, löst er den stärksten Placeboeffekt aus, der sich denken läßt. »Der philippinische Wunderheiler ist sich durchaus bewußt, daß er in erster Linie Schauspieler ist«, sagt Hans Gerber, Hofrat im Österreichischen Landwirtschaftsministerium und im Nebenberuf selbst Geistheiler. »Je eindrucksvoller seine Vorstellung, desto eher wird beim Patienten ein Heilprozeß in Gang gesetzt.« Dabei, ergänzt Dan Molerman, »ist es völlig egal, ob der Typ einen weißen Mantel hat oder eine Federboa mit Knochenamulett. Er muß bloß imstande sein, den Abwehrkräften seines Patienten einen ordentlichen Push zu versetzen.«

Was »Scharlatanerie« bewirken kann, wurde vor kurzem sogar wissenschaftlich untersucht. Edzard Ernst, Inhaber des Lehrstuhls für Komplementärmedizin an der britischen Universität Exeter, ließ in einer Studienreihe fünf Schauspieler die Gesten und Rituale ihrer »spirituell erleuchteten« Kollegen trainieren und dann als »Geistheiler« chronische Schmerzpatienten behandeln. Die Erfolge waren größtenteils verblüffend. »Wir hatten beispielsweise eine Frau, die seit fünf Jahren nur noch im Rollstuhl unterwegs war«, erzählt Ernst. »Sie ist jetzt fast schmerzfrei und kann wieder gehen. Ein Medikament, das chronische Schmerzpatienten ähnlich effektiv zu heilen vermöchte, wäre zweifellos ein Bestseller.«

Eine Meta-Analyse der bisherigen Untersuchung zur Wirkung von Geistheilern kommt zum gleichen und prägnant zugespitzten Ergebnis: Wenn Geistheiler Medikamente wären, müßte man sie ohne Zweifel als Heilmittel zulassen. Im englischen Gesundheitssystem ist es inzwischen selbstverständlich geworden, Geistheiler in der Krankenhausbetreuung als Partner der Ärzte einzubeziehen.

Damit erscheint auch die ewig schwelende Diskussion um viele alternative Heilmethoden in einem neuen Licht. Die Behauptung »Alles nur Placebo« mag in vielen Fällen stimmen. Aber Doktor Ernst zeigt, daß sich das Argument auch umdrehen läßt: »Manche Placebos sind so wirksam, daß man das Arzneimitteln nur wünschen kann.«

Wolfgang Vogel, Vorstand der Abteilung für Gastroenterologie an der Universitätsklinik Innsbruck, setzt diese Erkenntnis seit kurzem auch in der Praxis um. »Überall, wo positive Erwartungshaltung von Bedeutung ist, setzen wir Placebos ein.« Das beginnt bei Zuckerpillen und geht bis hin zu Placeboinjektionen. »Bei fast allen chronischen Krankheiten kommt es zu einer Entkoppelung zwischen tatsächlichen Beschwerden und subjektiv empfundenen Schmerzen«, weiß Vogel um die Prozesse bei Patienten, die nicht selten eine Leidensspirale in Gang setzen. Dem will er mit einer »Neuprogrammierung des Empfindens« gegensteuern.

Vor kurzem hatte Vogel einen Patienten auf der Station, dem ein Geschwür am Darmausgang unerträgliche Schmerzen bereitete. Er entfernte das Geschwür, die Wunde heilte gut. Trotzdem wälzte sich der Patient vor Schmerzen und konnte nicht ohne Medikamente auskommen. »So starke Mittel auf Dauer zu nehmen ist natürlich nicht empfehlenswert«, sagt Vogel. Er ging ans Krankenbett und teilte dem Patienten mit, daß er nun auf ein stärkeres Schmerzmittel umgestellt würde. In Wahrheit tauschte Vogel das Medikament gegen ein Placebo aus. Der Patient sprach gut darauf an, die Schmerzen ließen allmählich nach. Am Ende hatten die Ärzte nur noch ein – scheinbar kurioses – Problem: Beim schrittweisen Absetzen der »Schmerzmittel« litt der Patient unter starken Entzugserscheinungen.

Das Placebo zu enttarnen ist Vogels Mitarbeitern streng verboten. »Das hieße, den Patienten und seine tatsächlichen Schmerzen nicht ernst zu nehmen.« Die Verschreibung eines Placebos ist in Vogels Abteilung Chefsache. »Denn bevor man so was anwendet, muß man natürlich alle organischen Ursachen ausschließen können, und das kann ich keinem unerfahrenen Arzt überlassen.«

Auch die amerikanische Sexualtherapeutin Eileen Palace setzt Placebos inzwischen routinemäßig in der Therapie ein. Für Frauen mit Orgasmusstörungen hat die Pharmaindustrie bislang kein befriedigendes Angebot entwickeln können.

Palace schließt ihre Patientinnen an eine Biofeedback-Maschine an und teilt ihnen mit, daß sie an der vaginalen Durchblutung ihren »Erregungsindex« ablesen können. Der wird am Bildschirm deutlich sichtbar eingeblendet. Dann zeigt die Therapeutin sexuell anregende Fotos. Wenn Palace den Erregungsindex nun manipuliert und künstlich hochdreht, reagieren die meisten Patientinnen mit einer augenblicklichen Erhöhung der tatsächlichen Vaginaldurchblutung.

Im Lauf der letzten Jahrzehnte beobachteten die Forscher eine langsame, aber stetige Zunahme der Placebowirkung. »Wir haben dann bemerkt, daß dies an den immer aufwendigeren Forschungsprotokollen liegt«, sagt Heinz Katschnig. »Je intensiver sich die Ärzte um die Studienteilnehmer kümmern, desto stärker ist die Placeborate.«

Die enorme Wirksamkeit von Zuwendung ist wohl die wichtigste Lehre, die aus der Placeboforschung in den klinischen Alltag übernommen werden kann. Keith Block, seit 25 Jahren Krebsarzt und Leiter des Detroiter Block Medical Center, hat sie zum fixen Verhaltenskodex für seine Mitarbeiter gemacht: »Oft wirken schon ganz banale Regeln des täglichen Umgangs«, so faßt Block zusammen, welche ansonsten selbstverständlichen Formen des zwischenmenschlichen Umganges inzwischen im Medizinbetrieb verlorengegangen sind. »Die Patienten wollen ernst genommen werden, sie möchten, daß der Arzt sie mit Namen kennt, Zeit für sie hat und daß er sie anschaut, wenn er mit ihnen redet.« Dinge, die in der Medizin-Maschine allzu oft als Peanuts abgetan werden. Optimistische Grundhaltung ist Pflicht, negative Aussagen über eine Krankheit hingegen strikt tabu. »Patienten, die mit einer hoffnungslosen Prognose eingeliefert werden«, beobachtete Block, »sterben viel schneller als Patienten, die im selben Krankheitsstadium sind, denen aber niemand das Todesurteil ausgesprochen hat.«

Die enorme Kraft der Suggestion erlebte auch der Heidelberger Medizin-Ethnologe Gerhard Heller. Er erinnert sich an einen Fall im Klinikum Freiburg. Ein Patient hortete in Selbstmordabsicht Schlaftabletten. »Die Pfleger haben schon mit etwas Ähnlichem gerechnet und gaben ihm Zuckerpillen. Tatsächlich hat er dann alle Placebos auf einmal geschluckt. Ärzte und Pfleger haben sich prächtig darüber amüsiert. Aber am nächsten Tag war der Mann tot.«

Herzklopfen

Es wäre an der Zeit, daß sich die Erkenntnisse der Zuwendungsforschung und der Psychoneuroimmunologie auch bei der Therapie des Killers Nummer eins, dem Herztod, durchsetzen.

Doch dort ist bislang der Trend immer noch von röhrenförmigem Denken bestimmt. Die Kardiologie hat in den letzten Jahrzehnten eine extreme Expansionsdynamik entfaltet. Der Herzkatheter brachte die Kardiologen in das schlagende Herz, um dort nach dem Rechten zu sehen, die verengten Herzgefäße werden mit Ballons aufgedehnt, mit Netzen versteift, mit Gummi massiert. Die technischen Innovationen führten zu einer breiten Auffächerung der kardiodiagnostischen Verfahren und der kardiotherapeutischen Interventionen. Beeindruckt von der gewaltigen Zunahme der koronaren Herzkrankheiten und des Herztodes, bewundert die Industriegesellschaft gleichzeitig die Perfektion und Methodenvielfalt der modernen Kardiologie, die mit allen Finessen gegen diese Entwicklung ankämpft.[44]

Der kritische Blick auf diese Wechselwirkung zwischen Medizin, Industriekultur und Gesellschaft wirkt für die meisten Beteiligten antiquiert und fortschrittsfeindlich.

Die Denkansätze der Kardiologie entwickelten sich zu Beginn des vergangenen Jahrhunderts in Wechselwirkung zwischen medizinischer Theoriebildung und technischer

44 Schaefer, Hans, Gottfried Jentsch, Ellis Huber, Bernd Wegener (Hrsg.): Herzinfarktreport 2000. Urban & Fischer Verlag, München, Jena, 2000.

Innovation. Die Ausdifferenzierung des Fachgebietes und die Entwicklung immer neuer Diagnose- und Therapieverfahren, die sich auf zunehmend komplexe und aufwendige Technologien stützen, wirkten dabei wie ein sich gegenseitig verstärkendes System.[45]

Die mechanistische Vorstellung und der Vergleich des Herz-Kreislauf-Systems mit einem »technischen Pumpsystem« begünstigte zwangsläufig die vorherrschend technische Orientierung in der klinischen Forschung und Praxis. Auch die öffentliche Meinung ließ sich von den Leitbildern dieser medizinischen Schule beeindrucken. Verstopfte Gefäße passen nun mal zum Bild, das man sich allgemein macht, und die Faszination für ein entsprechendes Herzinfarkt-Entstehungsmodell fesselte kulturell so stark, daß wesentliche Erfahrungen und selbst vorhandenes Wissen, die immer schon dagegen sprachen, erfolgreich und tragisch zugleich verdrängt werden konnten. Vereinzelte Versuche von erfahrenen Praktikern der Patientenversorgung, eine »holistische Kardiologie« gegen den »mainstream« der Technikfaszination durchsetzen zu wollen, sind bisher an der Übermacht der mechanistischen Kardiologie gescheitert.[46]

Bernhard Badura und Günter Feuerstein beschreiben die Differenzierung und Expansion der technischen Kardiologie als einen sich selbst steuernden Systembildungsprozeß. »Gerade im medizinischen System hat sich – sowohl in der Diagnostik als auch in der Therapie – vielfach gezeigt, daß neue technische Verfahren auch eine rasche Verbreitung finden, ohne daß ihr medizinischer Nutzen nachgewiesen ist. Vor diesem Hintergrund scheint es uns notwendig, die medizinische Technikspirale, das heißt die Entwicklung und zunehmend selbstinduzierte Anwendung medizinischer Techniken, nicht so sehr aus der Logik der Technik, sondern vor

45 Badura, B., Feuerstein, G.: Systemgestaltung im Gesundheitswesen, Juventa Verlag, Weinheim, München 1994.

46 Badura, B., Grande, G., u. a.: Qualitätsforschung im Gesundheitswesen, Juventa Verlag, Weinheim, München 1995.

allem aus den Strukturen des Versorgungssystems heraus zu erklären: aus seinen Leitbildern, Prioritäten, Erfolgskriterien und Gratifikationsleistungen.«[47]

Interdisziplinäre Forschungsansätze der Sozialepidemiologie, der Psychoneuroimmunologie oder der Gesundheitswissenschaften entschlüsseln die Wechselwirkungen zwischen sozialen, emotionalen und körperlichen Prozessen. Schritt für Schritt erweitert sich das Wissen, das ein neues Paradigma herausbildet und die Medizin des postindustriellen Zeitalters begründen wird. Im Trend dieser Entwicklung stehen auch die geltenden Theorien zum Herzinfarkt und die Strategien zu seiner Bekämpfung auf dem wissenschaftlichen und gesundheitspolitischen Prüfstand.

Was überfordert das Herz von Arzt und Patient?

Der Herzinfarkt entsteht in einer Gesellschaft, die ihren Bürgerinnen und Bürgern materielle Sicherheit und ein langes Leben durch günstige sozioökonomische Bedingungen bieten kann, aber Schwierigkeiten hat, dem einzelnen Menschen emotionale Geborgenheit und Vertrauen zu vermitteln. Das Herz zerbricht, wenn im Spannungsverhältnis zwischen Individuum und Gesellschaft die krankmachenden Kräfte über die heilenden obsiegen und das selbstschützende Gesundheitspotential einer Person nicht mehr ausreicht, sich aktiv in die sozialen Bedingungen zu integrieren.

Die Störung des Stoffwechsels ist sicher eine Voraussetzung. Doch ausgelöst wird der Infarkt, so der neue Befund der ganzheitlichen Forscher, von Faktoren, die von der Gefäßverengung unabhängig sind. Faktoren, bei denen das Nervensystem offenbar eine wesentliche Rolle spielt.[48]

47 Badura, B., Feuerstein, G.: Systemgestaltung im Gesundheitswesen, Juventa Verlag, Weinheim, München 1994.

48 Schaefer, H.: Die Hierarchie der Risikofaktoren, MMG 1, S. 141–146, Enke Verlag Stuttgart 1976.

Das Herz erscheint, gesundheitspolitisch ausgedrückt, als individuelles Ausdrucksorgan einer gesellschaftlichen Desintegrationskrankheit, die das einzelne Individuum unter emotionale Spannung setzt oder zur körperlichen Überforderung treibt.

Innerhalb des Körpers finden Spannung und Entspannung ihre Entsprechung im vegetativen, vom Willen nicht direkt beeinflußbaren Nervensystem. Dieses besteht aus zwei Komponenten. Der Sympathicus versetzt den Körper in den Zustand hoher Leistungsbereitschaft, er bereitet auf Angriff, Flucht, Verteidigung und außergewöhnliche Anstrengungen vor.

Der Parasympathicus sorgt für Ruhe, Erholung und Schonung des Organismus.

In der Regel bewirkt der Sympathicus eine Leistungssteigerung des Organismus. So regt er die Herztätigkeit und den Blutkreislauf an, während er die Darmtätigkeit hemmt. Der Parasympathicus hingegen dämpft den Herzschlag und fördert die Verdauung.

Bei sozial in Disbalance lebenden Menschen, so die Vermutung, treibt der Nervenimpuls des Sympathicus das Herz in die Dekompensation. Die überschießende Sympathicusreaktion kann einen Koronarkrampf, die direkte Schädigung von Herzmuskelzellen oder auch eine elektrische Instabilität des Herzens auslösen. Der emotional-nervöse Impuls bedingt einen Teufelskreis von sich überschlagenden, chaotisch ablaufenden Prozessen, die zum Herzstillstand durch Kammerflimmern oder zur Entgleisung des myokardialen Stoffwechsels und einer massiven Schädigung des Herzmuskels führen.

Bei einer vorhandenen Vorschädigung des Herzens steigt die individuelle Wahrscheinlichkeit, daß der Prozeß der »Erkrankung« ausgelöst werden kann und in eine Katastrophe mündet.

Der Auslöser für den Herzinfarkt ist vermutlich immer ein psychosozialer Konflikt, bei dem die sozialen Anforderungen der Umwelt nicht mehr mit den Bedürfnissen, Erwartungen oder Fähigkeiten des Individuums in Übereinstimmung gebracht werden können. Die betroffene Person reagiert mit emotionaler Panik auf den Überlastungsdruck aus dem sozialen oder physischen Umfeld. Die physiopsychosoziale Struktur des einzelnen Menschen läßt den krankmachenden Druck auf das Organ durch. Der Anstoß für den fatalen Verlauf kann von Umgebungsbedingungen, der Aggression oder Lieblosigkeit einzelner Personen und sozialer Gruppen oder auch von den Eigenschaften des Individuums ausgehen. Diesem Denkansatz zufolge wurzelt der Auslöser für den Herzinfarkt weniger in verengten Gefäßen, sondern im Wechselverhältnis von Mensch und Umwelt.

Der Anstieg der Herzinfarkt-Raten der vergangenen zehn Jahre in Deutschlands neuen Bundesländern trotz gleichzeitig flächendeckender Etablierung aller Segnungen der modernen Kardiologie ist ein Indiz für diesen Denkansatz. Wenn ein solches Modell der Entstehung des Herzinfarkts plausibel ist, müssen gesundheitspolitische und medizinische Interventionskonzepte einen grundlegend neuen Ansatz verfolgen: Es geht zum einen darum, die individuelle Reaktionsfähigkeit auf individuelle psychosoziale Belastungs- und Konfliktsituationen zu bessern oder die emotionale Panik im Einzelfall aufzufangen, und zum anderen darum, ein »soziales Bindegewebe« zu schaffen, das dem einzelnen Menschen emotionale Sicherheit, gesellschaftliche Integration und Lebensperspektiven bietet.

Der gesellschaftlich mögliche Einfluß ist bei diesem soziopsychosomatischen Modell unendlich vielfältig, kaum vorherzusagen und letztlich immer unspezifisch. Im Zentrum einer drohenden Katastrophe steht das Gefühlsleben des einzelnen Menschen. Alles, was positive Gedanken und Gefühle stärkt, schützt auch vor dem Herzinfarkt; was negative Gefühle und Erlebnisse auslöst, bedroht auch das Herz. Die Quellen für positive oder negative Emotionen können individuell völlig verschieden oder sozial vermittelt für viele Menschen gemeinsam zutreffen. Es lassen sich allgemeine Kulturtechniken entwickeln, die zur Harmonie des Gefühlslebens und zur Beruhigung der Sympathicus-Reaktion beitragen, und es gibt individuelle Regulierungstechniken, die negative Emotionen besser bewältigen lassen.

Die Sanierung und Kultivierung der materiellen gesellschaftlichen Verhältnisse waren erfolgreich im Kampf gegen die Infektionskrankheiten der Armut und der sozialen Unterdrückung. Es spricht vieles dafür, daß die Industriegesellschaften die Sanierung und Kultivierung der emotionalen Verhältnisse als globale Aufgabe begreifen müssen, wenn sie die Krankheiten ihrer Kultur zurückdrängen wollen.

Der Einsatz für soziale Gerechtigkeit, die Integration von benachteiligten Bürgerinnen und Bürgern und die Sicherung von Lebensperspektiven für alle Mitglieder der Gesellschaft ist Aufgabe der »Medizin im großen«, also der Politik insgesamt. Das formulierte Ziel stellt aber auch das Gesundheitssystem vor eine gewaltige Bildungsaufgabe und den Arzt vor eine Renaissance seines sozialen Auftrages. Die ärztliche Profession braucht ein neues Bewußtsein ihrer gesellschaftlichen Funktion.

Die gesellschaftliche Verantwortung des Arztes und die systemeigene Dynamik der medizinischen Institutionen mit ihrer fortschreitenden Spezialisierung und Technisierung setzen die einzelne Arztpersönlichkeit gegenwärtig einer kaum aushaltbaren Zerreißprobe aus. Das klassische Arztideal und die funktionalen Zwänge des Medizinsystems können von einem emotional empfindsamen Menschen kaum noch miteinander vereinbart werden. Die Medizin fordert somatische Spezialisierung, technische Kompetenz, Unterordnung und ökonomischen Eigennutz; die Patienten wünschen kommunikative Kompetenz, Beziehungsfähigkeit, Zivilcourage und soziale Empathie. Der ungelöste systemische Konflikt müßte sich auch an der ärztlichen Infarktrate messen lassen, wenn das gesundheitspolitische Modell stimmig ist. Ärztinnen und Ärzte in sozialer Verantwortung, die körperliche Störungen, chronische Krankheiten und akute Gesundheitskrisen ihrer Patienten im Zusammenhang der sozialen und persönlichen Verhältnisse ihres einzelnen Patienten deuten und behandeln können, benötigen eine grundlegende Reorganisation der Medizin, vor allem der Forschung und Lehre, und eine Gesundheitspolitik, die sich auf die Heilkunst des Kommunikationszeitalters einstellt und die medizinischen Autoritäten zum Paradigmawechsel bewegt.

Was das Leben schön lang macht

Fragt man junge Menschen nach den Zielen ihres Lebens, so nennen sie Erfolg, Wohlstand, ein erfülltes Sexleben, eine Partnerschaft, die auf Dauer Freude bereitet, und eine Familie, in der alle Mitglieder gesund und glücklich sind.

Die Frage nach dem Alter ergibt sich in dieser überschwenglichen Phase des Aufbruchs nicht oder nur als abstrakte Idee. Erst allmählich ab den Dreißigern und dann schneller in den Vierzigern, mit den Erfahrungen der ersten körperlichen Rückschläge, wird »die zweite Lebenshälfte« konkreter. Und damit ergeben sich langsam neue Ziele und neue Lebenskonzepte, deren gemeinsame Basis fast immer der Wunsch bildet: »Gesund und glücklich alt werden.«

Gesundheitswissenschaftler haben untersucht, welche Umstände die Erfüllung dieses Wunsches befördern. Aus der ungeheuren Menge von Daten aus der wissenschaftlichen Begleitung Zehntausender von Menschen durch einige Jahrzehnte läßt sich nun herausfiltern, welche Umstände tatsächlich für ein langes Leben, Wohlbefinden und relative Gesundheit sorgen.

In diesen Ansätzen gingen die Forscher jedoch nicht wie sonst üblich von den einzelnen Erkrankungen aus, um auf Risikofaktoren und begünstigende Zusammenhänge für diese zu schließen. Sie drehten die Fragestellung um und filterten aus den Millionen Daten jene heraus, die für mehr Gesundheit verantwortlich zeichnen: Was sind die besonderen Merkmale der Menschen, die ihr Leben im höheren Alter subjektiv als freudvoll empfinden und auch objektiv den besten Gesundheitszustand aufweisen? Wie unterscheidet sich – wenn man in der Datenbank zwanzig, dreißig Jahre zurückgeht – der frühere Lebensstil der Glücklichen von jenen der Unglücklichen, die im Alter mit wenig Lebensqualität und gebrechlich enden? Was sind die wirklichen Weichenstellungen, was die wesentlichen Risikofaktoren?

Mit diesem Umkehrschluß ist es den Wissenschaftlern gelungen, die sieben wichtigsten Voraussetzungen zu destillieren, die für Glück und Gesundheit im Alter ausschlaggebend sind.

Die besten Voraussetzungen hatten jene Menschen, auf die bereits im fünfzigsten Lebensjahr folgende sieben Faktoren zutrafen:

– Sie führten eine stabile partnerschaftliche Beziehung.

– Sie waren Nichtraucher (geworden) und konsumierten regelmäßig aber nicht übermäßig Alkohol.

– Sie bewegten sich gern.

– Sie hatten kein starkes Übergewicht.

– Sie waren selbstbewußt – auch im Umgang mit Ärzten.

– Sie zeigten intellektuelle Streitlust und Freude an Bildung.

– Sie nahmen nicht ständig Medikamente zu sich.

Überraschenderweise ergab sich, daß materieller Reichtum oder ökonomische Benachteiligung eine eher untergeordnete Rolle spielten. Der Bildungsgrad dagegen sowie eine aktive Rolle in einem großen familiären und gesellschaftlichen Umfeld waren für Gesundheit und langes Leben der Studienteilnehmer wesentlich wichtiger, deutlich wichtiger auch als die Qualität der medizinischen Versorgung. Sobald ein Mindestmaß an Lebensqualität gesichert ist, spielt es scheinbar keine Rolle mehr, ob man sich Privatärzte, Spitzenchirurgen und Einzelzimmer leisten kann oder den

Kassenarzt in der Wohnumgebung aufsucht. Am längsten leben ohnehin jene, die den wenigsten einschlägigen Kontakt zu medizinischen Einrichtungen haben.

Grundlagen der Gesundheitsmedizin

Die genaueren Kenntnisse über die Umstände und Faktoren, die dazu beitragen, gesund zu bleiben, können und sollen Grundlagen für eine andere, zukunftstaugliche Medizin sein: die Gesundheitsmedizin.

Die Entwicklung der modernen Gesundheitsmedizin ist mit den Forschungsarbeiten des amerikanisch-israelischen Medizinsoziologen Aaron Antonovski eng verbunden.[49] Von Antonovski stammt der Begriff der Salutogenese in Abgrenzung zur Pathogenese.

Das Verständnis der Umstände, die dazu führen, daß Menschen gesund bleiben, soll Vorrang vor der Frage nach den Ursachen von Krankheiten und Risikofaktoren erhalten. Die salutogenetische Perspektive fragt also primär nach den Bedingungen von Gesundheit und nach den Faktoren, welche die Gesundheit schützen und zur Unverletzlichkeit beitragen. Was sind die zentralen Wirkfaktoren für die Erhaltung von Gesundheit?

Nach den Vorstellungen von Antonovski ist Gesundheit kein normaler, passiver Gleichgewichtszustand, sondern ein labiles, aktives und sich dynamisch regulierendes Geschehen. Die Gesundheit muß im Leben immer wieder aufgebaut werden, und Gesundheitsförderung ist ein ständiger und nie ganz erfolgreicher Prozeß. Gesundheitsmedizin stärkt die Ressourcen des einzelnen, damit er gegen kränkende Einflüsse widerstandsfähiger wird. Das ressourcenorientierte

49 Bengel, J., Strittmatter, R., Willmann, H.: Was erhält Menschen gesund? – Antonovskis Modell der Salutogenese, Bundeszentrale für gesundheitliche Aufklärung, BzgA Köln, Forschung und Praxis der Gesundheitsförderung, Bd. 6, Fachheftreihe der BzgA, Köln 1998.

Denken berücksichtigt die ganze Person mit ihrer Lebensgeschichte und das Umfeld, in der die Person arbeitet und die Freizeit gestaltet.

Der Gesundheits- und Krankheitszustand eines Menschen wird nach Antonovski individuell von seiner Einstellung zu sich selbst und zu seiner Umwelt geprägt. Wer sein Leben als sinnvoll und in Beziehungen eingebettet erfährt, ist unter verschiedenen Lebensbedingungen weniger als andere von Krankheit bedroht. Gegenüber Streß- und Risikofaktoren ist er besonders widerstandsfähig. Antonovski nennt diese individuelle Lebensfähigkeit »Kohärenzgefühl«, was Zusammenhang, Stimmigkeit und Selbstvertrauen bedeutet. Dieses Kohärenzgefühl setzt sich aus drei Komponenten zusammen, die in der Arbeitswelt verständlicherweise besonders wichtig sind:

– Die Zuversicht, daß man die Herausforderungen des Alltags vorhersehen, verstehen und grundsätzlich bewältigen wird.

– Die Überzeugung, daß man mit dem eigenen Engagement auftretende Problemen zu meistern vermag und sich dabei auch auf die Unterstützung von Kollegen, Angehörigen oder Freunden verlassen kann.

– Die Empfindung, das eigene Leben, die Arbeit und ihre Herausforderungen habe Sinn, verdiene Anstrengung und lohne den Einsatz.

Dieses menschliche Grundmuster für den Erhalt einer guten Gesundheit trotz körperlicher, seelischer oder sozialer Belastung wird durch zahlreiche psychosoziale Konzepte anderer Gesundheitsforscher im großen und ganzen immer wieder bestätigt und durch Handlungsstrategien erweitert. Ihnen allen ist auch gemeinsam, daß Gesundheit nicht ausschließlich von objektiven Situationen oder gar vom Schicksal abhängig gemacht wird, sondern beeinflußbar ist. Das Kohärenzgefühl entspricht einer sozialen und kommunikativen Kompetenz, die auch gelehrt und gelernt werden kann.

Zeitlich parallel zu den Salutogenesemodellen sind in den letzten Jahren gemeindepsychologische und sozialökologische Handlungskonzepte entstanden, die unter dem Begriff der Gesundheitsförderung zunehmend Verbreitung finden und auch durch die gesundheitspolitischen Programme der Weltgesundheitsorganisation (WHO) unterstützt werden. Die individuelle Beziehungsmedizin erweitert sich gegenwärtig zur sozialen Beziehungsheilkunde. Die gesundheitlichen Interventionsstrategien in der Arbeitswelt werden dadurch grundlegend verändert. Im Zentrum der modernen Konzepte stehen nicht mehr die Risikofaktoren, sondern die Gesundheitsressourcen.

Das neue biopsychosoziale Leitbild der Gesundheitsmedizin

Gesundheit läßt sich nicht verordnen. Sie ist ein Ziel, das Menschen in ihren sozialen Gemeinschaften anstreben. Nicht die Medizin, die Bürgerinnen und Bürger selbst müssen darüber bestimmen, was ihre Gesundheit ist. Die Ottawa-Charta der WHO zur Gesundheitsförderung sagt dazu: »Gesundheitsförderung zielt auf einen Prozeß, allen Menschen ein höheres Maß an Selbstbestimmung über ihre Gesundheit zu ermöglichen und sie damit zur Stärkung ihrer Gesundheit zu befähigen. (...) Gesundheit steht für ein positives Konzept, das in gleicher Weise die Bedeutung sozialer und individueller Ressourcen für die Gesundheit ebenso betont wie die körperlichen Fähigkeiten.«

Die Psychoneuroimmunologie, Gesundheitswissenschaften und die Erfahrungsheilkunde formulieren zur Zeit die »Relativitätstheorie der Medizin«. Die bisherigen Postulate der Biomedizin werden von dynamischen, biopsychosozialen Konzepten der Gesundheitsförderung oder Krankheitsbewältigung abgelöst. Eine solche integrierte Medizin sieht Gesundheit und Krankheit als Zustandsbeschreibung in einem kommunikativen Gewebe, das Gen, Person und soziale wie physikalische Umwelt miteinander vernetzt. Individuum und Kultur sind miteinander in Wechselbeziehungen verbunden.

Das kartesianische Zeitalter in der Medizin und die Epoche des Leib-Seele-Pluralismus gehen zu Ende. Künftig werden salutogenetische Fragen und Antworten – also wie Gesundheit entsteht und gefördert werden kann – zumindest ebenso wichtig sein wie die pathogenetische Orientierung, die nach den Wurzeln der Krankheit sucht und die Reparatur von Gebrechen anstrebt. Die modernen Gesundheitswissenschaften helfen, eine salutogene Heilkunst zu entwickeln.

Zukunftstaugliche Gesundheitspolitik muß dafür sorgen, daß salutogenetische Konzepte gleichberechtigt neben den pathogenetischen Interventionen zur Geltung kommen. Das Subjekt Arzt und das Subjekt Patient sind Partner im Produktionsprozeß Gesundheit oder Krankheitsbewältigung. Die künftige Medizin sieht den ganzen Menschen mit seinen körperlichen, seelischen und sozialen Bezügen. Sie nimmt Abschied vom Maschinenbild des Lebens und vom Reparaturdenken in mechanistischen Modellen. Die Vorstellung von Körpermaschinen und Gesundheitsfabriken entspricht nicht nur einer veralteten Organisationslogik, sondern auch einer Naturwissenschaft der Vergangenheit. Moderne Heilkunst denkt und handelt in vernetzten Strukturen. Sie sieht genetische Vorgaben, die Biografie von Personen und die soziale Kultur miteinander verwoben. Krankmachende und heilende Kräfte beeinflussen die Verhältnisse.

Schmerzen lassen sich mit Aspirin bekämpfen, aber auch durch neues Glück im Alltagsleben. Einsamkeit und Prüfungsstreß verringern die Abwehrkraft der Blutkörperchen, und Bakterien werden gefährlicher, wenn soziale Entwurzelung vorhanden ist. Mentale Einstellungen beeinflussen die physiologische Leistungskraft von Sportlern, und Gefühle verändern die Körperchemie unmittelbar. Krebspatienten mit gutem Kontakt zu anderen Menschen haben deutlich höhere Überlebenschancen, und Placebomedikamente vermögen überraschende Heilungen auszulösen.

Dies alles sind Erkenntnisse der modernen Naturwissenschaft. Die Relativitätstheorie führt zu einem anderen Umgang der Medizin mit ihren Objekten. Eine neue Theorie für den Organismus als lebendes System im sozialen Zusammenhang entsteht. Eine so gewandelte Humanmedizin wird auch neue Handlungskonzepte für die Heilkundigen erarbeiten. Diese Konzepte sind aktuell gefragt: Beziehungsbereitschaft und Beziehungsfähigkeit sind heute schon bestimmende Faktoren für die Leistungsfähigkeit des Arztes. Er braucht die Fähigkeit, seinen Patienten Geborgenheit, Vertrauen und Sicherheit zu geben, und er muß neue Gleichgewichte im Wechselverhältnis von Körper, Person und sozialer Gemeinschaft herstellen. Arzt und Patient sind Partner, beide wirken im therapeutischen Konzept zusammen, sind »Produzent« und »Co-Produzent« von Gesundheit. Die Beziehung heilt am meisten. Moderne Gesundheitspolitik erkennt und respektiert dies, und sie stärkt das therapeutische Bündnis von Arzt und Patient, Pflegekraft und Pflegebedürftigem oder Therapeut und Klient. Sie muß ein bio-psycho-soziales Leitbild in der praktischen Gesundheitsversorgung und für alle Institutionen im Gesundheitssystem fördern.

Individuelle und soziale Gesundheitsressourcen

Salutogenetische Faktoren oder Gesundheitsressourcen sind alle Einflüsse, mit denen die Gesundheit gestärkt und die Wahrscheinlichkeit von Krankheitsereignissen gemindert werden kann. Maßnahmen der Gesundheitsförderung sind auch unabhängig von Risikofaktoren und Krankheitsdiagnosen wirksam. Gesundheitsressourcen kommen kerngesunden, akut erkrankten, chronisch kranken oder sterbenden

Menschen gleichermaßen zugute. Risikofaktoren sind alle Einflüsse, die zu einem erhöhten Erkrankungsrisiko führen. Die Gesundheit und Krankheit von Menschen wird also von Risikofaktoren, die Abbau und Krankheitsprozesse verstärken, und von Gesundheitsressourcen, die Aufbau und Gesundheitsprozesse verstärken, gegenläufig beeinflußt. Gesundheitsressourcen können als Schutzfaktoren die negativen Auswirkungen der Risikofaktoren kompensieren und darüber hinaus den Gesundheitszustand des einzelnen Menschen und von sozialen Gruppen verbessern. Die Gesundheitsmedizin denkt und handelt in diesen dynamischen Wechselbeziehungen oder Wirkungsmustern und nicht mehr in Ursache-Wirkungs-Ketten.

Dies ist der zentrale Unterschied zur herkömmlichen Medizin, die wie eine Naturwissenschaft des vergangenen Jahrhunderts mechanistische Sichtweisen gegenüber kommunikativen Konzepten bevorzugt.

Die vielfältigen wissenschaftlichen Ergebnisse zum Thema der Gesundheitsressourcen zeigen, daß unterschiedliche Fähigkeiten und Einstellungen von Personen und Gruppen die Gesundheit positiv beeinflussen können.[50] Dies sind beispielsweise:

– Eine Lebenseinstellung, die von Zuversicht und Optimismus geprägt wird.

– Die Überzeugung, wichtige Ereignisse im Leben selbst bestimmen zu können.

– Das Selbstvertrauen, daß man Lebensprobleme kompetent zu lösen vermag.

– Ein Selbstwertgefühl, das die eigene Person und die sozialen Beziehungen als stabil bewertet.

– Das Vertrauen auf Verläßlichkeit und Glaubwürdigkeit anderer Menschen.

50 Trojan, A., Legewie, H.: Nachhaltige Gesundheit und Entwicklung. Leitbilder, Politik und Praxis der Gestaltung gesundheitsförderlicher Umwelt- und Lebensbedingungen, Verlag für Akademische Schriften, VAS, Frankfurt 2001.

– Die Bereitschaft, sich mit Aufgaben, Dingen und Personen der Umwelt zu identifizieren und sich für sie einzusetzen.

– Die Tendenz, Veränderungen im Leben eher als interessante Erfahrung statt als Bedrohung zu sehen.

– Die Fähigkeit, die eigenen Gefühle wahrzunehmen und in das Handeln einzubeziehen.

– Eine Problemsicht, die aktiv statt abwartend mit Herausforderungen umgeht.

– Ein ausgeprägter Humor und die Eigenschaft, die Dinge eher leicht zu nehmen.

Soziale Kompetenzen, die gesundheitsförderliche Wirkung entfalten, sind weniger mit Wissen und sehr viel mehr mit Fähigkeiten verknüpft. Die Befähigung zu selbstorganisiertem und selbstverantwortlichem Lernen oder zur Kreativität, Spontaneität und Emotionalität sind ebenso gesundheitsförderlich wie Offenheit, Konfliktfähigkeit und die Bereitschaft, Konsens zu suchen.

Moderne Gesundheitsförderung setzt auf das »Empowerment«, also auf die Stärkung der Persönlichkeiten und ihre Befähigung, in sozialen Gruppen gemeinsam Veränderungen durchzusetzen. Empowerment geht davon aus, daß Menschen ihre Fähigkeiten dann am besten entfalten können, wenn sie soziale Handlungsmöglichkeiten bekommen und an den sie betreffenden Entscheidungen beteiligt werden. Die Orientierung richtet sich auf die Stärken des einzelnen und die Kraft zur Selbstorganisation von Individuen, Gruppen und Institutionen. Auch dies formuliert die Ottawa-Charta der Weltgesundheitsorganisation deutlich: »Die sich verändernden Lebens-, Arbeits- und Freizeitbedingungen haben entscheidenden Einfluß auf die Gesundheit. Die Art und Weise, wie eine Gesellschaft die Arbeit, die Arbeitsbedingungen und die Freizeit organisiert, sollte eine Quelle der Gesundheit und nicht der Krankheit sein. Gesundheitsförderung schafft sichere, anregende, befriedigende und angenehme Arbeits- und Lebensbedingungen.«

Die moderne Gesundheitsmedizin des Kommunikationszeitalters unterstützt den einzelnen Menschen in seiner Fähigkeit, gesund erhaltende und krankmachende Einflüsse in seiner Umwelt so zu steuern, daß sie sich ausgleichen. Die neue Sichtweise achtet darauf, daß die gesundheitsförderlichen Ressourcen des Individuums auf allen Ebenen gestärkt werden: Emotionale und fachliche Kompetenzen, Lebensweise und Haltung zur Umwelt, Umgang mit Belastungen und die Qualität der sozialen Beziehungen sind dafür ebenso wichtige Handlungsfelder wie die Sinnhaftigkeit und die Anerkennung bei der Arbeit oder die Arbeitsverhältnisse mit ihren Entfaltungs- und Beteiligungschancen und den Beziehungen zu Vorgesetzten, Kollegen und Mitarbeitern.

Ein Unternehmen ist in diesem Sinne ein sozialer Organismus, in dem Risikofaktoren wie Führungsmängel, bürokratische Verkrustung, Frustration in der Belegschaft oder sinnlose Anweisungen als kränkende Kräfte wirken und zu einem kranken Betrieb führen. Hohe Krankenstände oder überdurchschnittliche Fehlzeiten sind ein Krankheitssymptom, das durch Zwangsmaßnahmen der Fehlzeitensteuerung symptomatisch kuriert, aber nicht geheilt wird. Die Erfahrungen aus der betrieblichen Gesundheitsförderung zeigen beispielsweise, daß hohe Krankenstände einer Arbeitsgruppe mit dem Vorgesetzten in andere Abteilungen wandern können. Übernimmt dieser eine neue Arbeitsgruppe, steigen dort die Fehlzeiten. Der Führungsstil hat nicht selten mehr Einfluß auf die Fehlzeiten als die individuelle Gesundheitssituation der einzelnen Mitarbeiterinnen und Mitarbeiter.

Die Beziehungsmedizin erkennt kranke Organisationen an folgenden beispielhaften Merkmalen: Die Grundhaltung der Belegschaft ist ängstlich, es gibt viel Tratsch, Geheimnisse und verdeckt ausgetragene Konflikte. Die innerbetriebliche Kommunikation artet in Papierkriege aus, Verwirrung und Chaos sind verbreitet, und für unwesentliche Verrichtungen wird eine Menge Zeit aufgewendet. Das Arbeitsklima wirkt hektisch, keiner traut dem anderen, Grüppchenbildung herrscht vor, und die Verantwortlichkeiten werden hin und her geschoben. Die Vorgesetzten arbeiten mit Kontrollen, Bestrafungs- und Belohnungsmustern und nicht selten mit manipulativen, autoritären und intransparenten bis willkürlichen Entscheidungen. Alle denken relativ kurzfristig, agieren mit oberflächlichen, teilweise sinnlosen Leistungsparametern und Bewertungen. Im Ergebnis leidet die Produktivität, und das schwankende Verhältnis von Kosten und Ergebnis verunsichert und verängstigt alle Beteiligten zusätzlich.

Eine gesunde Organisation hat ein Betriebsklima, das von gegenseitigem Vertrauen geprägt ist. Konflikte gibt es, sie werden aber aufgedeckt und offen ausgetragen. Die Kommunikation untereinander läuft direkt, spontan und strukturiert. Informationen sind allgemein zugänglich, und die offizielle und informelle Kommunikation unterscheiden sich nicht wesentlich voneinander. Gerüchte und stille Post sind unnötig, da alle Entscheidungen transparent sind und der Führungsstil die Verhältnisse ergebnisorientiert strukturiert, klärt und die Mitarbeiterinnen und Mitarbeiter beteiligt. Jeder kennt den Sinn und den Wert seiner Arbeit für die gemeinsame Leistung. Das Wesentliche steht im Zentrum, die kurz-, mittel- und langfristigen Ziele sind klar, und die nachhaltige Perspektive des Betriebes wird ebenso besprochen wie die aktuellen Probleme. Unter solchen Bedingungen steigt die Produktivität, die Kosten sinken, und die Gewinne sind im Rahmen der vorhandenen Möglichkeiten stabil.

So wie die Gesundheitsmedizin immer nach einem Gleichgewicht zwischen Risikofaktoren und Gesundheitsressourcen strebt und die Dynamik der Beziehungsmuster beachtet, gibt es auch im Organismus eines Unternehmens kränkende und heilende Kräfte. Ein Betrieb ist in der Praxis nie völlig gesund oder völlig krank. Wichtig ist nur, daß die gesundheitsförderlichen Ressourcen kontinuierlich gepflegt und gehegt werden.

Gesundheit und Organisationsentwicklung

Die moderne Organisationsentwicklung hat vom Ingenieurdenken und den mechanistischen Gestaltungskonzepten der industriellen Kultur inzwischen Abschied genommen. Die Lebenswissenschaften prägen das neue Verständnis: Organisationen und Unternehmen sind kein betrieblicher Mechanismus, sondern soziale Organe mit einer körperlichen, seelischen und geistigen Dimension. Veränderungen in einem lebendigen Organismus lassen sich nicht verordnen, sie müssen in einem bewußten Prozeß wachsen, bei dem die Betroffenen ganz selbstverständlich einbezogen und beteiligt werden und sich selbst auch als Teil eines kooperativen Gefüges begreifen.

Moderne Organisationsentwicklung und moderne Gesundheitsförderung greifen daher ineinander und entwickeln eine gegenseitige Synergie, die dem Wachstum des Unternehmens ebenso dienen kann wie der Gesundheit des Personals oder des einzelnen Individuums in der Belegschaft. Die bereits angeklungenen Fragen sind von grundlegender Bedeutung: Wozu und für wen arbeiten wir, welches Ziel und welchen Sinn hat unsere Arbeit?

Solche Fragen müssen möglichst viele Mitarbeiterinnen und Mitarbeiter in einem Unternehmen und nicht nur die oberen Führungskräfte beschäftigen. Wer den Sinn seiner Tätigkeit kennt, handelt intuitiv und zumeist auch intelligent im Sinne des Ganzen und wird weniger krank. Eine gesunde Teamkultur stärkt das individuelle Wohlbefinden und den Wohlstand der Organisation. Selbstorganisation und Entscheidungsfreiheit machen gesund und optimieren gleichzeitig die Produktivität. Das Wissen um die Ziele und den Zweck des eigenen Tuns hält Belegschaften zusammen und ihre Mitglieder bei der Stange. Fehlzeiten und damit Krankheitszeiten sinken, wenn im Betrieb die Verantwortlichkeit des einzelnen zunimmt. Die Menschen in einem Unternehmen oder einer Organisation müssen auch um ihrer Gesundheit willen an der Suche nach Lösungen unmittelbar beteiligt sein und zu aktiven Gestaltern ihrer Arbeitswelt werden können. Passivität und Abhängigkeit ist ein Risikofaktor für den Krankenstand, mündige und verantwortungsbewußte Mitarbeiterinnen und Mitarbeiter sind immer gesünder als fremdbestimmte Funktionsträger.

Ein bei betrieblichen Problemen erfolgreiches »Change Management« dient also dem Unternehmen und der Gesundheit gleichermaßen. »Change Management« lautet der Titel eines Bestsellers zur Organisationsentwicklung, dessen Lektüre auch helfen kann, im Betrieb Krankenstände zu senken.[51] Change Management setzt auf Pioniergeist, kreative Unruhe und Experimentierfreude ebenso wie auf eine wache Streitkultur, die Konflikte eben nicht verdrängt, sondern auf den Tisch bringt und konstruktiv bearbeitet. Offene Kommunikation und Information, Dialog und gegenseitige Ermutigung sind also produktivitätssteigernd und gesundheitsförderlich. Ein Zusammengehörigkeitsgefühl, das auf gemeinsamen Zielen und Werten aufbaut, hält Betrieb und Belegschaft gesund. Jede Mitarbeiterin und jeder Mitarbeiter im Unternehmen bis hinunter an die Basis muß daher den Sinn, die Philosophie und die Grundsätze seiner Firma kennen und den eigenen Beitrag zum gemeinsamen Ganzen einordnen können. Unternehmensentwicklung und Gesundheitsförderung stehen zueinander in einem produktiven Wechselverhältnis. Diese übereinstimmende Erkenntnis aus der Organisationsentwicklung und der Beziehungsmedizin

51 Doppler, K., Lauterburg, Ch.: Change Management. Den Unternehmenswandel gestalten, 5. Auflage, Campus-Verlag, Frankfurt, New York 1996.

muß sich in den Köpfen des Managements von Unternehmen und Organisationen ausbreiten und das alltägliche Handeln der Führungskräfte beeinflussen.

Zukunftsfaktor Gesundheitsförderung

Modernisierung, Rationalisierung und Umstellung von Arbeitsprozessen gehen immer auch mit einer verstärkten Belastung der Beschäftigten einher. Krankenstände können dabei steigen und Fehlzeiten zum zusätzlichen Problem werden. Eine Vernetzung von betrieblichen Modernisierungsmaßnahmen mit Projekten der Gesundheitsförderung beugt dieser Gefahr vor. Trotz dieses vorhandenen Wissens wird die konsequente Verknüpfung der Organisationsentwicklung mit der Gesundheitsförderung relativ selten gewagt und umgesetzt. Auch nur wenige Betriebe in der Bundesrepublik Deutschland haben bisher eigenständige Programme der Gesundheitsförderung wirklich realisiert. Das Ziel eines gesunden Betriebes birgt für vorbildliche Unternehmer und innovative Unternehmen also noch reichlich Profilierungs- und Fortschrittschancen.

Die Zukunft gehört Wirtschaftssystemen, Konzernen und Betrieben, die psychosoziale Gesundheit als Basis und Voraussetzung für ihr Werden und Entwickeln sehen. Gesundheit wird somit zum Motor für die wirtschaftlichen Erfolge der Zukunft und die Beziehungsmedizin oder salutogenetische Heilkunst zum Rohstoff für die Produkte von morgen.

Die gesundheitliche Bedeutung von Beziehungen

Die Medizin der Kommunikationsgesellschaft lernt zunehmend, Krankheiten als Beziehungsstörung zu begreifen und durch eine Veränderung von Beziehungssituationen zu heilen. Der kürzlich an einem unheilbaren Krebs verstorbene Arzt und Paartherapeut Michael Lukas Moeller belegt die zentrale Bedeutung von Beziehungen mit zahlreichen Beispielen aus seiner theoretischen wie praktischen Tätigkeit.[52] Er plädiert für eine neue Beziehungsmedizin, die bei Gesundheit und Krankheit das körperliche und seelische Geschehen aus der Perspektive der wesentlichen Bindungen eines Menschen betrachtet. Gute und schlechte Beziehungen beeinflussen über physiologische Veränderungen beispielsweise kontinuierlich das Herz-Kreislauf-System und über psychoneuroimmunologische Prozesse die gesamten Körperfunktionen und können dadurch auch körperliche Schäden auslösen. Die Beziehungsqualität eines Menschen gehört nach dem Stand der gesundheitswissenschaftlichen Erkenntnis zu den einflußreichsten Faktoren bei der Entstehung und Überwindung der meisten Krankheiten. Die institutionalisierte Medizin ist für diese Erkenntnis noch zu wenig aufgeschlossen. Die Patienten spüren das Kommunikationsdefizit und die Beziehungsunfähigkeit der sogenannten Schulmedizin am eigenen Leibe. Mehr und mehr suchen sie daher nach Alternativen, vom Heilpraktiker über Selbsthilfegruppen bis zur Anwendung der traditionellen chinesischen Medizin.

»Um das Ziel der Heilung zu erreichen, hat sich der Faktor Liebe in Form von Nähe und Zuwendung als der unschlagbar stärkste erwiesen«, sagt der weltweit anerkannte Kardiologe Dean Ornish, der Leibarzt von Bill Clinton.[53] Nach seinen Erkenntnissen sind gute Beziehungen die Wurzel des Wohlbefindens und der Gesundheit. Fehlen gute Beziehungen im Leben eines Menschen, wirkt sich das toxischer aus als Rauchen oder andere bekannte Risikofaktoren.

52 Moeller, M. L.: Gelegenheit macht Liebe. Glücksbedingungen in der Partnerschaft, Rowohlt-Verlag, Reinbek 2000.

53 Ornish, D.: Die revolutionäre Therapie: Heilen mit Liebe, Schwere Krankheiten ohne Medikamente überwinden, Mosaik Verlag, München 1999.

Menschen, die zu wenig soziale Unterstützung erfahren und im eigenen Leben Sinn und Anerkennung vermissen, haben ein drei- bis fünfmal größeres Risiko, vorzeitig zu erkranken oder zu sterben. So gut wie alle Krankheiten treten bei Menschen, die allein leben, doppelt bis vierfach häufiger auf. Es gibt zahlreiche wissenschaftliche Beweise für den Zusammenhang zwischen psychosozialen Faktoren und Krankheiten wie hoher Blutdruck, Herzinfarkt und Schlaganfälle, Krebs, Allergien, Arthritis und Rheuma, Infektionskrankheiten wie Tuberkulose oder Grippe, Immunerkrankungen, Suchtkrankheiten oder Rückenschmerzen.

Soziale Bindungen, also Liebe und Beziehungen zu Freunden, zu Verwandten, im Beruf und in der Gemeinschaft schützen Menschen in einem größeren Maße vor Krankheit und fördern ihre Gesundheit besser als viele gebräuchliche Medikamente. Dies gilt für die meisten heute vorherrschenden Krankheiten und erst recht für die vielen banalen Gesundheitsstörungen, die im beruflichen Alltag zu Krankschreibungen und Fehlzeiten führen. Die Beziehungskultur in einem Unternehmen hat daher zentrale Auswirkungen auf den allgemeinen Krankenstand. Die moderne Gesundheitsförderung in der Arbeitswelt trägt dieser Tatsache dadurch Rechnung, daß sie nicht mehr Risikofaktoren analysiert und bekämpft, sondern das Gesundheitsklima und die Beziehungskultur in der Gemeinschaft der Mitarbeiterinnen und Mitarbeiter verbessert.

7. MEDIZIN FÜRS SYSTEM

»Gesundheit wird von Menschen in ihrer alltäglichen Umwelt geschaffen und gelebt: dort, wo sie spielen, lernen, arbeiten und lieben. Gesundheit entsteht dadurch, daß man sich um sich selbst und für andere sorgt, daß man in die Lage versetzt ist, selber Entscheidungen zu fällen und eine Kontrolle über die eigenen Lebensumstände auszuüben sowie dadurch, daß die Gesellschaft, in der man lebt, Bedingungen herstellt, die all ihren Bürgern Gesundheit ermöglichen.« Dieses Leitmotiv der Weltgesundheitsorganisation (WHO) aus der Ottawa-Charta zur Gesundheitsförderung beschreibt auch das neue Leitbild des modernen Gesundheitsmanagements, das benötigt wird, um aus dem Krankheits- ein Gesundheitswesen zu gestalten.

Die internationalen Organisationen sehen inzwischen Gesundheit immer mehr als Ressource und Produktivfaktor für die gesellschaftliche Entwicklung und nicht mehr nur als Kostenfaktor oder Produkt medizinischer Dienstleistung. In den letzten 20 Jahren hat sich ein globaler Diskussionsprozeß entwickelt, der diese neue Sichtweise in politische Programme einbindet:

– »Nachhaltige Gesundheit«, das Leitbild der Weltgesundheitsorganisation (WHO) und

– »Nachhaltige Entwicklung«, das Leitbild der Umweltkonferenz von Rio, verknüpfen eine globale Wertorientierung mit lokalem Handeln.[54]

54 Trojan, A., Legewie, H.: Nachhaltige Gesundheit und Entwicklung. Leitbilder, Politik und Praxis der Gestaltung gesundheitsförderlicher Umwelt- und Lebensbedingungen, VAS-Verlag, Frankfurt, 2001.

Beide Leitbilder setzen auf kommunale und regionale Aktionen und konzipieren eine ganzheitliche und neue Politik der Beteiligung. Die konkreten Projekte der »Gesundheit 21« und der »Lokalen Agenda 21« mobilisieren Bürgerinnen und Bürger in ihren sozialen Gemeinschaften, damit sie Gesundheit, Wohlbefinden und Lebensqualität erhalten und stärken können.

Es ist an der Zeit, die Inhalte der Programme von den Konferenztischen in die Gemeinden zu tragen. Dort, wo die Menschen leben, arbeiten und ihre Verhältnisse richten, können sie durch Selbstorganisation und eigenes Handeln soziale Fortschritte erreichen. Sozialökologisches Handeln wird langfristig mit ökonomischem Verhalten zusammenfließen. Shareholder- und Stakeholder-Interessen innerhalb des Gemeinwesens können dann nach einem gesunden Ausgleich zwischen individuellen Profitzielen und sozialem Wachstum streben.

Unabdingbar ist: Gesundheitsförderung muß die unterschiedlichen Akteure des Gesundheitssystems aufeinander abstimmen, miteinander vernetzen und zu einem gemeinsamen Handeln motivieren. Eine funktionierende Kommunikations- und Kooperationskultur zwischen den verschiedenen Versorgungsträgern benötigt ein entsprechendes Versorgungsmanagement, das vorbeugende, behandelnde und rehabilitative Medizin mit sozialpflegerischen, psychosozialen und kulturellen Diensten verbindet. Der in WHO-Programmen erfolgreich erprobte »Setting-Ansatz« für Städte, Dörfer, Schulen, Betriebe oder Unternehmen stellt das Instrumentarium und die Methodik bereit, mit denen Gesundheitsförderung praktisch umgesetzt werden kann.[55]

Die Organisationskulturen von Wirtschaft, Staat und Zivilgesellschaft stehen immer in einem Spannungsverhältnis zueinander und bilden miteinander agierende Wirkkräfte für

55 Trojan, A., Legewie, H.: Das Buch gibt eine Gesamtdarstellung zu Theorie und Praxis der Gesundheitsförderung und der Modelle regionaler oder sektoraler Gesundheitssystementwicklung.

die gesellschaftliche Produktivität und die soziale Entwicklung. Die Gesundheit der Bevölkerung und die Ausgestaltung des Gesundheitswesens hängen also wesentlich davon ab, wie ausgleichend das Zusammenspiel von staatlicher Machtausübung, geldgesteuertem Markt und sozialer Selbstorganisation gelingt. Das Gesundheitssystem kann so zum Schlüssel für die wirtschaftlich erfolgreiche und sozial attraktive Gesellschaft von morgen werden. Mit seiner Wirtschaftskraft, seinen humanen Werten und seiner sozialen Bedeutung könnte dieser Sektor am ehesten eine neue Balance zwischen Staat, Markt und Bürgergesellschaft herstellen.

Investitionen in die Gesundheit der Bürger sichern Human-Ressourcen und sie stärken die inklusiven und produktiven Kräfte der modernen Gesellschaft. Individuelle und soziale Gesundheit stellen Werte dar, die nicht an der Börse gehandelt werden können. Gesundheit als Ziel bildet ein Bindegewebe, das die Menschen jenseits von ökonomischen und privaten Beziehungen miteinander verknüpft. Psychosoziale Gesundheit wird vor allem durch Beziehungsstörungen bedroht, und die Krankheiten der Moderne erfordern auch so etwas wie Heilkunst für das soziale Beziehungsgefüge von Menschen, die miteinander produktive Leistungen erbringen wollen.

Die zweite Gesundheits-Revolution

Radikale Veränderungen sind in der Wirtschaft so selbstverständlich wie in der Gesellschaft. Die Automobilindustrie ist in ihrer volkswirtschaftlichen Bedeutung und ihrem Anteil am Bruttoinlandsprodukt mit der Gesundheitsindustrie durchaus vergleichbar. Henry Ford und Alfred Sloan von General Motors lösten die Fabrikation von Automobilen in Handwerksbetrieben, also die individuelle Einzelfertigung dieses Produktes, durch ein neues System ab. Das war die erste Revolution in der Autoindustrie. Fords Fließband ist heute noch in vielen Köpfen Symbol und Inbegriff der industriellen Massenproduktion. Sie perfektionierte das Management ganzer Unternehmen, die Organisation der Fabrikbetriebe, die Koordination der Zulieferer, Marktkonzepte und Vertriebssysteme. Die Automobilindustrie in den Vereinigten Staaten der zwanziger Jahre wurde zum weltweiten Vorbild für die Massenproduktion von Gütern und Dienstleistungen. Nach dem zweiten Weltkrieg eroberte dieses Organisationsmuster Europa und veränderte auch die europäischen Industrielandschaften vollkommen.

Der grundlegende Wandel weg von der Fließbandlogik nahm von Japan seinen Ausgang. Toyota ist das wohl bekannteste japanische Autounternehmen. Dort entwickelten Eiji Toyoda und Taiichi Ono die Grundprinzipien der schlanken Produktion. Dieses neue Organisationsmuster begründete den Erfolg der japanischen Industrieproduktion in den sechziger und siebziger Jahren des letzten Jahrhunderts. Lean Production wurde zum neuen Leitbild und die japanische Automobilindustrie zum weltweiten Vorbild für die Gestaltung von Unternehmen. »Die zweite Revolution in der Autoindustrie« heißt der Titel eines Standardwerkes, das 1990 erschien und das Denken über Organisationen und das Produzieren in Systemen weltweit in Bewegung brachte.[56] Das Buch habe seinem Denken und Handeln für Dienstleistungsunternehmen einen Turboladekick gegeben, sagte dazu Wolfgang Homberger von der Steigenberger Hotel AG. Lean Production hat inzwischen auch bei vielen europäischen Unternehmen die Produktivität verdoppelt, die Qualität verbessert und die Kosten gesenkt. Der revolutionäre Wandel in der Organisation von Produktionsprozessen verändert über die Autoindustrie hinaus alle Unternehmen, die Güter oder Dienstleistungen produzieren.

56 Womack, J. P., Jones, D. T., Roos, D.: Die zweite Revolution in der Autoindustrie, Heyne, München 1997.

Nur im Gesundheitswesen läuft dieser Prozeß erst an. Immer noch werden Dienstleistungen wie auf dem Fließband in hierarchischen Prozessen konzipiert und extrem arbeitsteilig produziert. Die Entscheidungsstrukturen in manchen Kliniken erinnern eher an die Anfangsjahre der ersten industriellen Revolution als an den Übergang zur Kommunikationsgesellschaft. Niedergelassene Mediziner in der anachronistischen Isolation der »Freiberufler« schicken Patienten von Dienstleister zu Dienstleister, um Verantwortung weg- und einander Honorare zuzuschieben.

Es gab einmal eine Zeit, da konnte sich der einzelne Arzt seinen Porsche gut leisten. Die Dr. Ing. h. c. F. Porsche AG war auch ein typisch deutsches Symbol von Schaffenskraft und Wohlstand. Mit den Gesundheitsreformen anfangs der achtziger Jahre kam eine Wende der gegenseitigen Freuden. Den Ärzten ging es seitdem ein wenig schlechter, und auch auf das Unternehmen Porsche wollte 1991 keiner mehr setzen. Es stand vor der Pleite. Heute geht es dem Gesundheitswesen immer noch schlecht, es fürchtet die Pleite, die Porsche AG aber steht wieder gut da und agiert erfolgreich auf den internationalen Märkten.

Denn im Herbst 1991 kam Wendelin Wiedeking. Der neue Vorstandsvorsitzende zog eine radikale Sanierung durch, natürlich mit kompetentem Rat aus Japan. Die deutschen Führungskräfte lernten Lean Management by Toyota und studierten »Die zweite Revolution in der Autoindustrie«. Wiedeking erklärte den Bestseller von Womack, Jones und Roos für alle Führungskräfte zur Pflichtlektüre. Die Konsequenzen aus der weltweiten Studie des Massachusetts Institute of Technology läutete ein neues Zeitalter ein: So wie zu Beginn des letzten Jahrhunderts die Fließbänder Henry Fords das handwerkliche Schaffen verdrängten, ersetzt heute Lean Thinking und Lean Production die traditionelle Massenfertigung und die Fließbandkultur in der Wirtschaft. Netzwerke statt Hierarchien, dynamische, sich selbst koordinierende Arbeitsteams verbessern die Produktivität der

Fabriken und die Qualität der Güter. Die Kosten in modernen Unternehmen sinken, die Wertschöpfung steigt.

Top-Manager Wiedeking nahm selbst die Kreissäge in die Hand und verkürzte vor den Augen seiner Arbeiter und Meister die Regale der Zwischenlager in der Automobilfertigung. Eine »Kulturrevolution« war sein Ziel. Die japanischen Experten vom Kaizen Institute Yoshiki Iwata und Chihiro Nakao motivierten zum Wandel. Viel »Muda« wurde aus dem Wertschöpfungsprozeß verbannt, jede Aktivität also, die Ressourcen verbraucht oder beansprucht, ohne Nutzen zu produzieren. »Muda« bedeutet Verschwendung, Ressourcenvergeudung durch falsche Produkte, schlechte Prozesse, unnötigen Aufwand, sinnlose Verrichtungen, Wartezeiten, Leerläufe oder Verwaltungsbürokratie.

In fünf Jahren verdoppelte Porsche seine Produktivität. Die Fabrikationszeit pro Auto sank von sechs Wochen auf drei Tage, und für die Fertigung eines 911 brauchten die »Männer am Band« statt 120 nur noch 60 Arbeitsstunden. Die Vereinbarungen mit der Belegschaftsvertretung enthielten von 1991 bis 1996 eine Beschäftigungsgarantie. »Kaizen«, die kontinuierliche Verbesserung der Produktionsprozesse von der Entwicklung bis zur Reparatur in der Vertragswerkstatt, von der Produktion bis zum Händler, machte die Beschäftigten zu Beteiligten und die Mitarbeiterinnen und Mitarbeiter des Unternehmens zur innovativen Avantgarde. Die neuen Autos rollen fehlerfrei zum Kunden, und das Unternehmen steigert seine Erträge. Die Porsche-Consulting, eine neue Tochterfirma, gibt das erworbene Wissen und Können an neue Kunden weiter.

Das Konzept des »schlanken Unternehmens« macht müden Betrieben also allerorten Beine. Nicht die Rationalisierung durch Automation, sondern die Optimierung durch intelligente Konstruktion und Kooperation bringt heute im Automobilbau Erfolge. Solch kluges Denken ist nicht nur beim Autobau wegweisend geworden. Die Fabriken wandeln sich von taktgenauen Uhrwerken zu atmenden Netzwerken, von Mega-Maschinen zum sozialen Organismus. Eine wirkliche Zeitenwende ereignet sich beim Übergang von der Produktions- zur Informationsgesellschaft. »Change Management« wird zum Schlüssel für Fortschritte und die »lernende Organisation« zum Inbegriff für qualitatives Wachstum.

Nun war die Porsche AG zur Zeit dieser Wende ein wirklich kleines Unternehmen. Schon die Kassenärztliche Vereinigung Berlin setzte damals pro Jahr mehr Geld um, aber nicht so produktiv ein. Das AOK-Netz in Deutschland hat einen Jahresumsatz von 50 Milliarden Euro zu vermelden. Ist die »Gesundheitskasse« nun ein produktives, wertschöpfendes Unternehmen? Kassenmanager betonen gern: Der Mensch sei ein komplexerer Organismus als ein Auto, Heilkunst und Kfz-Bau hätten nichts miteinander zu tun. Aufgabe der Kassen und Solidargemeinschaften sei es, den Kranken zu helfen.

Von Kapitalisten zu lernen kränkt eben den aufrechten Sozialpolitiker, und es schaudert die Humanisten im Gesundheitswesen. Wir sind dem Menschen und nicht dem Profit verpflichtet, predigen auch die Sonntagsredner der Ärzteschaft. Gibt dies aber das Recht zu Verschwendung und Ressourcenvergeudung?

Nach dem Untergang des Sozialismus stellen sich auch die sozialen Aufgaben neu. Wie sinnvoll agiert die sozialstaatliche Dienstleistung und welchen Nutzen hat die Gesellschaft von Gesundheitssystemen und sozialen Sicherungsnetzen? Die Fragen müssen gestellt werden: Können wir die Produktivität des Gesundheitssystems erhöhen, ohne seine sozial integrative Kraft zu schmälern, im Gegenteil, sie noch zu steigern? Läßt sich die »Wertschöpfung« in der Gesundheitsversorgung verbessern?

Wir meinen ja und empfehlen eine »zweite Revolution im Gesundheitswesen»: »Lean-Health-Promotion«. 150 Jahre nach dem Beginn des naturwissenschaftlich-medizinischen Fortschritts und den Erfolgen einer mechanistischen Sicht auf die Dinge des Lebens beginnt ein neues medizinisches Zeitalter. Es wird getragen von der Erkenntnis, daß Gesundheit individuelles wie soziales Gut ist und Krankheit individuelles wie soziales Problem.

Biologische Erkenntnisse, die Ergebnisse der modernen Gehirnforschung und der »Placebo-Medizin« zwingen zu einem vernetzten Denken und zu dynamischen Produktionsprozessen auch für die Gesundheit.

Selbstkritisch muß die Ärzteschaft auch akzeptieren, daß ein Dienstleistungsgefüge mit humanitärem Anspruch die ressourcensparenden Produktionserfahrungen in einer profitorientierten Wirtschaft akzeptieren sollte. Solche Errungenschaften können und müssen auch in der gesetzlichen Krankenversicherung, im Krankenhaus und in der Arztpraxis Einzug halten. Die »Health-Provider«, alle Dienste im Gesundheitssystem, müssen künftig aus freien Stükken ihre wirklichen Kosten offenlegen, den Wert ihrer Medizin darstellen und den Nutzen ihrer Betreuung begründen.

Es gibt, wenn man die Patienten fragt und ihre Wünsche respektiert, aber auch wenn man die tatsächlichen Ergebnisse studiert, zuviel sinnlose Medizin: Diagnostik ohne therapeutischen Nutzen, falsche Interventionspraktiken, Ersatzbefriedigung und Aktionismus, Scheinleistungen und Blindleistungen, Versorgungsprozesse ohne Wert oder Angebote ohne Bedarf.

Hier geht das Profitmotiv als Antrieb für unternehmerisches Handeln einzelner Anbieter über gesundheitliche Interessen schamlos hinweg. Selbst Lebensinteressen sind nicht sicher, wenn die Gewinnsucht regiert. Die Herausforderung lautet also: Laßt uns ein Gesundheitssystem konzipieren und in die Praxis umsetzen, das optimale gesundheitliche Versorgung für alle Bürgerinnen und Bürger bei möglichst geringem gesellschaftlichem Ressourceneinsatz liefert. Dazu müssen wir die Wertschöpfungsprozesse im Gesundheitswesen überprüfen, den Nutzen der Medizin reflektieren und einen radikalen Wandel einleiten. Die Kultur des Helfens und Heilens sollte künftig die Strukturen der Institutionen und Professionen bestimmen. Wir müssen auch die Leistungen im Gesundheitswesen redlich definieren lernen und die Werte medizinischer Maßnahmen selbstkritisch bedenken. Es geht nicht um eine kleine Reform, es geht um eine radikale Neuorientierung des gesamten Systems.

Die Krebszellenökonomie als Hindernis

Das Gesundheitssystem ist keine »Mega-Maschine«. Die derzeitigen Finanzierungsweisen sind der reformbedürftige Grund dafür, daß für eine soziale Dienstleistung, ein Krankenhaus oder eine Arztpraxis profitabel ist, was der Ökonomie des Gesamtsystems schadet. Je aggressiver heute ein Orthopäde seine Abrechnungstechniken ausschlachtet, desto schneller gehen die Gelenke der Bevölkerung kaputt.

Viele Mediziner, Krankenschwestern und Angehörige anderer Heilberufe wollen lieber heute als morgen aus diesem bösartigen und ungesunden Kreislauf aussteigen. Sie reflektieren ernsthaft die vorherrschende geistige Orientierung, stellen das Menschenbild der mechanistischen Medizin in Frage, suchen neuen Sinn für ihr Handeln und bemühen sich, die seelische Dimension des Systems zu berücksichtigen. Die Menschen im Gesundheitswesen, die Krankenhäuser, die Arztpraxen und die sozialen Dienste müssen jetzt tatsächlich lernen, kooperativ miteinander umzugehen und das Gesundheitssystem als Netzwerk zu gestalten.

Die Konfliktlandschaft der Akteure in der laufenden gesundheitspolitischen Reformdebatte gleicht demgegenüber einer kämpferischen Ansammlung von Krebszellen, die aggressiv und rücksichtslos möglichst viele Vorteile aus dem Gesamtorganismus des Gesundheitssystems ziehen wollen. Kostendämpfung mündet in einen Streit um Kostenverantwortung, und die verschiedenen Parteien versuchen entlang des Wertschöpfungsstromes ihre jeweils eigenen Interessen auf Kosten anderer zu verteidigen. Rücksichtsloses Profitstreben, gruppenegoistische Konkurrenzkämpfe, lukrative Risikoselektion oder pfiffige Indikationsschwindeleien, der ganze Kampf um die Pfründe im knapper werdenden Budgetkuchen sind Symptome einer Krebszellenökonomie. Die maximale Medizin der Einzelgänger zerstört die Gesundheit des sozialen Netzes, und die Kommerzialisierung der Gesundheitsdienste infiltriert bösartig die Moral der helfenden Berufe wie der helfenden Institutionen.

Die Krebszellenökonomie im bestehenden Gesundheitswesen wird von Honorar- und Finanzierungssystemen angefacht, die keinen echten Leistungsbezug besitzen. Die Fallpauschale macht den operierten Gesunden zum lukrativsten Patienten, und die sogenannte Einzelleistungsvergütung hat mit Preisen viel, mit dem Wert ärztlicher Tätigkeit aber wenig zu tun. Für eine einzelne Arztpraxis oder ein einzelnes Krankenhaus ist betriebswirtschaftlich lukrativ, was für das gesundheitliche Versorgungssystem ökonomische Nachteile bringt. Diese Desintegration widerspiegelt ein Steuerungsversagen im Systemmanagement und mangelnde Einsicht bei den Führungseliten der beteiligten Gruppen. Zusätzlich lähmt eine wirklich verrückte Spaltung zwischen der Indikationsmacht für nützliche Medizin und der Finanzierungsgewalt über die Versorgungsprozesse das Gesamtunternehmen »Gesundheit für Deutschland«. Wertbestimmung und Ressourcenverantwortung müssen aber integriert werden, um einen wirtschaftlichen Wertschöpfungsprozeß erst möglich zu machen. Ökonomie und Leistung gehören zusammen.

Die Zukunft einer integrierten Gesundheitsversorgung muß ein neues Miteinander unterschiedlicher sozialer und gesundheitlicher Berufe herausbilden und das Verhältnis zwischen Krankenkassen und Dienstleistern verändern. Die gegenseitige Bereitschaft, Leistungen im Wertschöpfungsprozeß der Heilkunst gewissenhaft zu definieren und sinnvoll zu belohnen, dürfte die Produktivität des Versorgungssystems spürbar steigern und gleichzeitig neue Qualitäten erreichen lassen.

Das Unternehmen Gesundheit hat seine Zukunft jenseits der Krebszellenökonomie als kooperatives Netzwerk. Wer in diesem System arbeitet, tut dies im Bewußtsein, Teil eines Ganzen zu sein, das mehr ist als die Summe aller Teile. Jeder zeigt sich bereit, seinen Beitrag für den Erfolg des Versorgungsnetzes zu liefern und die Funktionstüchtigkeit des gesamten Systems zu stärken.

Kooperativer Wettbewerb um Leistungen und Ergebnisse in der Gesundheitsversorgung lösen die heutige Konkurrenz um Finanzierungspfründe und profitable Versorgungsnischen ab. Das Leitbild eines sozialen Immunsystems beschreibt eine realistische Utopie.

Die Gesundheitsversorgung von morgen ist dabei keine von oben gestaltete und beherrschte Versorgungsmaschinerie mehr, sondern ein von unten gebildetes, ständig wandelbares, sich selbst organisierendes, komplexes System, ein lebendiger Organismus. In der Zukunft werden voneinander abhängige und aufeinander bezogene Problembewältigungsgruppen zum Versorgungsträger, die gesundheitliche und soziale Arbeit im Wissen um die gemeinsame Aufgabe ins Werk setzen. Die Fähigkeit zur Kommunikation und Kooperation, das Wissen und Können der einzelnen Mitarbeiterinnen und Mitarbeiter erhalten mehr Anerkennung im Versorgungssystem als strukturelle Machtausübung, Befehlshierarchien oder berufsständische Herrschaftsansprüche.

Heilkunst statt Leistungsmaximierung

Das künftige Leitbild der Ärztinnen und Ärzte soll also eine Medizin für den ganzen Menschen sein, die selbstverständlich somatische, psychische und kulturelle Aspekte integriert.

Die meisten Menschen, die zum Arzt kommen, leiden an funktionellen Krankheiten, psychosomatischen Störungen oder chronischen Gebrechen, denen mit symptomatischer Medizin nicht gut geholfen ist. Die Gefühle von Angst beispielsweise suchen sich vielfältigen körperlichen Ausdruck, egal, ob sie durch Arbeitsverlust, Beziehungskrisen oder mangelnde Lebensperspektiven ausgelöst werden. Im Wertschöpfungsprozeß Gesundheit ist eine Angstbekämpfung mit Herzkathetern und Computertomographen eine Ressourcenvergeudung oder eine Scheinleistung. Der Hausarzt und der Krankenhauspraktiker sind zunehmend herausgefordert, für Menschen mit körperlichen, seelischen und sozialen Problemen einen selbständigen und selbstbestimmten Alltag anzubieten und zu gestalten. Sie müssen im Einzelfall ein gesünderes Leben trotz Behinderung organisieren helfen und Versorgungsnetze für ihre Patienten bereitstellen. Diese umfassende und immer wieder besondere Hindernisse überwindende Heilkunst erfordert Kreativität, Kommunikations- und Beziehungsarbeit: Ein individuelles Versorgungsmanagement oder individuelle »Gesundheitsprodukte«.

Die Leistungen von Medizin und Pflege umfassen eben ein komplexes Netzwerk von Hilfe und Unterstützung. Medizin und Pflege muß den einzelnen Menschen ermuntern, möglichst selbstbestimmt und selbstverantwortlich mit seiner Lage fertig zu werden. Gesundheit heißt Autonomie für die betroffene Person: Autonomie trotz eines körperlichen, seelischen oder sozialen Handicaps. Autonomie ist also das »Produktionsziel« einer sozial verantwortlichen Heilkunst.

Es ist keine Leistung, möglichst viele EKGs in Hamburg zu schreiben, die Zahl der Gelenkoperationen in Bayern zu verdoppeln, die Einweisungszahlen in eine Wiener Klinik zu erhöhen oder die Besuchsfrequenz der Krankenversicherten in den Arztpraxen maximal zu steigern. Die Zahl der Krankenhausbetten oder der Röntgenbilder in einer Region mißt auch nicht die Gesundheit der Bevölkerung. Im Gegenteil:

Quantitativer Einsatz von Medizintechnologie kann qualitativen Rückschritt für die »Gesundheitsproduktion« bedingen, wenn damit individuelle Abhängigkeit oder persönliche Unterwürfigkeit gegenüber profitablen Dienstleistungskonzepten erreicht wird. Es ist auch ein Frevel, wenn Infusionen, Operationen oder invasive Diagnostik wegen der Abrechnungsziffer erforderlich werden.

Die neue Organisation des Gesundheitswesens

Gute Heilkunst unterläßt alles, was dem betroffenen Kranken nicht nützt. Ärztinnen und Ärzte sollten ihre Patienten so behandeln, wie sie selbst behandelt werden wollen. Diese scheinbare Selbstverständlichkeit in die Realität umzusetzen, braucht allein schon einen grundlegenden Systemwandel. Die Wertbestimmung für medizinische Angebote muß vom Patienten her erfolgen und mit dem Kranken zusammen abgestimmt sein. Der Nutzen ärztlicher Maßnahmen ist im Dialog mit dem »Kunden«, zwischen Arzt und Patient im Einzelfall zu definieren. Wenn das gewünschte »Produkt« so individuell bestimmt ist, sollte der Wertschöpfungsprozeß das Ziel in möglichst kurzer Zeit und zu möglichst geringen Kosten erreichen. Dies läßt sich nur realisieren, wenn die Professionen und Institutionen, Ärzte und Krankenkassen, Dienstleister und Finanziers eine systemische Sicht übernehmen, zu einem neuen Miteinander finden und das Gesundheitswesen als ein soziales System verstehen lernen.

Das Gesundheitssystem oder das vernetzte Gesamtunternehmen »Gesundheit« setzt sich beispielsweise aus den Subsystemen Wertorientierung, Finanzierung, Versorgungsprozesse sowie Bildung oder Wissenschaft und Forschung zusammen. Die systemische Sichtweise versteht das gesamte System als interagierendes Netzwerk der einzelnen Teile, die im Interesse des Ganzen koordiniert und aufeinander bezogen zusammenwirken müssen. Unterschiedliche Wertorientierungen bedingen eine dazu jeweils passende Gestaltung der verschiedenen Subsysteme. Das System kann also kapitalistisch oder sozialwirtschaftlich konzipiert werden.

Integrierte Gesundheitsversorgung

Integrierte Gesundheitsversorgung verlangt nach dem Gemeinschaftswerk von Ärzteschaft, Gesundheitsberufen, Krankenkassen und Politik. Ein qualitativer Sprung im deutschen oder österreichischen Gesundheitssystem benötigt gemeinsame Versorgungsträger von Ärzteschaft und Krankenkassen, die das bestehende Steuerungschaos solidarisch und im gegenseitigen Respekt überwinden helfen. Es braucht ein kooperatives Informations-, Kommunikations- und Gestaltungsmanagement und ein Bewußtsein für die gemeinsame Verantwortung. Die Schlüssel zur Umgestaltung des Systems heißen: redliche Leistungsdefinition und vernünftige Entlohnungs- oder Preisgestaltung. Unter den bestehenden gesetzlichen Rahmenbedingungen sind solche Innovationen zum größten Teil bereits möglich!

Es liegt letztlich im Interesse aller Beteiligten, die strukturellen Zwänge zu durchbrechen und beispielsweise hierarchische Abhängigkeit durch flexible Netzwerke oder spezialisierte Chefarztsysteme durch multidisziplinäre Teams zu ersetzen. Die Radikalkur für das Gesundheitssystem in Deutschland und Österreich ist nicht nur ein Frage des Geldes. Es ist primär eine Frage des gesundheitspolitischen Wollens und der gesundheitspolitischen Übereinstimmung der zuständigen Akteure. Selbstverwaltungskörperschaften, die sich ihrer sozialen Verantwortung wieder bewußt werden, können Subsidiarität und Solidarität miteinander verknüpfen und jenseits vom freien Markt und von zentraler Verwaltungswirtschaft ein dezentral vernetztes, national wie regional kooperierendes, preiswertes und wirksames System in die Praxis umsetzen.

Die Kosten jeder Behandlung und die Aufwendungen für das gesamte System ließen sich drastisch senken. Die freigesetzten Ressourcen stünden dann für die Aufgaben zur Verfügung, die heute noch vernachlässigt werden. Das soziale Gewissen der Heilkunst muß vor den Geschäften mit der Krankheit nicht kapitulieren. Es lohnt sich vielmehr, das Gesundheitssystem neu zu denken und auch für eine »Non-Profit-Unternehmung« die Organisationserfahrung der Profitwirtschaft zu nutzen. Die organisatorische Reformkunst beweist sich daran, wie ideologiefrei und selbstbewußt sie Systemerfahrungen aus der Wirtschaft übernimmt und für eine Reanimation des Sozialen einsetzt.

Die Gesundheitssysteme der europäischen Gesellschaften stehen alle vor derselben grundlegenden Weichenstellung. Die entscheidende Frage lautet: Wollen wir ein Gesundheitssystem, das optimalen sozialen Gewinn bei möglichst günstigem gesellschaftlichem Ressourceneinsatz anstrebt, oder wollen wir ein Gesundheitssystem, das maximale individualisierte Profite in einer kapitalistischen Dienstleistungswirtschaft ermöglicht und den kranken Menschen als Objekt für das Geschäft betrachtet?

In einem sozialen Gesundheitssystem müssen sich die Subsysteme dem gemeinsamen Ziel, also preiswerte Gesundheit für alle, unterordnen. Die globale Zielsetzung hat Rückwirkung auf die Gestaltung von Finanzierungs- und Versorgungssystemen. Gruppenegoistische Leistungsausweitungen im Versorgungssystem ohne Rückkoppelung mit dem Gesamtnutzen führen zwangsläufig zu einer Krise der Finanzierungssysteme. Die gegenwärtigen gesundheitspolitischen Reformdebatten vernachlässigen die systemischen Wechselwirkungen und zeichnen sich durch diffuse oder verschleierte Zielsetzungen aus.

Die Schlüsselfrage bleibt, mit welchen Steuerungsinstrumenten und Rahmenbedingungen das Gesundheitswesen ausgestattet sein muß, um modernisierbar und den komplexen Anforderungen gerecht zu werden. Zur Zeit fällt das Gesundheitswesen in Deutschland auseinander, in Österreich und der Schweiz sind die Erosionserscheinungen auch schon deutlich zu spüren. Die Krankheit sitzt tief im System, und die Gesundheitspolitik hat kein heilsames Konzept. Die notwendige Kulturrevolution im Gesundheitswesen ginge jedenfalls an das Eingemachte der vorhandenen Interessen, Professionen, Strukturen und Verhaltensweisen. Entbürokratisierung und Netzwerkorganisationen mit flachen Hierarchien, hoher Selbständigkeit der einzelnen »Produktionseinheiten«, pluralistischer Kooperation und einer integrierenden Gesamtsteuerung erfordern Flexibilität und vor allem eine neue Führungskultur.

Wer selbst am Zapfhahn steht, darf sich nicht über die Freibiermentalität der einfachen Menschen mokieren. Das gern benutzte Postulat von der »Eigenverantwortung« gilt für die privilegierten und einflußreichen Bürgerinnen und Bürger ganz besonders. Es muß also ein Ruck durch die sozialen Eliten gehen, der das soziale Gewissen der Heilkunst über die Geschäfte mit der Medizin stellt. Die Realität einer neuen biopsychosozialen Medizin wird alle und alles verändern: die Ausbildung, das Berufsbild, das Denken und das Handeln von Ärzten, die Finanzierungsweisen und die Organisationskultur im Gesundheitswesen und das Miteinander von Politik, Krankenkassen und Ärzteschaft.

Der seit Beginn der »Kostendämpfungspolitik« 1977 von Jahr zu Jahr intensiver werdende Kampf um die materiellen Pfründe zwischen Arztgruppen, Krankenhäusern und ambulanten Diensten sowie Krankenkassen untereinander hat inzwischen die humanitäre Wertorientierung weitestgehend verdrängt und zerstört. Überdeutlich wurde dies beim Streit um die Einführung der »Disease Management Programme« für chronisch Kranke Anfang des Jahres 2000. Wenn die ärztliche Profession den beruflichen Auftrag wirklich ernst genommen hätte, bräuchte es derart per Gesetz verordnete Programme nicht. Die Kassenärztlichen Vereinigungen hätten längst prozeßbegleitende und unterstützende Management-Dienste und Maßnahmen zur Entwicklung der Betreuungsqualität für Diabetiker, Herzpatienten und andere chronisch Kranke als selbstverständliche Maßnahmen zur Erreichung des »Sicherstellungsauftrages«, den sie zu erfüllen haben, entwickelt und angeboten.

Es ist das Eingeständnis eines Versagens, wenn die Standesvertretung der Ärzteschaft äußert, gute Versorgung gäbe es nur dann, wenn mehr Geld fließt.

Auch die Kassen hatten und haben bei den Programmen, die eigentlich zur Verbesserung der Versorgung der Patienten dienen sollten, ausschließlich die Geldströme und nicht die bessere Versorgung im Blick.

Die eigentliche Intention der Programme wurde so lange verhandelt, bis sie zum jeweiligen Gruppeninteresse paßten. Das Ergebnis beim Disease Management: Die Ärzte bekommen ein Zusatzhonorar für mäßig sinnvolle zusätzliche Protokollierungen, die Kassen kriegen mehr Geld aus dem Risikostrukturausgleich, wenn es ihnen gelingt, viele Patienten in den Prozeß einzuklinken. Nur der Patient kriegt – und auch das nur, weil dies vorgeschrieben ist – allenfalls die Einladung zu einer Schulung, deren Sinn er nicht versteht, ansonsten aber die gleiche mangelhafte Versorgung wie zuvor.

Auch der behauptete Effekt des Wettbewerbes der Krankenkassen untereinander, der seit 1993 in Deutschland durch die Wahlfreiheit für bessere Verhältnisse sorgen sollte, trat unter den vorhandenen Bedingungen nicht ein. Statt dessen konkurrierten die Kassen um die »günstigen« Risiken der Gesunden und versuchen, teure Patienten zu vergraulen. Wirklich Kranke und damit »ungünstige« Risiken werden zum Teil bei der Genehmigung von Leistungen oder auch in der Gesprächsführung dazu motiviert, die Kassen zu wechseln. Die einstigen Solidarkassen beteiligen sich klammheimlich an der schleichenden Entsolidarisierung der Versichertengemeinschaft.

Der Überlebenskampf der Krankenhäuser, die etwa doppelt so viele Betten vorhalten wie wirklich gebraucht werden, führt zur Ausweitung der schweren Krankheiten – nicht, weil diese häufiger sind, sondern weil sie häufiger diagnostiziert werden. Da invasive Maßnahmen und Operationen mehr bringen als Abwarten und sanfte Medizin, wird die Zahl von Eingriffen weiter steigen.

Auch unter den Versicherten nimmt die egoistische Begehrlichkeit nach Medizinkonsum zu. Jeder will mehr aus der Kasse rausholen, als er einbezahlt hat. Menschen versuchen, als Kompensation für ihr Unglück möglichst viele Sachleistungen und teure Diagnosen einzustreichen, die sie im Gespräch mit dem Arzt nie und nimmer erhalten können. Technische Streicheleinheiten als sinnloser und teurer Ersatz für Zuwendung.

Die Politik kennt die Probleme, scheitert aber immer wieder am gleichen Dilemma. Statt an die Komplettreform der Organisation und der Leistungen zu gehen, wird an der Einnahmenseite gebastelt – oder besser gesagt, die Versicherten werden zur Kasse gebeten, um mehr Geld ins marode System zu pumpen. Und weil es in der Zeit der allgemeinen Deregulierung unschicklich ist, allgemeine Abgaben zu erhöhen, werden die Versicherten als Individuen durch Erhöhung der Selbstbehalte und Zuzahlungen belastet.

Obendrein läßt sich die Zuzahlung mit der Stärkung der Eigenverantwortung des Patienten trefflich begründen. Daß dies ebenso populär wie falsch ist, weil der Patient die Leistungen des Gesundheitswesens nur sehr wenig beeinflussen kann, spielt da kaum eine Rolle.

Bismarck versus Beveridge: ein Ländervergleich

Es gilt also, das kranke System der maximalen Medizin vom Kopf auf die Füße eines neuen Gesundheitswesens zu stellen. Dafür braucht es ohne Zweifel auch Mechanismen der Geldverteilung und der Erzielung von Einnahmen, die dem Gesamtziel förderlich sind. Um Steuerungselemente im Medizinbetrieb zu entwickeln, die vernünftige gesundheitsförderliche und kostengünstige Dienstleistungen begünstigen und die Krebszellenökonomie nicht entstehen lassen, erweist sich eine kurze Umschau auf die Systeme in den verschiedenen europäischen Staaten mit ihren Lenkungseffekten als nützlich.

Die solidarische Gesundheitsversorgung in Europa hat zwei ursprüngliche Grundformen: Das Bismarcksche Sozialversicherungsmodell mit der Pflichtversicherung für alle hat vor allem das Medizinsystem in Deutschland, Österreich und der Schweiz geprägt, während in Großbritannien und den skandinavischen Staaten das Konzept des staatlichen Gesundheitsdienstes nach Lord Beveridge etabliert und in unterschiedlichen Abstufungen weiterentwickelt wurde. Die Ausgestaltung beider Systeme, ihre Effizienz, die Zufriedenheit mit ihnen und die Kostenentwicklung können durchaus Hinweise darauf geben, welche Konzepte und Steuerungsinstrumente zukunftstauglich sind.

Deutschland: perfekte Kombination aller Nachteile

Das deutsche System ist mit 10,9 Prozent des BIP Europaspitze, was die Kosten betrifft, und im Mittelfeld, was Lebenserwartung und Zufriedenheit angeht.

In Deutschland sind 90 Prozent der Bevölkerung in der gesetzlichen Krankenversicherung, der Rest (vor allem Besserverdienende, Freiberufler und Beamte) ist privat versichert. Mit rund 14 Prozent des Einkommens sind die Beiträge relativ hoch, decken jedoch auch einen Großteil der Krankenhauskosten ab – der Staat zahlt dort lediglich die Investitionen dazu. Knapp mehr als 300 Kassen stehen im Wettbewerb zueinander, dürfen sich aber im Leistungsspektrum nur unwesentlich voneinander unterscheiden.

Die Zuzahlungen sind mit durchschnittlich zehn Prozent sogar nach den drastischen Schröpfaktionen, die seit Anfang 2004 gelten, vergleichsweise immer noch recht niedrig.

Deutschland erreicht bei der Dichte der Ärzte und der Klinikbetten ebenso Platz eins in Europa wie bei den Klinik-Einweisungen.[57] Die Ärzte fungieren nicht als Gatekeeper für höherwertige medizinische Dienstleistungen, folgerichtig führen etwa die Hälfte der ambulanten Arztbesuche zu einem Facharzt. Die Honorare werden von der Monopolorganisation der Kassenärztlichen Vereinigung an die einzelnen Ärzte verteilt. Qualitätssicherung wird weder im ambulanten noch im stationären Bereich systematisch betrieben.

Kostendämpfungsversuche durch Deckelungen haben bislang kaum nachhaltige Ergebnisse gezeigt. Eine große OECD-Vergleichsstudie kommt zur Einschätzung, daß den überdurchschnittlichen Kosten im deutschen Medizinsystem nur durchschnittliche Ergebnisse gegenüberstehen.[58]

Österreich: Schmalspur-Bürgerversicherung plus Subventionschaos

Österreich hat es lange geschafft, sich durch statistische Maßnahmen mit einem Kostenanteil von rund acht Prozent des Bruttoinlandsproduktes (BIP) in den Vergleichstatisti-

57 Böcken, Jan, Martin Butzlaff, Andreas Esche (Hrsg.): Reformen im Gesundheitswesen, Verlag Bertelsmann Stiftung, Gütersloh 2000.

58 Ebd.

ken unauffällig im europäischen Mittelfeld zu ducken. Doch nun haben die korrekten Einrechnungen von Subventionen der Länder und Gemeinden für die Krankenhäuser ergeben, daß auch in der Alpenrepublik 10,8 Prozent aller erwirtschafteten Güter ins Medizinsystem fließen, fast der gleiche Prozentsatz wie in Deutschland.

Experten fanden in anderen Rubriken der Statistiken Ausgaben im Gegenwert von weiteren rund 2,7 Prozent des Bruttoinlandsproduktes, die eindeutig zu den Gesundheitskosten gehören: 30 bis 40 Prozent der Krankenhauskosten, die nicht von Kassen oder durch die leistungsorientierte Krankenhausfinanzierung abgedeckt werden, gelten als Defizit, und die Abdeckung dieses Fehlbetrages durch die Bundesländer und Gemeinden wurde den Gesundheitskosten einfach nicht zugeschlagen.[59]

Alle Bürger Österreichs sind pflichtversichert, die Beiträge zur gesetzlichen Krankenversicherung sind mit 7,3 Prozent des Einkommens für alle vergleichsweise gering, jedoch wird ein großer Teil der Krankenhauskosten zusätzlich von Bund, Ländern und Gemeinden aus Steuermitteln bezahlt – eine Doppelgleisigkeit, die in diesem teuersten Segment eine Planung fast unmöglich macht.

Gesetzliche Zuordnungen aller Arbeitnehmer und auch der Freiberufler zur jeweiligen berufsständischen Pflichtversicherungen schließen einen Wettbewerb unter den Kassen aus.

Relativ hohe Zuzahlungen, durchschnittlich bis zu 20 Prozent, sollen nach den Plänen der österreichischen Regierung im Lauf des Jahres 2004 noch weiter erhöht werden.

Die Ärztezulassung ist nach Bedarf limitiert, dennoch ist die Ärztedichte relativ hoch. Die Ärzte schließen Einzelverträge mit den Versicherungen ab. Und bei der Anzahl der Krankenhausbetten schafft es unter allen Staaten Europas nur Österreich, mit dem etwa 100 Prozent über den gün-

59 Pichler, Eva: Ist die Gesundheitsquote ein aussagefähiges Konzept? in: Pichler, Eva, Evelyn Walter (Hrsg.): Beiträge zur Gesundheitsökonomie, Wien 2002.

stigen Ländern liegenden Niveau Deutschlands mitzuhalten.

Qualitätssicherung wird weder im ambulanten noch im stationären Bereich systematisch betrieben.

Schweiz: Kopfpauschale plus Selbstbeteiligung

In der Schweiz werden ebenfalls deutlich mehr als zehn Prozent des BIP für das Medizinsystem ausgegeben.

Alle in der Schweiz wohnenden Personen sind obligatorisch versichert, sie können dabei zwischen rund 100 Versicherungen wählen. Die in Deutschland nun heftig diskutierten Kopfprämien gibt es in der Schweiz bereits seit 1994. Erst kürzlich scheiterte in einer Volksabstimmung die Ablösung dieses Systems durch einkommensabhängige Beiträge: Jeder Versicherte zahlt also einen fixen Betrag, unabhängig von Einkommen und Familienstand. Prämienverbilligungen werden nach sozialen Kriterien an rund 25 Prozent der Bevölkerung vergeben und staatlich subventioniert.

Die Zuzahlungen sind hoch – sie betragen bis 20 Prozent, beim ersten Arztbesuch pro Jahr sind sie noch deutlich höher. Dazu gibt es noch Bonussysteme ähnlich der Autoversicherung – je länger keine Leistungen in Anspruch genommen werden, desto höher ist der Rabatt. Obwohl so bis zu 40 Prozent der Versicherungsbeiträge gespart werden könnten, sind die Ausgaben im Schweizer Medizinsystem praktisch gleich rasch angestiegen wie in Deutschland oder Österreich.

Freie, niedergelassene Ärzte können ohne Reglementierung frei gewählt werden – eine Ausnahme bilden hier nur die HMOs, in denen rund zehn Prozent der Versicherten organisiert sind. Ärztedichte, Klinikdichte und technischer Aufwand können mit dem Deutschlands Schritt halten, was zu ähnlich hohen Kosten führt.

Qualitätssicherung wird weder im ambulanten noch im stationären Bereich systematisch betrieben.

Gemeinwirtschaft kann auch günstig sein

Die drei deutschsprachigen Länder weisen zwar durchaus unterschiedliche Strukturmerkmale auf. Die Schweizer haben die Kopfpauschalen schon, die das deutsche System nun nach dem Willen der CDU retten sollen. Die Österreicher haben mit der allgemeinen Pflichtversicherung eigentlich schon die Bürgerversicherung zumindest in der Schmalspurversion, wie sie in Deutschland nun ebenfalls diskutiert wird. In Österreich gibt es keinen Wettbewerb unter den Versicherungen. Die Schweiz und auch Österreich haben eine wesentlich höhere Kostenbeteiligung der Patienten, der manche Ökonomen ja ebenfalls eine steuernde Funktion nachsagen. Doch die Kostenentwicklung ist in allen drei Ländern ähnlich dramatisch hoch, ohne daß es im Vergleich zu anderen Staaten Europas den geringsten Hinweis auf bessere Qualität in der medizinischen Versorgung gäbe.

Die Ursache läßt sich durchaus herausfiltern: In allen drei Ländern werden die angebotenen Leistungen der Ärzte und Kliniken zwar bezahlt, aber kaum reguliert, und Qualitätssicherung wird weder im ambulanten noch im stationären Bereich systematisch betrieben.

Wesentlich geringere Kostensteigerungen haben in den vergangenen Jahrzehnten nur jene Länder verzeichnet, die nach wissenschaftlichen und politischen Kriterien Menge und Verteilung der medizinischen Leistungen kontingentiert haben und Systeme zur Beurteilung und Verbesserung der Qualität der medizinischen Dienstleistungen sowohl der Krankenhäuser als auch der niedergelassenen Ärzte etabliert haben.

Staatliches Gesundheitswesen, finanziert durch Steuern, wie in Dänemark oder Großbritannien, zeigen die Vor- und Nachteile dieser Systeme sehr deutlich.

Mit 90 Prozent Zustimmung sind nach einer Vergleichsstudie der Bertelsmann-Stiftung die Dänen die zufriedensten Kunden eines Gesundheitswesens in Europa[60] und haben auch gute Gründe dafür. Die Ergebnisse des Systems – soweit die sich in Zahlen wie der Lebenserwartung ausdrücken lassen – sind im guten Schnitt, bei den Kosten freilich gelang den Dänen ein kleines Wunder: Gingen noch 1983 mit 9,2 Prozent des Bruttoinlandproduktes (BIP) noch etwas mehr Mittel ins Medizinsystem als in Deutschland, so waren es 1997 nur noch 8,0 Prozent – im gleichen Zeitraum stieg in Deutschland der Kostenanteil von 9,0 auf 10,7 Prozent aller geschaffenen Werte. Ein Durchschnitts-Däne gab 1997 im Jahr 2040 Dollar für den Medizinbetrieb aus, ein Deutscher 2360.

Dänemark hat ein überwiegend über Steuern finanziertes öffentliches Gesundheitssystem, in dem Gestaltung, Steuerung und Finanzierung des Systems freilich dezentral von den Regionen organisiert wird. 15 Prozent der Kosten werden durch Selbstbeteiligungen der Versicherten aufgebracht.

In Deutschlands nördlichem Nachbarn haben Allgemeinmediziner eine echte Gatekeeper-Funktion und einen Versorgungsauftrag. Sie schließen mit den Regionen Verträge ab und werden mit Kopfpauschalen für die betreuten Versicherten plus einer Vergütung für Einzelleistungen bezahlt. Erst wenn in einer Region mehr als 1325 Personen auf einen Arzt kommen, wird ein neuer Arzt zugelassen. Etwa die Hälfte der dänischen Allgemeinmediziner sind heute schon in Gemeinschaftspraxen organisiert. Die freie Arztwahl hat nur, wer eine Zusatzprämie bezahlt. Wie hoch die Akzeptanz des dänischen Systems ist, zeigt sich daran, daß nur zwei Prozent der Bevölkerung von dieser Variante Gebrauch machen,

60 Böcken, Jan, Martin Butzlaff, Andreas Esche (Hrsg.): Reformen im Gesundheitswesen, Verlag Bertelsmann Stiftung, Gütersloh 2000.

während 98 Prozent sich einen Allgemeinmediziner in ihrer Umgebung als Navigator durchs Gesundheitssystem aussuchen. Wenn sie unzufrieden sind, können sie jeweils zum Halbjahr zu einem anderen Hausarzt wechseln.

Die Kostenbegrenzung wurde vor allem deshalb erreicht, weil es in Dänemark gelungen ist, die Krankenhaus-Kapazitäten stark abzubauen und mehr Leistungen in den niedergelassenen Bereich zu bringen. Die Kontingentierung scheint recht erfolgreich zu sein: Die Wartezeiten hielten sich mit durchschnittlich 87 Tagen für einen chirurgischen Eingriff noch in erträglichen Grenzen.

Weil die Regionen auch zur ständigen Evaluierung ihres Health Care Plans verpflichtet sind, spielt Qualitätsmanagement auf allen Ebenen eine wachsende Rolle – und sobald die Ergebnisse des medizinischen Tuns ein wesentlicher Parameter für weitere Entscheidungen sind, galoppieren die Kosten auch nicht mehr automatisch davon. Qualitätsindikatoren auf der Ebene der Behandlungsergebnisse und der Zufriedenheit der Patienten sorgen obendrein für Vergleichbarkeit von Kliniken und anderen Einrichtungen sowie für Wettbewerb in die richtige Richtung.

Großbritannien

Die Schattenseiten der größeren politischen Beeinflußbarkeit gemeinwirtschaftlicher Systeme wurden und werden in Großbritannien deutlich, wo unter der Regierung Thatcher das Nationale Gesundheitssystem bis nahe an den Kollaps zusammengespart wurde. England gibt für sein Gesundheitssystem weniger Geld aus als die anderen europäischen Staaten, und das sieht jeder Besucher.

Doch auch wenn die Ausstattung der medizinischen Einrichtungen und Wartezeiten begreiflicherweise für erheblichen Unmut sorgen und mit 1,7 Ärzten je 1000 Einwohner offenkundig nicht ausreichend Mediziner zur Verfügung stehen, die Ergebnisse des NHS können sich nach wie vor sehen lassen. Die Lebenserwartung ist in Großbritannien durchschnittlich hoch, bei Qualitätssicherung und Präventionsprogrammen steht Großbritannien ebenso durchaus an der Spitze wie beim Überwachen und Entdecken von Arzneimittelnebenwirkungen.

Finnland

Auch das finnische Gesundheitswesen wird überwiegend aus Steuermitteln finanziert, und auch hier ist die Zufriedenheit mit fast 90 Prozent enorm hoch. Der Durchschnitts-Finne gibt mit 1525 Dollar um fast ein Drittel weniger für den Medizinbetrieb aus als ein Deutscher, Schweizer oder Österreicher. Mit nur 7,4 Prozent des BIP zählt das finnische System zu den billigsten in Europa, unterboten nur von Großbritannien.

Kernstück der Gesundheitsversorgung dort sind Gesundheitszentren in den Gemeinden, in denen die ambulante Versorgung ebenso abgewickelt wird wie einfache stationäre Leistungen erbracht werden. Ein solches Zentrum betreut im Schnitt 22000 Menschen, beschäftigt sind dort Allgemeinärzte, Fachärzte, Krankenschwestern, Zahnärzte, Sozialarbeiter, Psychotherapeuten und Physiotherapeuten ebenso wie Gesundheitserzieher. Die Zentren sind nicht nur für die Behandlung, sondern auch für die Gesundheitsförderung zuständig. Innerhalb der Zentren betreut meist ein Hausarzt eine bestimmte Anzahl von betreuten Menschen. Trotz dieses höheren Aufwandes kommen die Finnen mit 2,8 Ärzten je 1000 Einwohnern aus, die Deutschen leisten sich 3,4 Mediziner je 1000 Einwohner.

Die Fachärzte sind in den Kliniken angestellt und können nur auf Überweisung des Hausarztes konsultiert werden.

Qualitätsmängel konnten die Forscher in der Europäischen Vergleichsstudie keine feststellen – im Gegenteil: Bei der Vermeidung der Kindersterblichkeit liegt Finnland sogar auf Platz eins in Europa, auch die Lebenserwartung der Frauen liegt im Spitzenfeld, lediglich bei der Lebenserwartung der Männer liegt Finnland im unteren Drittel.

Niederlande

Die Niederlande wiederum haben ein historisch gewachsenes Sozialversicherungsmodell ähnlich dem in Österreich und mit Abstrichen in Deutschland, mit dem allerdings mehr als drei Viertel der Bevölkerung zufrieden sind. Hier konnten dennoch die Ausgaben für das Medizinsystem mit 8,5 Prozent über Jahrzehnte, verglichen mit der Entwicklung der allgemeinen Produktivität, auf gleichem Niveau gehalten werden.

Auch die Niederlande kennen keine freie Arztwahl. Jeder Bürger muß sich bei einem Hausarzt einschreiben, der als Navigator durchs Gesundheitswesen fungiert. Diese Mediziner werden ausschließlich nach Kopfpauschalen bezahlt, sie bekommen für jeden Versicherten, der sich bei ihnen zur Betreuung anmeldet, einen fixen Betrag, unabhängig davon, ob und wie viele Leistungen beansprucht werden. Für ältere Versicherte ist die Pauschale etwas höher. Durchaus ein Anreiz, effizient mit Gesundheitsproblemen umzugehen. Etwa 90 Prozent der Fälle werden vom Hausarzt behandelt, rund die Hälfte der Ärzte haben sich entschieden, in Gemeinschaftspraxen zu arbeiten.

Fachärzte praktizieren nur in den Kliniken, die bei uns charakteristische Dreigleisigkeit Allgemeinmedizin – Facharzt – Klinik mit den Abschiebemechanismen und Mehrfachbefundungen gibt es nicht.

Die Fortbildung der Mediziner ist verpflichtend und überwiegend von Verwertungsinteressen der Industrie unabhängig. Fachärzte müssen sich ähnlich wie Piloten alle fünf Jahre einer Rezertifizierung stellen.

Es wäre durchaus möglich, daß bei derartigen Finanzierungsstrukturen statt der wuchernden Überversorgung ein Anreiz zur Unterversorgung mit schlechterer Behandlung für Kranke entsteht. Umfangreiche Programme zur Evaluierung der Qualität konnten und können dem jedoch vorbeugen und entgegenwirken. Komitees erarbeiten auf der Grundlage der Evidenz-basierten Medizin Kriterien für die Investitionen in große Behandlungseinrichtungen ebenso wie Leitlinien für Behandlungsabläufe. Die Qualitätssicherung in der Allgemeinmedizin gilt international als vorbildlich. In Peer Reviews, regelmäßigen Gruppensitzungen, an denen 80 Prozent der Allgemeinmediziner teilnehmen, werden unter Anleitung geschulter Gruppenleiter Behandlungsabläufe diskutiert.

Auch das Leitliniensystem hat in den Niederlanden ganz andere Dimensionen und Qualitäten als die bei uns bekannten. Und an modernen Methoden des Leistungs-Monitoring wie Tests der Mediziner über ihren Wissensstand, Auswertung der Behandlungsunterlagen und Videoaufzeichnungen von Sprechstunden wird laufend weiter gearbeitet. Ein Mediziner, der nicht 40 Weiterbildungsstunden pro Jahr nachweisen kann, verliert nach fünf Jahren seine Berufszulassung.

Die Kliniken bekommen ebenso wie in Finnland oder Dänemark fixe Budgets, die auf der Basis des Leistungsspektrums berechnet werden, und sind zu deren Einhaltung verpflichtet. Auch in den Kliniken sind ständige Qualitätskontrollen und Zahlen, welche die Ergebnisse in der Patientenbetreuung vergleichbar machen, selbstverständlich.

Einnahmen bringen Geld, steuern aber nicht

Die Beispiele zeigen, daß Steuerungsmechanismen auf der Einnahmenseite zwar zu unterschiedlicher sozialer Gerechtigkeit führen, jedoch keinen erkennbaren Einfluß auf die Entwicklung der Systeme haben.

In der Schweiz mit hohen Selbstbeteiligungen der Versicherten ist der Medizinbetrieb sehr teuer, in Dänemark mit ebenfalls hohen Zuzahlungen ist er dagegen sehr günstig – genauso wie in den Niederlanden, die mit knapp sechs Prozent die geringsten Kostenbeteiligungen für Versicherte aller europäischer Länder aufweisen.

Die Bürgerversicherung in den Niederlanden kommt mit weniger Geld aus als das ähnliche Beitragssystem in Österreich. Und die Schweiz mit den Kopfpauschalen, die angeblich die Effektivität erhöhen soll, zählt zu den teuersten Systemen.

Lediglich die steuerfinanzierten Systeme sind insgesamt kostengünstiger, aber das liegt wohl nicht an der Art der Einhebung der Mittel über Abgaben statt über Krankenversicherungsbeiträge. In diesen Ländern werden die Ressourcen im Gesundheitswesen nicht im Wildwuchs, sondern überlegt und planvoll eingesetzt.

Der Fall Großbritannien zeigt allerdings, daß die direkte Einflußnahme der Politik auf Steuerungsgrößen im Medizinbetrieb auch massive Nachteile hat. Rationierungen können per Parlamentsbeschluß von der jeweiligen Mehrheit durchgesetzt werden und zu erheblichen Beeinträchtigungen der Versorgung führen. Andere Länder wie Dänemark, Finnland und die Niederlande zeigen in unterschiedlicher Abstufung, wie im gleichen System Kosteneffizienz und Qualitätsverbesserung parallel möglich sind.

Auffallend ist jedenfalls ein Befund: Nur jene Länder konnten erfolgreich die ersten Schritte der Umwandlung des Medizinsystems Richtung Gesundheitswesen im Wortsinn bei gleichbleibenden Kosten durchführen, in denen die ökonomischen Zwänge die einzelnen Leistungserbringer wie niedergelassene Ärzte und Kliniken nicht in einen desaströsen Wettbewerb gegeneinander und damit permanent zu einer Ausweitung der Leistungen motivieren oder drängen.

Qualitätsmanagement und echte Prävention sind Güter, die eine integrierte Versorgung zur Voraussetzung haben und sich nicht wie Labortests und Röntgenuntersuchungen kleinteilig abrechnen lassen. Ihr Wert schlägt sich nur auf die Volkswirtschaft insgesamt nieder.

Und deshalb brauchen auch die deutschsprachigen Länder eine komplette Umkehr der Finanzierungslogik, wenn der Umbau des Medizinbetriebes Chancen auf Erfolg haben soll. Zu oft sind Modellversuche wie Ärztenetzwerke oder Qualitätsgruppen im Gestrüpp der zuwiderlaufenden Honorarlogiken hängengeblieben.

Der Schlüssel liegt bei der Einkommenslogik für die Ärzte. Mehr als 80 Prozent der Ausgaben der gesetzlichen Krankenversicherung unterliegen der Verfügungsgewalt ärztlicher Anordnung. Der Arzt hat also objektiv Macht, auch wenn er sich subjektiv ohnmächtig im Gestrüpp von Gebührenordnung, Bürokratien, Hierarchien, Konkurrenzverhältnissen und Anspruchsdenken seiner Patienten verstrickt fühlt. Eine Profession allerdings, die reale Macht nicht mehr zu nutzen vermag und strukturelle Zwänge bereitwillig schluckt, statt die Strukturen zu verändern, gibt sich selbst auf.

Zuzahlungen (Selbstbehalte) belasten, Steuern nicht

Wenn Kostendruck und Phantasielosigkeit regieren, dann kommen in der Gesundheitspolitik in schöner Regelmäßigkeit Selbstbeteiligungen der Patienten auf den Tisch. Es ginge darum, beim Patienten durch Kostenbeteiligung ein höheres Bewußtsein für die Aufwendungen im Gesundheitswesen zu schaffen, wird von Rot-Grün in Deutschland in matter Einigkeit mit Schwarz-Blau in Österreich argumentiert. Zuzahlungen oder Selbstbehalte, wie diese Inkasso-Automaten in Österreich beschönigend genannt werden (weil dabei niemand etwas selbst behält, außer der Arzt sein Honorar und die Apotheke den Kaufpreis für Medikamente), würden die ungebremste Nachfrage nach medizinischen Leistungen auf ein vernünftiges Maß zügeln, so die vordergründig einleuchtende Argumentation.

Schließlich zahlt ein vernünftiger Bürger ja nur für etwas, von dessen Wichtigkeit man wirklich überzeugt ist. Entsprechend der marktwirtschaftlichen Verhaltenslehre wird dabei die Wirkung kostensteuernder Verhaltensanreize darin vermutet, die Versicherten als Marktakteure allein durch finanzielle Gewinne oder Einbußen in ihren Entscheidungen zu beeinflussen.

Dabei wird durchaus auf Erfahrungen zurückgegriffen. Die durch den Wettbewerb und marktwirtschaftliche Elemente induzierten Verhaltensanreize im Gesundheitswesen für Ärzte, Kliniken und andere Leistungserbringer führten zu Entwicklungen, die aus einzelwirtschaftlicher Sicht durchaus als Erfolg zu betrachten sind. Das ungebremste Wachstum des Gesundheitsmarktes ist für die, welche davon profitieren, ohne Zweifel eine tolle Erfolgsstory; auf anderen Märkten herbeigesehnt und sicherlich Zeichen des wirtschaftlichen Erfolgs der Anbieter. Doch für die Allgemeinheit ist dieser Erfolg eine mittlere Katastrophe. Als Reaktion darauf soll nun der Gesundheitsmarkt so gesteuert werden, daß sein Wachstum nicht stärker steigt als das der Einnahmenseite, also im annähernden Gleichschritt mit der gesamten Wirtschaft weiter wächst.

Um dieses Ziel zu erreichen, sollen Verhaltensanreize eingesetzt werden; allerdings nicht bei jenen, die so trefflich auf die vorhandenen Anreize – mehr Einzelleistung – mehr Geld – reagiert hatten, sondern bei den Konsumenten der Dienstleistungen, den Patienten.

Nachdem dieses Spiel schon einige Jahrzehnte europaweit praktiziert wird, liegen genug Ergebnisse vor, welche die Auswirkungen von Kostenbeteiligungen auf die Entwicklung der Nachfrage klar darstellbar machen:

– Bei den Arzneimitteln sind Selbstbehalte in Form von Rezeptgebühren oder ähnlichen Maßnahmen in den vergangenen zwei Jahrzehnten überall in Europa in allen Varianten eingesetzt worden. Die rasante überproportionale Entwicklung der Ausgaben für Medikamente haben sie nirgendwo in Europa nennenswert beeinflußt.

– Bei den Arztbesuchen wirkt ein massiver Selbstbehalt tatsächlich vor allem bei sozial benachteiligten Menschen bremsend – freilich nur beim Erstbesuch, danach regieren die Ärzte das weitere Verhalten der Patienten praktisch zu 100 Prozent. Die Ärzte selbst stecken solche Einbußen problemlos weg, indem sie andere Honorarpositionen stärker beanspruchen, mancher unterlassener Erstbesuch dagegen wäre eigentlich sinnvoll und nötig gewesen. In den Niederlanden wurde wegen dieser unerwünschten Wirkungen die Kostenbeteiligung, die 1995 eingeführt wurde, schon im Jahr 2000 wieder abgeschafft.

Unterm Strich bleibt ein Effekt der Zuzahlungen der Versicherten zu den medizinischen Leistungen unbestritten bestehen: Zur Finanzierung tragen Kostenbeteiligungen sicherlich bei – dies freilich auf eine dem Solidaritätsprinzip der sozialen Krankenversicherung widersprechende Art: Bezahlen müssen die Kranken, und trotz mancher sozialen Abfederung tragen die sozial Schwachen obendrein die größte Last.

Fallpauschalen steuern falsch

Ganze Heerscharen von Gesundheitsökonomen sind seit Jahrzehnten bemüht, marktwirtschaftlich angehauchte Steuerungsmechanismen für die Abrechnung der Klinik- und Behandlungskosten zu finden, die nicht kontraproduktiv sind.

Lange Zeit wurden in den Kliniken wie in einem Hotel einfach die Tage abgerechnet, die ein Patient dort verbracht hat. Es war nur logisch, daß in der Folge die Zeiten der Rekonvaleszenz nach einem Eingriff recht hoch waren. Am Freitag wurde kaum jemand entlassen – sonst wäre das Bett ja übers Wochenende leer gewesen.

Eine gut eineinhalb Jahrzehnte währende Reformdebatte sollte endlich ökonomische Vernunft in die Ökonomie der kranken Häuser bringen. Die Fehlsteuerung der Abrechnung nach Tagessätzen wurde erkannt, riesige Gremien erstellten umfangreiche Listen zu den Durchschnittskosten jeder Routine-Intervention im Krankenhaus. Wenn nun die Kliniken für eine Blinddarmoperation diese Summe bekämen, so die Überlegung, sei der ökonomische Anreiz ein vernünftiger: Eine effiziente Behandlung führt zu einer früheren Entlassung und damit zu geringeren Kosten für die Klinik.

In Österreich wurde diese revolutionäre Vernunft der Abrechnungen schon 1997 eingeführt, in Deutschland quälten sich die Riesenapparate der medizinischen Konsensus-Maschinerie einige Jahre über die Jahrtausendwende hinaus.

Die Ergebnisse könnten plakativer nicht sein und schienen den Reformern zunächst als Beleg ihres Erfolges: Schon im Jahr 2000 gingen in Österreich die Tage, die Patienten durchschnittlich nach einem Eingriff im Krankenhausbett verbrachten, radikal zurück. Mit 6,3 Tagen lagen sie bereits etwa im EU-Durchschnitt, während sie in Deutschland, wo nach wie vor Tagessätze verrechnet wurden, auf weit überdurchschnittlichen 10,1 Tagen blieben.[61]

Doch die Krebszellenökonomie wucherte weiter. Im gleichen Jahr stellte Österreich nämlich mit 29,2 Krankenhaus-Einweisungen pro 100 Einwohner einen absoluten Europa-Rekord auf. Drei von zehn Einwohnern jährlich als Krankenhauspatienten, eine enorme Zahl. Und eine respektable Steigerung: Zehn Jahre davor waren es noch 20,6 Einweisungen pro 100 Einwohner.

Weil auch noch die Zahl der einzelnen Behandlungen pro Patient massiv anstieg, wurde der kosteneinsparende Effekt der »leistungsorientierten Krankenhausfinanzierung«, wie

61 Hohenauer, J., u. a.: Ein volkswirtschaftlicher Vergleich des Gesundheitswesens in Österreich mit Deutschland und der Schweiz – Struktur, Entwicklung und Reformansätze, Wien 2002.

das Modell stolz genannt wird, mehr als wettgemacht. Die Krankenhauskosten galoppieren in Österreich annähernd mit den Medikamentenkosten mit.

Schuld an dieser Entwicklung ist die Abrechnungslogik, die jeden Krankenhausmanager dazu zwingt, für die eigene Bilanz Einnahmen zu optimieren, was für das Gesamtsystem zwangsläufig zu sinnlosem Mehraufwand führt. Technologisch ist das Gesundheitswesen zwar eher rückständig, doch mit EDV-Programmen zur »Optimierung« der Eingangsdiagnosen und nötigen Zusatzuntersuchungen werden Klinikmanager in Österreich geradezu überhäuft. Optimierung bedeutet, entlang der Regeln des Abrechnungssystems die für das Klinik-Management günstigste Variante zu finden. Und günstig ist es für die Manager, möglichst hohe Einkünfte bei möglichst geringem Aufwand zu erzielen. Daher bedeutet diese Optimierung für die Allgemeinheit, daß jeweils die teuerste Variante gewählt wird.

Das Beispiel einer Patientin mit Eierstockkrebs macht das deutlich. »Kern« etwa, ein Programm zur »professionellen Kodierung und Bewertung von Diagnosen im Kernbereich der Leistungsorientierten Krankenhausfinanzierung«, hat für solche Patientinnen Umbuchungsvorschläge parat: »Für die Hauptdiagnose 285.4 Anämie«, leuchtet am Bildschirm bei der Eingabe ein Fragefeld auf, gäbe es mit 18.372 Punkten rund 6000 Euro-Punkte mehr als bei der Einstufung als Krebspatientin. Nachsatz: »Wollen Sie 285.4 zur Hauptdiagnose machen?« Der Klick auf den »Ja«-Button wäre zwar einträglich für die Klinik, medizinisch aber nicht gerechtfertigt. An diesem Blutmangel litt die Frau zwar tatsächlich auch, aber nur als Folge des Tumors.

Ein Alkoholabhängiger, der wegen epileptischer Anfälle ins Krankenhaus eingeliefert wurde, bringt mit der zutreffenden Hauptdiagnose nur 14000 Punkte ein. Würde der Arzt der Versuchung erliegen, die chronische Bronchitis des Mannes – in diesem Fall eine Nebenerscheinung – zur Hauptdiagnose zu machen, brächte das immerhin 23000 Punkte.

Fazit bleibt: Solange die Gesundheitsversorgung nicht alle Prozesse zur Betreuung eines Patienten integriert, werden Reformversuche rasch wieder von der alten Logik überwuchert. Wenn nun in Deutschland die »diagnosebezogenen Fallpauschalen« flächendeckend eingesetzt werden, können die Klinikmanager jedenfalls auf ausreichende Erfahrungen in Österreich mit den »Optimierungsprogrammen« zurückgreifen.

Lösung 1: Echte Bürgerversicherung

Eine echte und nachhaltige Gesundheitsreform ist ohne klare Verbesserungen auf Seite der Einnahmen zum Scheitern verurteilt. Wenn die unselbständig Erwerbstätigen wie Arbeiter und Angestellte aus demografischen und ökonomischen Gründen einen immer kleineren Anteil der Bevölkerung ausmachen, ist die Beschränkung der Einnahmen des Gesundheitswesens auf genau diese Gruppe so wie schon in den vergangenen Jahren automatisch mit Einnahmen-Rückgängen verbunden.

Doch auch das um etwa ein Drittel effizientere neue Gesundheitswesen braucht wegen der zusätzlichen Aufwendungen für echte Prävention und die Integration der Rehabilitation und Pflege in etwa die zehn Prozent des Bruttoinlandsproduktes, die heute für den Medizinbetrieb ausgegeben werden.

Ein soziales Gesundheitssystem muß einen rationalen und stimmigen Ausgleich zwischen individuellem Wohl und Allgemeinwohl herbeiführen. Die Finanzierung muß alle im gleichen Maß umfassen, wenn eine gesunde Gesellschaft mit möglichst gesunden Bürgern erreicht werden soll. Die moderne Gesellschaft braucht deshalb eine Pflichtversicherung für alle, auch für jene zehn Prozent ohnehin sozial Bessergestellten, die sich derzeit in Deutschland durch eine Privatversicherung dem solidarischen Ausgleich entziehen können. Und sie braucht eine Kostenbeteiligung in Relation zu den Möglichkeiten des einzelnen Individuums. Unterschiede in der Lebenserwartung und unterschiedlichen Krankheitsrisiken, die ohnehin zu Lasten der sozial Schwächeren gehen, können damit nicht ausgeglichen werden, aber zumindest werden innerhalb des Gesundheitssystems die Ungleichheiten nicht noch größer.

Dieser Effekt kann mit Steuern oder Abgaben zur Krankenversicherung erreicht werden.

Eine Finanzierung aus Steuern wie in Dänemark oder Finnland wäre eine durchaus transparente Lösung. Steuerfinanzierte Systeme sorgen auch dafür, daß Empfänger höherer Einkommen mehr Beiträge leisten als die Ärmeren.

Weil sie jedoch dem historisch gewachsenen beitragsfinanzierten Krankenkassensystem in Deutschland und Österreich widerspricht, ist eine echte Bürgerversicherung ein durchaus realistischer Lösungsansatz. Die Kultur der Selbstverwaltung in beiden Ländern hat darüber hinaus positive Aspekte, weil die Organe der Selbstverwaltung zumindest von der Grundkonstruktion her näher an der Bürgergesellschaft agieren können und gegenüber kurzfristigen politischen Interessen recht robust sind. In einer Zeit mit relativ knappen öffentlichen Mitteln kann das ein Vorteil sein.

Die Kopfpauschalen, wie sie in der Schweiz bestehen und in Deutschland von der CDU gefordert werden, sehen denselben Beitrag aller zur Krankenversorgung vor – in Deutschland wären das 260 Euro pro Bürger und Monat. Das bedeutet, das Besserverdienende anteilsmäßig deutlich weniger, Sozialschwache dagegen deutlich mehr beitragen müssen. Dazu kommt noch die höhere Belastung von Familien, weil der Status der Mitversicherten (Ehepartner, Jugendliche ab 18 Jahren) abgeschafft würde. Dieses System hat den gravierenden Nachteil, den gesellschaftlichen Zusammenhalt tendenziell zu schwächen. Deswegen schlägt auch die CDU in ihrem Modell einen steuerfinanzierten

Ausgleich der durch das System verursachten Ungerechtigkeit vor. Etwa ein Viertel – 70 Euro pro Monat – soll dazu dienen, die Asymmetrien abzufedern, obendrein soll keiner mehr als 15 Prozent des Einkommens bezahlen. Im Klartext heißt das dennoch: Der Niedriglohn-Bezieher bezahlt nach diesem Modell 15 Prozent seines Einkommens für die gesetzliche Krankenversicherung, der Top-Manager mit einer Jahresgage von 500000 Euro gerade einmal ein halbes Prozent.

Deswegen sind Kopfpauschalen kontraproduktiv für ein soziales Gesundheitswesen, aber durchaus lukrativ für ein kapitalistisches System.

Solidarisch finanzierte Gesundheitsversicherung

Der gesellschaftliche Zusammenhalt, also die Gesundheit des Sozialen erfordert ein integriertes System der Sozial- und Gesundheitsversorgung, eine Art Gesundheitsversicherung, in der die Aufgaben der Krankenversicherung, der Pflegeversicherung, teilweise (was Rehabilitation betrifft) auch der Pensions- oder Rentenversicherung und die öffentlichen Sozial- und Gesundheitsdienste zusammengeführt werden. Die konkreten integrierten Versorgungsaufgaben erzwingen nämlich neue Organisationsmuster und Handlungsweisen.

Eine solidarisch finanzierte Gesundheitsversicherung als Pflichtversicherung für alle Bürgerinnen und Bürger deckt solidarisch den Bedarf an allen medizinischen und pflegerischen Leistungen ab. Jeder hat darüber hinaus die Möglichkeit zur freiwilligen Zusatzversicherung seiner individuellen Bedürfnisse. Der einzelne kann seine Krankenkasse frei wählen. Die Kasse muß jeden aufnehmen und Diskriminierung wird bestraft.

Umgekehrt sollen auch Selbständige, Beamte und Besserverdienende ihren Beitrag in die solidarische Versicherung leisten.

Die neue Gesundheitsversicherung kostet zehn Prozent aller Einkünfte unabhängig von ihrer Quelle – also Lohn ebenso wie Gewinn oder Ertrag aus Vermögen. Dazu bedarf es keiner riesigen Umorganisierung. Die Betriebe rechnen wie bisher die Beiträge anteilig zu den Löhnen und Gehältern ab, die Abgabe aus den anderen Einkommensarten werden von den Finanzämtern gemeinsam mit der Steuer erhoben.

Die Einbeziehung aller Einnahmequellen in die Gesundheitsversicherung ist sozial gerecht und sichert eine wesentlich nachhaltigere Einnahmebasis als die derzeitige Beschränkung auf die Einnahmen aus Lohnarbeit (oder in Österreich aus Erwerbsarbeit). Die Beschränkung der Beiträge bis zu einer Höchstbemessungsgrenze, wie sie derzeit praktiziert wird, widerspricht dem Solidaritätsprinzip der sozialen Krankenversicherung ebenso wie die Möglichkeit zur Privatversicherung der Empfänger höherer Einkommen in Deutschland. Gerade ökonomisch Bessergestellte können sich den höheren Beitrag für ein System leisten, das die soziale und ökonomische Weiterentwicklung und damit die Basis für ihre eigene Einkommensentwicklung sichert.

Der Public-Health-Spezialist Franz Heinzen hat berechnet, wie massiv und ungerecht die Verteilungswirkung des derzeitigen Systems in Deutschland ist. Die Eingliederung der privat Krankenversicherten und die Berücksichtigung des gesamten Volkseinkommens für die Beitragsberechnung brächten dem System Mehreinnahmen von 52,7 Milliarden Euro und würden Mehrausgaben von nur 19 Milliarden Euro verursachen, der Überschuß könnte dazu führen, alle Beiträge um rund drei Prozent zu senken.[62]

Die neue Gesundheitsversicherung deckt dann den medizinischen Bedarf ab, sie bietet also eine Basisversorgung auf hohem Niveau mit allen Hilfen, die im Krankheitsfall nach

62 Heinzen, Franz: Strategien für ein zukunftsfähiges Versorgungssystem der gesetzlichen Krankenkassen, Dissertation, Bielefeld 2003.

dem Stand der wissenschaftlichen Erkenntnis nützlich und wirksam sind.

Private Zusatzversicherungen – ob nun von den gesetzlichen Kassen oder anderen Dienstleistern angeboten – übernehmen die zusätzlichen Bedürfnisse, also die Dienstleistungen, die guttun und das Wohlbefinden stärken, aber keinen von der individuellen Entscheidung unabhängigen Gesundheitsnutzen besitzen.

Eine solche Ordnung der gesetzlichen Krankenversicherung führt zu einer neuen Abstimmung zwischen Individuum und Gesellschaft und verknüpft einen wirtschaftlichen Sektor der Pflichtversicherung mit einem dynamischen Markt für individuelle Zusatzbedürfnisse.

Die heutige gesetzliche und die private Krankenversicherung müssen rechtlich gleichgestellt werden, und beide Kassensysteme sollen künftig – ähnlich wie bei dem Modell der Schweiz – Regelversorgung und Wahlmöglichkeiten anbieten können. Eine solche Gliederung des Versorgungssystems stellt einen viel vernünftigeren Ausgleich zwischen Individualismus und gesellschaftlicher Solidarität sicher als das bestehende Ordnungsmuster. Voraussetzung ist freilich, daß auch die privaten Versicherungen für ihre Angebote in der gesetzlichen Krankenversicherung gemeinnützige Unternehmen betreiben.

Lösung 2: Gemeinwirtschaft und Markt verbinden

Die Vereinigten Staaten von Amerika pumpen mehr als 14 Prozent ihres Bruttoinlandproduktes in die Gesundheitsindustrie. Die pure kapitalistische Dienstleistungswirtschaft des freien Marktes kommt teuer und erreicht nur ein geringes Maß an sozialer Gesundheit. Das Geschäft mit der Krankheit blüht. Die vorherrschenden Kapitalverwertungsinteressen führen zur Ausgrenzung der wirklich Versorgungsbedürftigen. Die Ideologie der Medizin wird durch die Ideologie des Marktes ersetzt und Vertrauen durch Rechtsstreit abgelöst. Die Ethik der Interessen verdrängt die Ethik der Menschenwürde. Gegenüber solchen amerikanischen Verhältnissen ist das Gesundheitssystem in Deutschland oder Österreich immer noch ein positives Beispiel zielorientierter Wirtschaftlichkeit und wertvoller Humanität.

Als börsennotierte Unternehmen nutzen die Medizinkonzerne eine zahlungsfähige Klientel für ihre Profitziele. Als Kapitalanlage konkurriert die Medizin inzwischen erfolgreich mit anderen Möglichkeiten zur Verwertung privaten Kapitals, und die Gewinnerwartung der Medizinaktionäre übertrifft die meisten Anlagealternativen. Renditen von mindestens 20 Prozent sind das Ziel. Diese Kommerzialisierung der Gesundheitsversorgung hat mit gesundheitlicher Wertschöpfung und ärztlicher Leistung aber wenig zu tun. Die größten Health-Care-Gesellschaften erwirtschaften tatsächlich 20 bis 30 Prozent Gewinn aus den eingenommenen Prämien. Von einem Dollar im US-amerikanischen Gesundheitssystem werden lediglich 20 Cent für die direkte Krankenpflege eingesetzt, den Rest schlucken Bürokratie, Geschäftsprozesse, Kontrollmanagement, offensive Werbung und natürlich Gewinnausschüttung. Ein so gestaltetes Gesundheitssystem ist für einige Gesunde hoch profitabel und für viele Kranke unerschwinglich. Der freie Markt erreicht keinen Ausgleich zwischen individuellem und allgemeinem Wohl. Die soziale Gesundheit leidet unter den Profitinteressen des medizinisch industriellen Komplexes, und die gesundheitliche Wertschöpfung fällt mit dem Anstieg der Aktienkurse.

Wenn der Mitteleinsatz für die Gesundheitsversorgung amerikanische Dimensionen hätte, stünden dem deutschen Versorgungssystem gut 100 Milliarden Euro mehr zur Verfügung, in Österreich wären es 11 Milliarden.

100 Milliarden Euro sind das Finanzierungäquivalent von bis zu vier Millionen Pflegekräften, Yogalehrern, Physio-

therapeuten oder Ärzten im Praktikum. Doch eine florierende Aktienmedizin würde weniger in solche personale Heilkraft, in helfende Hände, die im übrigen lokal und regional ansässig und nicht den globalen Märkten unterworfen sind, investieren als vielmehr in Herzklappenmedizin oder andere Technologieprodukte, die überall auf der Welt hergestellt werden können – und dabei zehn bis 20 Milliarden Euro privatisierte Gewinnabschöpfung beanspruchen. Die Gegensätze zwischen sozialem Gewinn und individualisiertem Profit sind deutlich.

Demgegenüber waren die europäischen Systeme der Krankenversorgung stets überwiegend gemeinwirtschaftlich organisiert. Ob eher steuerfinanziert, wie die von Beveridge inspirierten Systeme in England, Dänemark und Skandinavien, oder dem Bismarckschen Sozialversicherungsmodell folgend wie in Deutschland und Österreich – es geht immer auch um die Durchsetzung gesellschaftspolitischer Solidarität, um gerechten Ausgleich der Risiken, darum, allen das Angebot der verfügbaren medizinischen Dienstleistungen unabhängig von ihrem Einkommen zugänglich zu machen.

Und das soll auch so bleiben.

Das bedeutet, daß die im Gesundheitswesen agierenden Unternehmen überwiegend Non-profit-Unternehmen bleiben müssen, so wie es heute auch die überwiegende Anzahl der Krankenhäuser und Versicherungen sind. Doch die Beziehungen der Anbieter und Finanziers müssen neu geordnet werden. Non-Profit oder gemeinwirtschaftliche Orientierung allein sind bei weitem nicht ausreichend. Viele der gemeinwirtschaftlichen Unternehmen haben sich als korruptionsanfällige Einrichtungen erwiesen. Die Unternehmen waren lange Jahrzehnte privilegiert und mußten sich keinerlei Wettbewerb stellen. In zu vielen der Kassen und Krankenhäuser steckt immer noch der bevormundende Geist alter Bürokratien, die den Patienten als Kunden gerade noch als Belästigung akzeptiert, die in Kauf genommen werden muß. Dazu wurden ineffiziente Organisations- und Verhaltensweisen geschützt. »Non Profit« heißt nicht »keine Leistung«. Hier ist radikaler Wandel durch mehr Qualitätswettbewerb angesagt und im integrierten System auch machbar. Gemeinwirtschaftliche Unternehmen ohne überzogene Gewinnabschöpfung müssen täglich beweisen, daß sie besser arbeiten als private Unternehmen.

Die Entwicklung und der Ausbau einer Integrierten Medizin und einer Integrierten Versorgung sind die Schlüsselprozesse für das Gesundheitswesen der Zukunft. Die damit einhergehende Modernisierung wird die Professionen und Institutionen, Ärzte und Krankenkassen, Dienstleister und Finanziers zu einem neuen Miteinander zwingen und eine systemische Sicht des Zusammenwirkens durchsetzen. Internationale Beispiele in der Entwicklung der Gesundheitssysteme zeigen, daß die bisherige Trennung von Versorgung und Versicherung oder von Dienstleistern und Krankenkassen aufgehoben wird. Die alten Organisationsmuster werden durch eine neue Systemgestaltung abgelöst.

Die europäischen Länder verfolgen im Unterschied zu den Vereinigten Staaten von Amerika traditionell eine Politik, die dem Gesundheitswesen sozial integrierende und gesellschaftlich inklusive Funktionen zuordnet und die wirtschaftlichen Interessen den sozialen Zielen unterordnet. Diese europäische Tradition und Vision begründet eine besondere Wachstumschance. Nötig ist dazu ein koordiniertes Change-Management aller beteiligten Akteure, die sich am Prozeß einer kontinuierlichen Systementwicklung beteiligen müssen.

Gegenwärtig versagen die Prinzipien des freien Marktes oder der staatlichen Fürsorge mit ihrer jeweiligen Organisationslogik vor der gesellschaftspolitischen Aufgabe, ein soziales Gesundheitswesen und eine menschliche Krankenversorgung für die Bevölkerung und den einzelnen Menschen zu realisieren.

Doch anders als in den »alten« staatlichen Modellen sollen die Angebote an Dienstleistungen im Gesundheitswesen der

Zukunft dezentral organisiert werden. Und auch die Rahmenplanung des medizinischen Bedarfes kann in den Regionen besser erfolgen als in einer staatlichen Zentralbürokratie. Wie viele Mediziner und Hightech-Geräte sinnvoll und nötig sind, kann nicht vom Markt entschieden werden – das deutsche Beispiel mit den Jahrzehnten des Wildwuchses und seinen Überkapazitäten beweisen das ebenso wie die wuchernden Kosten in den USA.

»Mehr Markt« löst die vorhandenen Probleme der individuellen und sozialen Gesundheit ebensowenig wie »mehr Staat«.

Gesundheitswesen als soziales Bindegewebe

Die Krise der Gesundheitssysteme zwingt die Gesellschaften zu neuen Lösungen.

Die Dänen, Niederländer und Finnen zeigen den Weg: Regionale Gesundheitspläne, die auf der Basis der neuesten wissenschaftlichen Erkenntnisse Bedarfszahlen festlegen und permanent evaluieren, können Evidenz-basierte Entscheidungen jenseits von Gruppenegoismen und Absatzinteressen fällen. Patientenorganisationen, die in die Kommunikations- und Entscheidungsprozesse einbezogen sind, sorgen für entsprechenden Ausgleich. Absolute Transparenz durch die Verpflichtung der Veröffentlichung aller behandlungsrelevanten Daten ermöglichen auf fachlicher Ebene und auf der Ebene der Patientenzufriedenheit Quervergleiche und etablieren damit einen vernünftigen Wettbewerb der Anbieter von medizinischen Dienstleistungen.

Die Kliniken werden in diesem Modell der Zukunft komplett von den Gesundheitskassen finanziert. Jede Doppelfinanzierung hat den Keim der Abschiebung von Verantwortung und der Krebszellenökonomie in sich und ist kontraproduktiv. Schon aus verrechnungstechnischen Gründen muß dabei die Fallpauschale Grundlage bleiben. Der Qualitätswettbewerb zwischen den Kliniken kann aber für sinnvolle Marktverhältnisse sorgen: Die zuweisenden Hausärzte orientieren sich nach durchschnittlicher Belegdauer, Komplikationsraten, Qualität der Rehabilitation und der Häufigkeit der neuerlichen Einweisung wegen des gleichen Leidens, Patienten nach Terminkomfort, Qualität der Information und der Hotelleistungen des jeweiligen Krankenhauses.

Um regionalen Wildwuchs oder auch Unterversorgung zu verhindern, braucht es freilich auf der Ebene der stationären Einrichtungen auch eine planerische Komponente. Dafür sind regionale Modelle weit geeigneter als nationale. Entsprechend der Evidenz-basierten Medizin braucht es Bedarfsermittlungen für hochtechnisierte Einrichtungen in Relation zur jeweiligen Einwohnerzahl. Auf der Basis dieses Bedarfes lassen sich fixe Budgets für die einzelnen Anbieter errechnen, die mit den abgerechneten Fallzahlen permanent abgeglichen werden. Die Klinikbudgets müssen entsprechend den Gesundheitsplänen der Region evaluiert und gegebenenfalls umverteilt werden.

Mit den niedergelassenen Medizinern schließen die Krankenkassen ebenso wie mit anderen ambulanten Dienstleistern wie Physio- und Psychotherapeuten, Krankenschwestern oder Hebammen direkt Verträge ab. Die Kriterien für die Bezahlung werden allerdings vom Kopf auf die Füße gestellt. Grundsätzlich ist ein Zeithonorar wie überall sonst eine vernünftige Art der Abgeltung von Arbeit; die einzige Leistungskomponente, die zusätzlich berücksichtigt und bezahlt werden sollte, ist das Mehr an Gesundheit oder die schnellere und bessere Wiederherstellung der Gesundheit.

Bedarf und Bedürfnis trennen

Die über allgemeine Versicherungsbeiträge solidarisch finanzierte, allgemeine »Gesundheitssicherung« deckt in Zukunft den medizinischen Bedarf ab, also eine Basisversorgung auf hohem Niveau und mit allen Hilfen, die im Krankheitsfall nach dem Stand der wissenschaftlichen Erkenntnis und der ärztlichen Erfahrung nützlich, wirksam und vernünftig sind.

Private Zusatzversicherungen oder Zahlungen übernehmen die zusätzlichen Bedürfnisse, also die Dienstleistungen, die das Wohlbefinden steigern, aber keinen von der individuellen Entscheidung unabhängigen Gesundheitsnutzen besitzen.

Die Grenze zwischen Bedarf und Bedürfnis stellt allerdings keine Gesetzmäßigkeit dar. Sie ist fließend und muß durch gesellschaftliche Vereinbarung immer wieder neu definiert werden.

Ob ungewollt kinderlosen Eltern die enorm teure In-vitro-Fertilisation als Kassenleistung bezahlt wird, hängt vom gesellschaftlichen Entscheidungsprozeß ab.

Die Nebenwirkungen von ungewollten Schwangerschaften bei jungen Menschen für die Individuen und die Gesellschaft dagegen sind so hoch, daß die Finanzierung einer frühzeitigen Abtreibung im Gegensatz zu heutiger Praxis durchaus überlegenswert ist.

Wenn erwiesen ist, daß Bewegung und Sport für die Reduzierung des Herz-Kreislauf-Risikos effizienter ist als der Dauereinsatz von Medikamenten, muß daraus auch eine klare Präferenz der Kassenleistung in Richtung Motivation und Beeinflussung des Lebensstils abgeleitet werden. Grundsätzlich sollte für solidarische Krankenkassen die Regel gelten: Immer dann, wenn bei einem Gesundheitsproblem eigenes aktives Handel genauso wirksam oder wirksamer ist als eine medizinische Intervention, muß die betroffene Person für die medizinische Ersatzhilfe auch selbst geradestehen und über Zusatzversicherungen oder privat finanzieren. Die Solidargemeinde kann nicht den individuellen Egoismus mangelnder sozialer Verantwortlichkeit unterstützen, ohne selbst unglaubwürdig zu werden.

Auch die Zahl der hoch teuren Einrichtungen wie Intensivbetten und Rettungshubschrauber muß ständig auf ihren relativen Nutzen im Vergleich zu den dadurch entstehenden Kosten evaluiert werden.

Lösung 3: An Prozeß-Qualität statt an Krankheit verdienen

Niemand käme auf die Idee, die Qualität und den Preis einer Zeitung an der Zahl der verbrauchten Bleistifte bei der Herstellung zu messen und daraus zu schließen, daß ein möglichst hoher Papieraufwand besonders qualitätssteigernd und preiswürdig wäre. Aber genau nach dieser Betrachtungsweise werden heute noch Prozesse im Gesundheitswesen organisiert. Krankenkassen und Ärzte sehen nicht die gemeinsame Aufgabe und streben keine gemeinsame Organisation und Systementwicklung an. Die Honorierung von einzelnen Reparaturleistungen ist nicht nur unsinnig, sie formt auch das System in die falsche Richtung.

Die zweite Gesundheitsrevolution hat nur Chancen, wenn die Struktur der Finanzierung vom Kopf – der Bezahlung von einzelnen Reparaturleistungen am Kranken – auf die Füße gestellt wird. Statt an immer mehr Reparaturleistungen muß das Gesundheitswesen der Zukunft an der Erhaltung und Wiederherstellung von Gesundheit ökonomisch orientiert werden.

Das Ende der Kassenärztlichen Vereinigungen

Residuen aus ständestaatlichen Organisationsformen der Zwischenkriegszeit haben im modernen Gesundheitswesen keinen Platz. Die Monopolorganisation der Kassenärztlichen Vereinigungen ist anachronistisch und ineffizient. Sie garantiert komplette Intransparenz, versorgt das System mit den falschen, weil technische Leistungen forcierenden Anreizen und blockiert seit Jahrzehnten sinnvolle Reformansätze. Gleichzeitig verhindert diese berufsständische Struktur die absolut notwendige Integration und Vernetzung der Leistungserbringer quer durch die Professionen entlang der Wege, die Patienten tatsächlich zurücklegen.

Damit das Netzwerk des neuen Gesundheitswesens überhaupt erst wachsen kann, müssen die Kassenärztlichen Vereinigungen abgeschafft und auf individueller oder kollektivvertraglicher Basis neue Vertragstypen zwischen Kassen und Ärzten geschaffen werden. Selbstverständlich sollen Ärzte sich zusammenschließen, aber dann freiwillig.

Als erster Schritt muß das noch vorhandene Vertragsmonopol der Vereinigung endlich fallen, damit neue Modelle wie HMOs auch flächendeckend angeboten werden können. Der Sicherstellungsauftrag wird in Zukunft von den Krankenkassen gemeinsam mit ihren Vertragspartnern, den niedergelassenen Ärzten und ihren jeweiligen Verbänden, erbracht. Die Kassenärztlichen Vereinigungen sind diesem Auftrag in Wahrheit nie gerecht geworden, sondern haben ihn auf einen Kampf um einen möglichst großen Anteil am Finanzkuchen und die Verteilung der Pfründe nach Kriterien reduziert, die von der Aufgabe völlig entfremdet sind.

Die Grundlagen der Finanzierung dürfen nicht länger Einzelleistungen am Patienten oder dessen Organen sein. Ärztinnen und Ärzte handeln erst dann wieder problembewußt, wenn sie ein angemessenes Pauschalhonorar erhalten, das sich an der aufgewendeten Betreuungszeit ausrichtet. Zeitbezogene Honorare, verknüpft mit einem kontinuierlichen, ergebnisorientierten Qualitätsmanagement und ergebnisabhängigen Einkommensbestandteilen, sind am besten geeignet, komplexe Leistungen gerecht und motivierend zu bewerten. Zeithonorare geben Ärztinnen und Ärzten wieder den Freiraum, ihrer eigentlichen Profession nachzugehen und sich ganzheitlich um die Gesundheit ihrer Patienten zu kümmern. Sie müssen ausreichend Zeit für ihre Patienten haben, ohne daß ihr eigenes Honorar davon abhängt.

Managed-Care-Modelle zeigen den Weg. In Schweizer Modellversuchen verdienen die Ärzte zunächst entsprechend der geleisteten Arbeitszeit wie die meisten anderen Menschen auch, und über eine Gewinnbeteiligung ein wenig auch an der Gesundheit der von ihnen betreuten Versicherten, nicht an der Reparatur der Krankheit. Das spart den Versicherten gut 20 Prozent der Beiträge.

Das Konzept dieser »Health Maintainance Organisation« (HMO) wird in der Schweiz schon für jeden zehnten Versicherten praktiziert. Ein Team von Ärzten, Krankenschwestern und Therapeuten kümmert sich um alle medizinischen Belange einer Gruppe von Versicherten und ist an deren erfolgreicher Behandlung ökonomisch beteiligt. Die 7000 HMO-Mitglieder, die sich etwa für das Züricher Modell »MediX« entschieden haben, verzichten auf die freie Arztwahl und profitieren dafür vom zwanzigprozentigen Prämienrabatt und von der qualitativ hochwertigen Betreuung.

MediX bekommt von den Krankenversicherungen, die in der Schweiz wie in Deutschland um die Versicherten konkurrieren, die Beiträge dieser Mitglieder und trägt die volle Budgetverantwortung. Da auch die Kosten für Medikamente, die externen Spezialisten oder die Krankenhausaufenthalte aus diesem Topf finanziert werden müssen, liegt es natürlich im Interesse der MediX-Mediziner, wenn es ihren Patienten gutgeht und sie auch in den Kliniken rasch und effizient behandelt werden.

Die in den USA beobachtete Gefahr, daß Ärzte mit ökonomischer Verantwortung gewisse Behandlungen unterlassen, um ihr Budget zu entlasten, wurde schon bei der Gestaltung des Modells begegnet. Profitorientierte Kapitalgeber wurden ausgeschlossen, die Ärzte tragen gemeinsam das ökonomische Risiko. »Damit«, erklärt der ärztliche Leiter Felix Huber, »ist das Risiko des einzelnen Arztes nicht existenzbedrohend.«

Die Auswirkung der »Capitation« genannten Übergabe der Finanzverantwortung an die HMO-Mediziner liegt nur zum kleineren Teil im daraus resultierenden finanziellen Anreiz. Entscheidend ist, daß ökonomische und medizinische Verantwortung ebenso zusammengeführt sind wie die Verantwortung für alle medizinischen Bereiche. Die HMO-Ärzte übernehmen erstmals die Gesamtverantwortung für die Betreuung und die gesamten Behandlungsprozesse der Versicherten. Das prägt eine neue Denkweise.

Zehn Mediziner der Gemeinschaftspraxis garantieren Öffnungszeiten von 7.30 bis 20 Uhr und jeden Samstagmorgen auch noch die Möglichkeit zur Sprechstunde, Erreichbarkeit rund um die Uhr, Termine am gleichen Tag. Und ist jemand im Krankenhaus, wird nicht einfach abgewartet, bis der Entlassungsbescheid kommt. Der individuell gewählte und verantwortliche Arzt schaut notfalls auch im Krankenhaus nach dem Rechten, damit eine patientenorientierte Behandlung gesichert wird. Die ständige Evaluierung der Verweildauer, Komplikationsraten und der Zufriedenheit der Patienten ist inzwischen ebenso Routine wie ein ausgeklügeltes System der Qualitätssicherung unter den niedergelassenen Ärzten selbst. Die MediX-Ärzte überweisen nur dorthin, wo es auch entsprechend positive Ergebnisse mit anderen Patienten gab.

Es gibt Kantone, in denen sich bereits 20 Prozent der Versicherten für HMO-Modelle wie das von MediX entschieden haben. Angesichts der kurzen Zeit und des in unseren Breiten sehr gewöhnungsbedürftigen Verzichts auf die freie Arztwahl sieht auch die deutsche Bertelsmann-Stiftung in dieser Entwicklung durchaus einen guten Erfolg.[63] Die Gesundheitsökonomen der Bertelsmann-Stiftung schätzen das Einsparpotential ohne jeden Qualitätsverlust durch

63 Böcken, Jan, Martin Butzlaff, Andreas Esche (Hrsg.): Reformen im Gesundheitswesen, Verlag Bertelsmann Stiftung, Gütersloh 2000.

Managed-Care-Modelle wie die HMOs sogar auf 30 bis 35 Prozent.[64]

Dazu kommt noch das ökonomische Plus für die Mitarbeiter der HMO. Die Beteiligung der Ärzte an der Betriebsgesellschaft, resümiert Felix Huber, ist ein direkter finanzieller Anreiz, kostengünstigere Medizin zu praktizieren. Die eingeschriebenen Versicherten finden diese Gewinnbeteiligung auch angemessen.

Der Hausarzt als Gesundheitsmanager

Die Versicherten, die sich für das schweizerische HMO-Modell entscheiden, verpflichten sich damit, in den folgenden sechs Monaten keinen anderen Allgemeinmediziner aufzusuchen und sich bei der Auswahl von Fachärzten und Krankenhäusern von den Spezialisten der HMO navigieren zu lassen.

Die Versicherungen, die mit der HMO einen Vertrag abschließen, übergeben dieser Organisation auch die Beiträge des Versicherten zur Verwaltung. Um Risikoselektionen auszuschließen, geschieht das nach einem Capitation-Verfahren, bei dem Alter und Geschlecht berücksichtigt werden. Die HMO erhält die Capitation für jeden eingeschriebenen Versicherten im voraus und kauft dann alle Spezialleistungen von der Operation bis zur Physiotherapie gezielt zu.

Da es zwar wünschenswert, aber nicht realistisch wäre, die gesamte medizinische Versorgung mit einem Schlag auf HMO-Strukturen umzustellen, ist es sicher zielführend, wie in der Schweiz zunächst den Versicherten, die sich neu zur Betreuung durch eine HMO einschreiben, einen zwanzigprozentigen Prämiennachlaß anzubieten.

Die Schweizer HMOs haben von Anfang an begonnen,

64 Böcken, Jan, Martin Butzlaff, Andreas Esche (Hrsg): Reformen im Gesundheitswesen, Verlag Bertelsmann Stiftung, Gütersloh 2000.

ihren Versicherten mit Kochkursen, Fitneßangeboten und Bewegungstherapien Lebensstilangebote zu machen, um die Häufigkeit von Erkrankungen zu reduzieren. Für ein weitergehendes psychosoziales Risikomanagement fehlen noch die Voraussetzungen. Aber in diese Richtung weist die Entwicklung.

Der zweite Schritt war, mit Fragebogen nach Krankenhaus-Überstellungen systematisch die Betreuungsqualität der diversen Einrichtungen zu erheben. Auch Preise für einzelne Leistungen wie Röntgenuntersuchungen, die zum Teil bis zum Faktor zwei differieren, wurden und werden systematisch erhoben. Weitergehendes Qualitätsmanagement wäre zwar aus der Sicht der HMO-Ärzte sehr wichtig, ist zur Zeit in der Schweiz aber nicht möglich, da die Komplikationsraten für die einzelnen Eingriffe in den Krankenhäusern noch nicht systematisch erfaßt und veröffentlicht werden.

Für eine zukunftstaugliche Gesundheitsreform ist aber Voraussetzung, daß alle spezialisierten Anbieter von Medizin die Fähigkeiten ihrer Mitarbeiter durch zertifizierte Fortbildung und die Qualität ihrer Leistungen durch vergleichbare Komplikations- und Ergebniszahlen unter Beweis stellen.

Wer heute einen Kühlschrank oder ein Fahrrad für sein Kind kauft, kann sich selbstverständlich in diversen seriösen und unabhängigen Vergleichstests über alle relevanten Qualitätsmerkmale, Energieverbrauch, Schadstoffbelastung und Sicherheitsmerkmale informieren.

Wer aber mitentscheiden soll, wohin sein Kind zur Blinddarmoperation geschickt wird, hat keine Ahnung, was dort auf den kleinen Patienten wartet.

Dabei differieren, das zeigen die wenigen Pilotstudien zum Qualitätsmanagement erschreckend deutlich, die Komplikationsraten dramatisch. Je nach Ausbildungsstand, Qualifikation und wichtigen Strukturmerkmalen wie Team-Management, Hygiene, Arbeitszeiten und vielen anderen

Faktoren gibt es auch bei simplen Eingriffen in einer Klinik 0,5 Prozent, in einer anderen bis zu fünf Prozent Komplikationen.

Der Quervergleich der Qualität der Leistungen der einzelnen Krankenhausabteilungen ist eine Grundvoraussetzung für kostengünstige und gute Medizin. Die selbstverständliche Transparenz der Ergebnisse und eine kontinuierliche Leistungsbewertung der ärztlichen Arbeit unter Einbeziehung der Zufriedenheit der Patienten müssen Minimalstandards werden.

Ein kontinuierliches Qualitätsmanagement und eine wirksame (Selbst)Kontrolle ist freilich auch bei den niedergelassenen Medizinern wichtig. Die MediX-Ärzte in Zürich etwa veranstalten wöchentlich nach einem festgelegten Programm Qualitätszirkel, bei denen Klinikeinweisungen, Problemfälle, aber auch Routineabläufe besprochen und evaluiert werden. Die systematische Fehlermeldung (critical incidence report) führt zu einer systematischen Analyse von Fehlern, die Verbesserungsschritte werden dokumentiert.

Die Dividende von fünf bis zehn Prozent, die das Team als Erfolgsprämie nun schon regelmäßig kassieren darf, ist wohl eine gute Entschädigung für diesen zusätzlichen Aufwand.

Inzwischen hat eine eigene unabhängige Stiftung zur Qualitätssicherung in den schweizerischen HMOs Qualitätsstandards und Abläufe zur Sicherung der Qualität entwickelt und überwacht deren Einhaltung. Die Patienten werden über den Stand der Qualitätsarbeit laufend informiert. Diese Versorgungskultur sorgt also aus eigenem Antrieb für die Transparenz seiner Qualität und Kosten.

Patienteninformation als Schlüssel zur Qualität

Als einen weiteren zentralen Schlüssel zur Verbesserung der Ergebnisse der medizinischen Betreuung und Senkung der Kosten haben die MediX-Ärzte die umfassende Information der Patienten identifiziert. Vor- und Nachteile von aufwendigen Diagnosemethoden mit dem daraus resultierenden Rattenschwanz an möglichen Folgeuntersuchungen oder schwerwiegender und sehr teurer medizinischer Interventionen wie etwa der Chemotherapie bei vielen Krebsarten für den Patienten verständlich und nachvollziehbar zu machen, ist eine echte Herausforderung, für welche die Mediziner kommunikative Fähigkeiten brauchen.

»Wir sagen jetzt den Betroffenen etwa vor dem Einsatz von Chemotherapie bei Lungenkrebs sehr genau, daß die Behandlung nur bei einem von zehn Patienten anspricht«, beschreibt Felix Huber den Entscheidungsprozeß. Tatsächlich wird im konventionellen Gesundheitswesen maximaler Aufwand vor allem dort betrieben, wo die Erfolgsaussichten minimal sind. Daß ärztliche Kunst auch darin besteht, angesichts fehlender Heilungschancen vor allem Schmerzen zu nehmen und Menschen human zu begleiten, diese Haltung hat sich mit Ausnahme der Mitarbeiter diverser Hospize immer noch nicht durchgesetzt. So haben Berechnungen ergeben, daß gerade in den letzten sechs Monaten des Lebens eines Durchschnittsbürgers mehr als die Hälfte aller für ihn jemals eingesetzten Mittel aufgewendet werden. Das ist nicht nur teuer, sondern auch inhuman, weil damit nicht selten die Lebensqualität des Sterbenden erheblich beeinträchtigt wird.

Dabei wird ein Mechanismus überdeutlich: Der Arzt fühlt sich nicht in der Lage, die Grenzen seiner Möglichkeiten offen zu bekennen, und der Patient klammert sich an jede Hoffnung, die geweckt wird.

Nach der umfassenden Information über Chancen und Belastungen folgen die Schweizer Mediziner in jedem Fall dem Wunsch des umfassend informierten Patienten. Weil den Leuten aber nicht länger vorgegaukelt werde, daß »alles zu tun« die beste Art des medizinischen Umganges mit lebensbedrohenden Krankheiten ist, entscheiden sich viele der Betroffenen für ihr Wohlbefinden ebenso wie gegen die die Budgets belastenden Chemie-Cocktails.

Wie enorm der Einfluß der Information durch den Arzt auf die Wünsche der Patienten ist, hat der Schweizer Sozialmediziner Gianfranco Domenighetti am Beispiel von Verfahren zur Früherkennung von Krebs untersucht. Tausend Versicherte wurden angeschrieben und zu einer Screening-Untersuchung zur Früherkennung von Bauchspeicheldrüsenkrebs eingeladen. Diese Untersuchung wurde ausgewählt, weil der Krebs beide Geschlechter gleichermaßen betrifft, ein einfacher Bluttest mit schlechter Sensitivität am Markt vorhanden ist, die Erkrankung relativ selten und die Heilungschancen sehr gering sind.

Die Hälfte der Versicherten wurde informiert, wie es heute bei den meisten Screening-Verfahren üblich ist: »Beim Arztbesuch wird Sie der Doktor um Einwilligung zu einem einfachen Bluttest zur Früherkennung des Pankreas-Karzinoms ersuchen, mit dem die Krankheit erkannt werden kann, bevor irgendwelche Symptome auftreten.« 60 Prozent der angeschriebenen Personen akzeptierten die Einladung und erklärten sich zum Test bereit, weitere acht Prozent wollten zur Sicherheit noch eine Zweitmeinung eines anderen Mediziners einholen.

Die zweite Hälfte der angeschriebenen Personen wurde umfassend und korrekt informiert: »Der Arzt wird Sie auch informieren, daß

– der Test nicht sehr genau ist und nur 30 Prozent derer, bei denen er positiv ausfällt, tatsächlich Pankreas-Krebs haben.

– als Konsequenz eines positiven Testergebnisses weitere Untersuchungen wie eine Magnetresonanz-Tomografie notwendig sind, die mit einem Klinikaufenthalt verbunden sind.

– pro Jahr in der Schweiz elf von 100000 Menschen wirklich an Pankreas-Krebs erkranken und dieser Krebs bis heute praktisch nicht geheilt werden kann (von 100 Erkrankten leben nach fünf Jahren nur noch drei Patienten).«

Mit solchen Informationen versehen, wollten nur 13,5 Prozent den Test durchführen lassen, 72 Prozent sagten entschlossen nein, und 14,5 Prozent wollten noch einen zweiten Arzt konsultieren.[65]

In einer weiteren Untersuchung stellte der engagierte Schweizer Sozialmediziner fest, wie es um den tatsächlichen Informationsstand der Konsumenten von häufigen Screening-Verfahren und damit um die Informationsarbeit der Mediziner steht. Demnach glaubte ein erheblicher Anteil der Frauen, daß durch Teilnahme am Mammografie-Screening Brustkrebs überhaupt verhindert werden kann. Mehr als 40 Prozent der Frauen waren überzeugt, daß durch Screening von tausend fünfzigjährigen Frauen über zehn Jahre 80 bis 100 Brustkrebstodesfälle verhindert werden könnten – in Wahrheit sind es nur ein Hundertstel, genau eine einzige Frau weniger stirbt an Brustkrebs. Genau dort, wo zuvor eine großangelegte Informationskampagne zum Screening gelaufen war, lag der Anteil der fehlinformierten Frauen noch höher als in der Stichprobe für die übrige Schweiz.[66]

Vielfalt der Organisationsformen

Das Schweizer MediX-Modell wird ausschließlich von den Ärzten selbst betrieben, die gemeinsam ein Unternehmen führen. Unternehmenszweck ist die beste und wirtschaftlichste Versorgung von einigen tausend Versicherten. Die Krankenkassen bezahlen die Gesamtleistung pauschal pro Versicherten.

Solche Unternehmen können aber auch von Krankenhäusern, von Krankenkassen selbst, aber auch von kommunalen Gebietskörperschaften errichtet werden.

65 Domenighetti, G.: Does provision of an evidence-based information change public willingness to accept screening tests?, Lausanne 1999.

66 Domenighetti, G.: Impact of »information factor« on demand for screening. Position paper prepared for the British National Screening Committee, April 2000.

In Deutschland läßt der Rechtsrahmen diese Gründungen ab 2004 sogar zu, in Österreich ist davon in der laufenden Reformdebatte leider nicht einmal die Rede.

Am einfachsten und produktivsten wäre es sicherlich, wenn Krankenkassen und Dienstleister gemeinsam solche Versorgungsgesellschaften betreiben und ihr jeweiliges Know-how teilen würden.

Entscheidend für die Zukunft wird sein, daß auch die Versicherten an der Gestaltung der Unternehmen beteiligt sind, in dem sie beispielsweise Gesellschaftsanteile halten. Sie müssen jedenfalls so viel über Kosten und Ergebnisse »ihrer« HMO wissen, daß sie sich sicher sein können, in diesem Versorgungsprojekt gut oder besser aufgehoben zu sein als in anderen Systemen.

Lösung 4: Vom Räderwerk zum Netzwerk – Integrierte Versorgung statt Klempner-Medizin

Die Weiterentwicklung des Systems der Managed Care ist nur mit einer systematischen Integration der Fachärzte, Krankenhäuser und Pflegeeinrichtungen in die individuellen Versorgungsprozesse möglich. Ziel der Reform muß ein integriertes Netzwerk aller Anbieter sein, die den Patienten auf den Weg zur Gesundheit oder durch die Krankheit begleiten.

Netzwerkorganisation zeichnet das biologische Leben aus. Der kleine Finger eines Menschen zuckt zurück, wenn er eine heiße Herdplatte berührt, ohne daß ein entsprechender Befehl durch das Großhirn gegeben werden muss. So ist dezentrale Autonomie konstituierend für Leben und Überleben.

Es stellt sich heute die politische Aufgabe, biologische Prinzipien für die Gestaltung des sozialen Lebens zu übernehmen. Die Spannung zwischen Individualismus und Gemeinschaft, zwischen Miteinander und Gegeneinander in den sozialen Bezügen oder zwischen zentraler Machtausübung und dezentraler Autonomie bildet sich auch in den historischen Wurzeln der sozialen Marktwirtschaft ab.

Das Prinzip der Solidarität und das Prinzip der Subsidiarität, die beiden historischen Wurzeln des Sozialstaates, müssen auf neue Weise miteinander verknüpft werden. Die Bauchschmerzen der Bürger im Allgäu können nicht durch Gesetze in Berlin und bürokratische Pläne in der Verwaltung von Krankenkassen bewältigt werden. Wenn das Solidaritätsprinzip als machtpolitischer Volksbeglückungswahn ausagiert wird, endet dies in einer zentralistisch kontrollierten, mechanokratischen und lebensfeindlichen Welt. Das Subsidiaritätsprinzip der katholischen Soziallehre läßt sich andererseits zu individueller Schuldzuweisung pervertieren: Hilfe bekommt nur der, der sie auch bezahlen kann.

Ein solidarisches Miteinander in kleinen, überschaubaren Lebensnetzen beschreibt dagegen künftige Perspektiven und die Alternativen zum gegenwärtig hierarchisch-dominanten, bürokratisch-sklerosierten Versorgungssystem. Die Selbsthilfebewegung hat in Ansätzen diese kommende Kultur bereits vorgebildet.

Das Keimen der neuen Kultur läuft nicht ohne Widersprüche, Widerstände und Schwierigkeiten ab. Es gibt aber genügend Anzeichen, daß ambulante Betreuung, Beratungsdienste, Selbsthilfepotentiale, Nachbarschaftsinitiativen, kurative Behandlung, Prävention und Rehabilitation, Krankenhausversorgung und gemeinwesenorientierte Sozialarbeit mehr und mehr vernetzt und in der Praxis integriert zu handeln versuchen.

Der notwendige Wandel im Gesundheitssystem erfordert ein Umdenken bei allen Beteiligten und sämtlichen Professionen. Interessen müssen beschnitten und Einstellungen wie Haltungen aufgebrochen werden. Die meisten Bürokraten litten schon als Kinder unter der schier unendlichen Weite ihres Laufstalls. Auch die Ärzteschaft wird ihre Kumpanei mit der Pharmaindustrie überwinden und ökonomische Verantwortung übernehmen müssen. Der sinnvolle Ressourceneinsatz, also haushälterischer Einsatz der Mittel der Bevölkerung, ist immer Bestandteil gesundheitlicher oder sozialer Dienstleistungen.

Die anstehenden Reformen im Gesundheitswesen können nicht von oben nach unten, sie müssen von unten nach oben durchgesetzt werden. Der einzelne Arzt im unmittelbaren Patientenkontakt und der einzelne Patientenberater ebenso wie die Patienten selbst mitten in ihren realen Problemen wissen am besten, wie eine wirksamere und gleichzeitig preiswertere Hilfe gestaltet und organisiert werden müßte. Wir stehen am Beginn eines Prozesses, der die Erfahrung und die Kompetenzen der helfenden Basis mit der Reformbereitschaft der verantwortlichen Gestalter des Systems zusammenführt.

Es bedarf aber einiger struktureller Maßnahmen, um den Prozeß in die richtige Richtung in Gang zu setzen.

Case-Management mit ganzheitlichem Ansatz

Das individuelle Fall-Management muß zum neuen Strukturmuster der Versorgungsprozesse werden, das die bisherige sektorale Gliederung ablöst und eine integrierte Gesundheitsversorgung sicherstellt. Dies lässt sich nur realisieren, wenn Professionen und Institutionen, Ärzte und Krankenkassen, Dienstleister und Finanziers eine systemische Sicht übernehmen und ein neues Miteinander organisieren. Die erfolgreichsten Dienstleister werden diese Strategie verfolgen und eine Systementwicklung in Richtung integrierter Versorgungskonzerne forcieren, die Dienstleistungen und Versicherungen aus einer Hand anbieten.

Der Hausarzt, der im HMO-Modell für befristete Zeit gewählt wird, ist Gesundheitsmanager und Anwalt für die bestmögliche Verfolgung der Gesundheitsinteressen und

»Case-Manager« für die Auswahl der dazu notwendigen Dienstleistungen und Behandlungsformen. Ein modernes Informations- und Kommunikationsmanagement unterstützt ihn bei dieser Aufgabe.

Die Erkenntnisse der Gesundheitswissenschaften ermöglichen heute die Umsetzung eines ganzheitlichen Gesundheitssystems mit einer Integrierten Medizin und einer Integrierten Gesundheitsversorgung. Bewährte Heilverfahren aus den verschiedensten medizinischen Richtungen und sozialen Kulturen sollten gleichberechtigt nebeneinanderstehen. Das Gesundheitswesen braucht Wahlfreiheit und keine Ausschließlichkeitsansprüche durch medizinische Dogmen. Gefordert ist die gesetzliche Gleichbehandlung und dadurch die Förderung eines kooperierenden Netzwerkes von Schulmedizin, anerkannten Naturheilverfahren, Psychotherapie, Sozialmedizin und anderen bewährten Therapierichtungen im Sinne einer ganzheitlichen, biopsychosozialen Humanmedizin.

Lösung 5: Lernendes statt wucherndes System

Nur ein System, das Ergebnisse und Fehler systematisch erfaßt und analysiert, kann seine Fehlerquoten reduzieren und seine Ergebnisse laufend verbessern. Daß jeder erkannte und behobene Defekt aber ein Gewinn ist, von diesem Denkprinzip sind wir noch weit entfernt. Offene Debatten und Analysen im Umgang mit Pannen sind immer noch eine Seltenheit. Während in den Niederlanden Behandlungsfehler vor Qualitätsmanagement-Kommissionen rückhaltlos diskutiert werden, halten heimische Mediziner das Geständnis, dem Patienten ohne böse Absicht einen Schaden zugefügt zu haben, bereits für das Eingeständnis eigener Inkompetenz. Von standardisierten Verfahren, mit deren Hilfe Fehlerhäufigkeiten erfaßt und Fehlerwiederholungen lokalisiert werden könnten, ist man noch meilenweit entfernt.

Wir sind in Österreich und Deutschland beim Qualitätsmanagement noch auf dem Weg von der Steinzeit ins moderne Informationszeitalter.

Strafsanktionen sind auf diesem Weg das größte Hindernis. Dadurch werden Pannen geleugnet und vertuscht. Im Flugverkehr ist man schon weiter. Dort werden gefährliche Beinahekollisionen viel genauer erfaßt und können auch analysiert werden, seit Piloten und Fluglotsen straffrei bleiben, wenn sie diese Vorkommnisse unverzüglich melden.

Lernen bedeutet aber auch, verfeinerte Methoden zu entwickeln und anzuwenden, mit denen tatsächliche Ergebnisse medizinischer Handlungen sichtbar gemacht werden können. Erst die Fähigkeit zur Evaluierung solcher Ergebnisse kann die Medizin auf eine neue, vernünftige Basis stellen. Das lernende System wird zum Leitbild der Organisationen des neuen Gesundheitswesens, die mit modernster Kommunikationstechnologie und einem wirksamen Qualitätsmanagement, also einer kontinuierlichen Organisationsentwicklung individuelle und sozial vernetzte Versorgungsprozesse lokal, regional oder national sicherstellen.

Erste Schritte können unmittelbar in Angriff genommen werden:

– Unsanktioniertes Meldesystem von Fehlleistungen wie bei den Fluglotsen und deren systematische Analyse.

– Verpflichtung zur Veröffentlichung von Komplikationsraten für alle Kliniken.

– Verpflichtung zur Einführung von Qualitätsmanagements in allen medizinischen Einrichtungen.

Ergebnismonitoring

Im Gegensatz zur Automobilindustrie zieht für die heutige Gesundheitsindustrie eine Pannenserie zum Beispiel bei Operationen keine rufschädigenden Rückholaktionen nach sich – vielmehr lassen sich die Reparaturen der Fehler wieder klammheimlich ertragssteigernd in den Alltag einbauen. Hier geht es darum, die selbstverständlichen Standards der Fehleranalysen der alten Industriegesellschaft erst einmal nachzuholen und Minimalstandards des Fehlermonitoring zu etablieren.

Doch als nächster Schritt bedeutsam ist das kontinuierliche Erfassen und Analysieren der Ergebnisse von medizinischen Interventionen. Vieles, was heute als selbstverständliches Behandlungsdogma gilt, ist zu hinterfragen. Ist es etwa sinnvoller, Diabetiker umfassend zu schulen als sie medikamentös zu behandeln? Oder gilt je ein Weg für unterschiedliche Menschentypen?

Bringen frühzeitige Interventionen im Herz-Kreislauf-Bereich tatsächlich bessere Ergebnisse?

Tausende solcher Fragen müssen laufend evaluiert, die Ergebnisse über Internet allen Medizinern und Gesundheitsberufen systematisch zugänglich gemacht werden.

Das kontinuierliche, selbstreflexive Bewerten von Erfolgen und Ergebnissen ist die Basis für die Entwicklung einer lernenden Organisation, noch besser eines lernenden Systems.

Patientenzufriedenheit

Jeder Patient und jeder Kunde muß die Ziele und Maximen der Services kennen, die er benutzt. Merkt er in irgendeinem Punkt eine Abweichung, so soll er die Möglichkeit haben, dies jederzeit kundzutun.

Das damit selbstverständlich kommunizierte und gelebte Qualitätsmanagement stützt sich daher auf die Beziehung zwischen professionellem Helfer und hilfsbedürftigem Patienten oder Kunden. Gesunde Beziehungen und der offene Austausch von Bewertungen schaffen mehr Vertrauen als Datenanalysen und Laborwerte. Das Ritual eines bewußten Beziehungsvertrages und die selbstverständliche Praxis eines systematischen, gegenseitigen Bewertungsverfahrens schöpfen kontinuierlich Vertrauen und tragen zu Identitätsbildung der therapeutischen und gesundheitsförderlichen Gemeinschaft des Netzwerkes bei.

Die einzelnen Rückmeldungen der Patienten und Kunden zu geglückten oder normalen Betreuungsprozessen ebenso wie die Informationen über ein gestörtes Vertrauen mittels Internet, ein zentrales Beschwerdetelefon oder ein spezialisierter Kundenbetreuungsdienst sind die Grundlage für ein wirksames Qualitätsmanagement, das eben viel sensibler als herkömmliche Verfahren der Qualitätssicherung auf Störungen reagiert. Mit Maßnahmen der Supervision oder auch der Mediation werden die Konflikte bearbeitet, und die Kultur der offenen gegenseitigen Bewertung ermöglicht lernende Entwicklungen ebenso wie sanktionierende Eingriffe. Sie schafft vor allem Vertrauen, weil alle Beteiligten offen miteinander kommunizieren und voneinander lernen.

Ebenfalls mittels Internet-Technologie allgemein einsetzbar ist ein Ranking, bei dem alle Ärzte, Ärztezentren, Kliniken und andere Leistungserbringer jederzeit öffentlich gecheckt werden können. Ein Beispiel für den Nutzen solcher Systeme: Statt sich mühsam auf die brüchige Alltagsempirie von Freunden zu verlassen, muß es möglich sein, in seiner Wohnumgebung einen Zahnarzt zu finden, bei dem:

– die Wartezeit 15 Minuten nicht übersteigt;
– die Informationen verständlich und umfassend sind;
– die Schulung zur Mundhygiene jederzeit verfügbar ist;
– die Zufriedenheit der Patienten mit der Behandlung hoch ist.

Negative Bewertungen können in einem mehrstufigen Verfahren bearbeitet werden. Zunächst mit Mediation – also Vermittlung, dann mit Supervision und Organisationsberatung als Lernimpuls und verändernde Schlußfolgerung aus dem Konflikt und in dritter Konsequenz auch mit Sanktionen, wenn ein tatsächliches Fehlverhalten auf uneinsichtige Dienstleister oder Patienten trifft.

Regeln und Sanktionssysteme der modernen Informationsgesellschaft können hier durchaus als Vorbild gelten. Das Internet-Aktionshaus eBay etwa setzt in seinen Satzungen auf den mündigen, ehrlichen Bürger. So lauten die »Werte der eBay-Gemeinschaft«: »eBay ist eine Gemeinschaft, die zu offenem und ehrlichem Austausch zwischen allen Mitgliedern ermuntern soll:

1. Wir glauben, daß die Menschen gut sind.

2. Wir glauben, daß eine offene Gemeinschaft das Beste in den Menschen hervorbringt.

3. Wir schätzen jeden als einzigartige Person.

4. Wir fordern jeden dazu auf, sich anderen gegenüber so zu verhalten, wie er von ihnen behandelt werden möchte.

5. Wir sehen im Vertrauen der Mitglieder untereinander das wertvollste Gut von eBay. Jeder soll deshalb die Bewertung seiner Handelspartner sehr ernst nehmen.

6. Wir sehen in Mißverständnissen die Hauptursache für Streit. Um solche Mißverständnisse zu vermeiden, soll sich jeder über seinen Handelspartner und den angebotenen Gegenstand informieren.

7. Wir bauen eine neue Welt und eine Gemeinschaft im Internet. Jeder ist eingeladen, an dieser Welt mitzubauen.

8. Wir wünschen uns, daß jeder zu unserer Gemeinschaft etwas beiträgt.

9. Wir möchten, daß eBay seinen Mitgliedern Spaß macht!«

Doch diese Vertrauensgrundsätze funktionieren nur, weil es gleichzeitig die begleitende Kontrolle der Bewertungen durch Käufer und Verkäufer gibt, die Glaubwürdigkeit und Korrektheit der einzelnen Akteure jederzeit in einem differenzierten Punktesystem transparent machen. Der Betroffene kann die Bewertung zwar kommentieren, aber nicht verändern. Er kann sich auch dafür entscheiden, daß die Bewertungen nicht veröffentlicht werden, dann wird er jedoch kaum noch Käufer finden, da die Tatsache, daß er

Bewertungen nicht zum Nachlesen zugänglich macht, erkennbar ist.

Wird jedoch ein Teilnehmer von anderen negativ bewertet, weil er Zusagen nicht einhält oder falsch informiert, so wird er bald keine Geschäfte mehr machen können und riskiert letztendlich sogar den Ausschluß aus der Gemeinschaft. Wie das Beispiel von eBay zeigt, können auch solch offene und klare Verfahren der gegenseitigen Rückmeldung mit krimineller Energie mißbraucht werden. Das aktive Reagieren durch Supervision und Sanktionen erreicht aber, daß Betrüger schnell auffallen und bestraft werden können.

Rezertifizierung

Piloten verlieren ihre Flugberechtigung, wenn sie nicht alle fünf Jahre eine bestimmte Anzahl von Flugstunden und die Absolvierung bestimmter Fortbildungskurse vorweisen können.

Das soll in Zukunft bei Medizinern und anderen Gesundheitsberufen nicht anders sein.

Von Verwertungsinteressen unabhängige Informations- und Fortbildungseinrichtungen müssen das Mindestmaß an Fort- und Weiterbildung definieren. Jeder Angehörige eines Gesundheitsberufs muß innerhalb von fünf Jahren das für ihn festgelegte Minimum an Bildungseinheiten und Qualitäts-Checks absolviert haben, will er seine Berufsberechtigung nicht verlieren.

Wie in den Niederlanden sollen darüber hinaus Kontrollbesuche und die Ermittlung von Patientenzufriedenheit Bestandteil des verbindlichen, regelmäßigen Rezertifizierungsprozesses sein.

8. DAS NEUE GESUNDHEITSWESEN

Das Gesundheitssystem für ein Land ist das soziale Immunsystem zur Abwehr der Krankheitsgefahren unter den jeweils herrschenden Verhältnissen, ein Organ im gesellschaftlichen Körper, das für die Gesundheit des Gemeinwesens sorgt. Das Gesundheitssystem ist also ein gewaltiges Unternehmen, ein hochkomplexer, vernetzter Konzern. Die Funktionsfähigkeit und die Produktivität des ganzen Unternehmens ist davon abhängig, ob die einzelnen Glieder wissen, was ihr Beitrag für den Erfolg des Ganzen ist.

Einzelne Krankenhauszellen oder Praxisorganellen, die Organe wie Ärztekammern oder Krankenkassen müssen im Bewußtsein denken und handeln, daß sie Teil eines größeren Ganzen sind. Ihre jeweilige Leistung muß sinnvoll in die Gesamtaufgabe eingeordnet sein und zur höheren Produktivität des Netzes beitragen. Diese effiziente und effektive Verknüpfung von Teil und Ganzem wäre Aufgabe des Systemmanagements. Gegenwärtig versagt dieses in Deutschland und Österreich katastrophal, unter den Beteiligten wird es nicht einmal als Notwendigkeit oder Aufgabe begriffen.

Das Gesundheitssystem als Gemeinschaftsleistung und Ort der humanen Werte sollte zum Marktplatz einer lebendigen Zivilgesellschaft werden, der lokal, regional und national vermittelt, wie Menschen gegenseitig offen, mitmenschlich und im Interesse des Gemeinwohls miteinander verkehren können. Die Qualität der menschlichen Beziehungen bildet nach den Erkenntnissen der Human- und der Biowissenschaften den gravierendsten Einzelfaktor, der über die Gesundheit oder Krankheit eines Individuums entscheidet. Die Beziehungskrankheiten sind in der Kommunikationsgesellschaft an die Stelle der Infektionskrankheiten des letzten Jahrhunderts getreten. Beziehungslosigkeit ist der gefährlichste Krankheitserreger der modernen Welt und Beziehungsfähigkeit das Antibiotikum der Wissensgesellschaft.

Unter den Bedingungen des sozialen Wandels sind die fundamentalen Konflikte im Gesundheitswesen gleichzeitig Modell für den sozialen Fortschritt. Gelingt eine humane Modernisierung des Systems, heilt dies Individuum und Gesellschaft. Gelingt sie nicht, werden sozial destruktive Gewalten unbeherrschbar werden. Das Gesundheitssystem umfasst ein exemplarisches gesellschaftliches Muster unterschiedlichster Wirkkräfte. Das komplexe Wechselverhältnis von Menschenbild, gewachsenen Strukturen und Kulturen des Helfens, Pflegens und Heilens, der neuen Herausforderungen durch ein gewandeltes Krankheitspanorama oder der Hoffnungen auf den medizinischen Fortschritt sind typisch für die Gestalt gesellschaftlicher Probleme. Elitäre Herrschaftsansprüche und individuelle Profitziele, kleinteilige Gruppenegoismen und professionelle Überheblichkeit geraten in Gegensatz zu ethischen Zielvorgaben.

Gesundheitsmanagement ist mehr als Medizin

Bislang regieren mechanistische Handlungsmaximen einzelner Leistungserbringer das System: Der Allgemeinmediziner verordnet Medikamente, der Chirurg operiert, die Physiotherapeutin versucht die Folgen der Operation zu lindern, die Pflegeperson funktioniert, die Architektur schafft oder reduziert Barrieren.

Das System der Zukunft muß den Mix aus Dienstleistungen aus der Sicht und entsprechend den Bedürfnissen des Betroffenen entlang der Zeitachse definieren und zur Verfügung stellen.

Autonomie als »Produktionsziel« einer sozial verantwortlichen Heilkunst erfordert von Medizin und Pflege die

Sicherstellung eines komplexen Netzwerkes von Hilfe und Unterstützung. Dazu gehören beispielsweise auch Gespräche mit Angehörigen, Kontakte zu Handwerkern, die Wohnraum behindertengerecht umbauen, die Vermittlung von Selbsthilfegruppen oder die Ermutigung von Nachbarn, ein Versorgungsproblem mit zu lösen.

Die Gesundheitsreform beinhaltet einen Prozeß der Reorganisation sämtlicher Versorgungsweisen und eine Reanimation der sozialen Verantwortlichkeit in der gesetzlichen Krankenversicherung. Die Produktivität der Primärprozesse ist für eine ressourcensparende Wertschöpfung von Gesundheit bestimmend. Die sekundären Funktionen wie Gesetzgebung, Verwaltung, Servicedienste oder Verbandsinteressen müssen radikal verschlankt werden.

Die Optimierung des sozialen Gewinns und des individuellen Nutzens im Gesundheitssystem ist eine kontinuierliche Aufgabe aller Beteiligten, die von vornherein fachkundige Produktivität mit haushälterischem Mitteleinsatz verknüpfen. Ein schlankes Gesundheitssystem mit maximaler Wertschöpfung – diese politische Gestaltungsaufgabe ist die wirkliche Herausforderung.

Ein sinnvolles gesundheitspolitisches Ziel wäre es nämlich, in Deutschland und Österreich das robusteste, preiswerteste und gleichzeitig auch wirksamste gesundheitliche und soziale Versorgungssystem zu entwickeln, das machbar ist. So könnten Gesundheitsunternehmen, welche die Gesundheit und die Behandlungen von Bevölkerungsgruppen erfolgreich managen, zum Exportschlager werden. Wie vor 100 Jahren deutsche Pharmaka »die Apotheke der Welt« begründeten, können solche Versorgungssysteme globale Versorgungsprobleme lösen helfen.

Makroökonomen, die über die langfristige Dynamik volkswirtschaftlicher Entwicklungen forschen, fragen sich: Was wird künftig neue wirtschaftliche Aufbrüche begünstigen? Die Kondratieff-Wellen, benannt nach ihrem Erstbeschreiber, zeigen die langfristige Entwicklungsdynamik der Industriegesellschaften auf. Die langen Wellen der Ökonomie gehen immer einher mit einer technischen oder sozialen Basisinnovation, die dann jeweils neue Entwicklungsprozesse möglich macht. Das industrielle Zeitalter begann mit der Dampfmaschine, dem Webstuhl und der Textilindustrie. Inzwischen befinden wir uns in der fünften Kondratieff-Welle, geprägt vom Computer und der Kommunikationstechnologie. Am Übergang vom vierten zum fünften Kondratieff ist deutlich geworden, daß nicht mehr materielle Güter oder die Bereitstellung von Energie die wirtschaftlichen Erfolge bedingen. Die kreativen Fähigkeiten von Menschen, das menschliche Potential, also das sogenannte Humankapital sind wichtiger geworden. Die Zukunft gehört Wirtschaftssystemen, die psychosoziale Gesundheit als Basis und Voraussetzung für ihr Werden und Entwickeln sehen. Psychosoziale Gesundheit wird somit zum Motor für die wirtschaftlichen Aufschwungprozesse der Zukunft.

Leo A. Nefiodow stellt in seinem Buch über den sechsten Kondratieff nun die Frage, welche Basisinnovation den kommenden Kondratieff begründen wird. Er antwortet: »Der sechste Kondratieff wird seine Antriebsenergie aus dem Streben nach einer ganzheitlich verstandenen Gesundheit beziehen, in deren Zentrum, als Basisinnovation, die Erschließung psychosozialer Potenziale stehen wird.«[67] Sein Leitbild ist das einer »kooperativen Gesellschaft« im Gegensatz zur Konkurrenzgesellschaft mit ihren destruktiven und zerstörerischen Spannungen.

67 Nefiodow, L. A.: Der sechste Kondratieff, Rhein-Sieg Verlag Sankt Augustin 1997.

Wenn man dieser Wirtschaftstheorie folgt, avanciert das Gesundheitssystem zum Schlüssel für neue gesellschaftliche Produktivität. Gesundheits- und Sozialarbeit wird zum neuen Motor für den gesellschaftlichen Entwicklungsprozeß. Wir müssen das Yang der kapitalistischen Industrie mit ihren egoistischen Potentialen durch das Yin einer sozialen und gesundheitlichen Dienstleistungswirtschaft ergänzen, die nicht an Profitzielen, sondern am sozialen Nutzen orientiert ist. Dies wäre aber kein staatlich geplantes Organisationsmuster, sondern ein dynamischer gesellschaftlicher Wettbewerb um möglichst gute gesundheitliche Leistungen und menschlichen Nutzen.

Psychosoziale Gesundheit beschreibt das Beziehungsnetz von Gesellschaft insgesamt. Ein Land, das in der Lage ist, mit einem möglichst sinnvollen Aufwand an materiellen Mitteln, an Geld und Personal ein hohes Maß an sozialer Kohärenz zu schaffen, wird besser mit den Widrigkeiten des gesamten Lebens fertig werden als ein Land, das viel Geld in Polizei, in Ehekrisenberatung oder sonstige Einrichtungen zur Bekämpfung von sozialen Konflikten stecken muß. Psychosoziale Gesundheit wird wichtig auf dem Weg zu einer kooperativen Gesellschaft, die soziale und kommunikative, emotionale und intuitive Kompetenzen benötigt.

Diese Begriffe stammen von einem Ökonomen, nicht von einem Mediziner. Es geht beispielsweise darum, die individuelle Einfühlsamkeit für die Lage von anderen Menschen zu schulen. Eine gewaltige Bildungsaufgabe ist uns gestellt. Die Menschen müssen befähigt werden, mit ihren Gefühlen neu, anders und besser umzugehen. Ästhetische und ethische Kompetenzen sind zu kultivieren. Eine menschliche Ordnung und ansprechende Schönheit in Arbeitsprozessen entfalten zu können, beschreibt ebenfalls Fähigkeiten, die Menschen für andere mitbringen sollten. Ein Fach »Gesundheitsbildung« in den allgemeinbildenden Schulen wird selbstverständlich werden. Ethische Kompetenz zu fördern heißt, kooperative Tugenden zu pflegen und sie als bedeutsam im politischen Raum zu definieren: Fairneß, Wohlwollen, Vertrauen, Gemeinschaftssinn, Solidarität, Leistungsbereitschaft und Offenheit gehören dazu.

Ist dies der Ruf nach einem neuen, idealen Menschen? Nein. Es geht nur darum, die vorhandenen politischen und gesellschaftlichen Kräfte zu nutzen, um neben den aggressiven, selbstsüchtig-egoistischen Energien, die ein kapitalistisches Wirtschaftssystem hat und braucht, auch eine Kultur der sozialen Verantwortlichkeit und der Mitmenschlichkeit zu unterstützen, die den Gegenpol setzt.

Die Zukunft gehört einer Gesundheitswirtschaft, in der Wettbewerb um möglichst gute Ergebnisse herrscht und möglichst hohe Erfolge bei der Herstellung von Gesundheit für den einzelnen Menschen und die gesamte Bevölkerung zum Maßstab werden. Eigennutz und Nächstenliebe müssen dazu in einen neuen und vernünftigen Ausgleich gebracht werden. Dies ist eine Überlebensfrage der Gesellschaft, und langsam erkennen das die Ökonomen, die Industriellen und die Politiker. Ein Gesundheitssystem, das zur individuellen Geldvermehrung die Not der Krankheit ausbeutet, heilt für die Interessen der Wirtschaft nicht gut und nicht nachhaltig genug.

Alle beteiligten Berufsgruppen und Institutionen, Sektoren und Spezialitäten der Gesundheitsversorgung müssen also das Gesundheitssystem neu denken, ihre Leistungen neu definieren und ihre Kommunikation ebenso wie ihre Beziehungsmuster radikal verändern. Selbstverwaltungsorgane wie Ärztekammern oder Krankenkassen müssen die Integration der Versorgung mit vollziehen und für die Qualität der Hilfen gerade stehen. Versorgungsmanagement sollte auf lokaler, regionaler und nationaler Ebene erreichen, daß Ärzte oder Therapeuten das tun, was dem Patienten tatsächlich hilft.

Die künftige Gesundheitspolitik nutzt die Synergie von Krankenkassen und Ärzteschaft, realisiert gemeinsame Träger für das regionale Qualitätsmanagement und das Versorgungs-Controlling.

Reportagen aus der Gegenwart – mit Zukunft

»Wie würde es funktionieren, wenn das medizinische System schlankes Denken einführen würde?« fragen Womack und Jones in ihrem Buch »Auf dem Weg zum perfekten Unternehmen«.[68] »Als erstes würde der Patient in den Mittelpunkt gerückt werden, und Zeit und Bequemlichkeit wären die zentralen Leistungsmaßstäbe des Systems. (...) Als nächstes würde das medizinische System seine Abteilungsstruktur überdenken und sein Expertenwissen auf mehrfach qualifizierte Teams übertragen. Die Idee dabei wäre sehr einfach: Wenn der Patient von einem mehrfach qualifizierten Team, das in einem gemeinsamen Raum arbeitet – oder eine ›Zelle‹ in der Sprache der Produktion –, in das System aufgenommen ist, wird ihm ständige Aufmerksamkeit und Behandlung gewidmet, bis das Problem gelöst ist.« Es geht also darum, ein individuelles Versorgungsmanagement mit hoher Kreativität, Kommunikationsbereitschaft und Beziehungsfähigkeit umzusetzen und individuelle »Gesundheitsprodukte« herzustellen.

Die Rolle des Hausarztes der Zukunft muß dementsprechend eher ein Team aus Angehörigen verschiedener Gesundheitsberufe übernehmen. In diesem Team kann und soll der Allgemeinmediziner die Funktion des Gesundheitsmanagers für seine Kunden übernehmen.

Die HMO-Konstruktion ist sicher die vorteilhafteste für das Gesundheitsmanagement einer Bevölkerungsgruppe. Die Alternative – einzeln niedergelassene Hausarztnetze im Netzwerk untereinander und mit Therapeuten anderer Sparten verbunden – ist, wie auch die Erfahrungen in der Schweiz sehr deutlich zeigen, wegen des trotz moderner Technologien wesentlich höheren Kommunikationsaufwan-

68 Womack, J. P., Jones, D. T., Roos, D.: Auf dem Weg zum perfekten Unternehmen, Campus-Verlag, Frankfurt 1997.

des bei der Vernetzung und der Erreichung der Ziele bei weitem nicht so effizient wie die Zentren, in denen etwa ein Dutzend Ärzte und Angehörige anderer Gesundheitsberufe (etwa Ernährungsberater, Physiotherapeuten, Psychotherapeuten, Krankenpfleger und Public-health-Fachleute) im Team an der optimalen Begleitung und Betreuung der bei ihnen eingeschriebenen Versicherten arbeiten.

Die Erfahrungen in den Niederlanden beweisen: Bei einer durchschnittlichen Altersverteilung sind 1300 bis 1500 Versicherte pro Allgemeinmediziner eine vernünftige, mit qualitativ hochwertigem Service bewältigbare Dimension, mehr als 2000 sind nur mit Abstrichen zu bewältigen.

Der neue Hausarzt

Die Revolution im Gesundheitswesen kommt nicht plötzlich und über Nacht. Wenn ein Kulturmuster und Herrschaftsimperium an die Grenzen seiner Möglichkeiten stößt und ein radikal neues Denken und Handeln wie bei der Zweiten Revolution in der Autoindustrie sich durchsetzen muß, dankt das alte System nicht einfach ab. Seine Endzeit ist durch rigide Verkrustung, aggressive Machtausübung und zunehmende Realitätsverleugnung gekennzeichnet. Die Funktionärseliten der Kassenärzte, Krankenhausträger und Krankenkassen im Kampf mit der Gesundheitspolitik in Deutschland zeigen alle die Symptome, die ein zerbrechendes Imperium produziert. Manche Vorstandsgremien der Kassenärztlichen Vereinigungen erleben gegenwärtig die ängstliche und autistische Gruppendynamik des Zentralkomitees der SED kurz vor dem Zusammenbruch der DDR.

Gleichzeitig gibt es aber überall im Gesundheitswesen Menschen und Institutionen, die das künftige Kulturmuster bereits vorbilden und ganz praktisch ausüben. Mutige Menschen sind überall auf dem Weg und lösen die Probleme auf eine neue Art und Weise. Sie behaupten sich im Gegensatz zu den etablierten Mächten und setzen ansteckende wie überzeugende Zeichen einer neuen Heilkultur. Solche Pioniergeschichten werden täglich zahlreich geschrieben. Dr. Berbuer im Schwarzwald mit seiner Antwort auf das Rückenleiden oder Dr. Hontschik mit seiner Analyse der Blindarmoperation in Frankfurt sind Frühlingsboten einer wachsenden Bewegung. Jeder selbstkritische und sozial einfühlsame Mediziner und erst recht jede Medizinerin und jede Krankenschwester kennen vergleichbare Geschichten, und sie stabilisieren mit ihrem persönlichen Engagement das marode System, fangen die allseits spürbaren Defizite auf und nehmen auch materielle Nachteile in Kauf. Die Geschichten sind beispielhaft für den Wandel, der als stille Revolution im Gesundheitswesen längst begonnen hat und der in Deutschland durch die neuen gesetzlichen Rahmenbedingungen zur Integrierten Versorgung im Paragraphen 140 des Sozialgesetzbuches und andere Strukturvorgaben wie die hausärztliche Versorgung, Eigeneinrichtungen der Krankenkassen oder Medizinische Versorgungszentren und Managementgesellschaften einen warmen Regen erfährt, der die Entwicklung neuer Modelle und Erfahrungen beschleunigt.

Die Angst im Alter

Frau Elisabeth Alten ist eine rüstige alte Dame. Vor einigen Wochen feierte sie ihren 88. Geburtstag. Mittags war sie mit ihrer Nachbarin fein essen, am Nachmittag kam ihre Tochter zum Kaffee und erzählte vom Studium der beiden Enkelkinder. Abends ging sie in die Deutsche Oper ganz in der Nähe ihrer Wohnung in Berlin-Charlottenburg, gemeinsam mit den anderen alten Herrschaften, die sie aus dem Altenzentrum »Humboldtschlößchen« kannte. Schon früh am Vormittag war Frau Dr. Herz bei ihr zum wöchentlichen Hausbesuch und besprach das übliche: Reicht die Hilfe aus, geht es mit dem fahrbaren Mittagstisch und der Haushaltshilfe klar? Ohne ihre Hausärztin wäre Frau Alten nicht so zufrieden und längst im Heim versauert.

Das war vor vier Jahren. Da war Frau Alten in ihrer kleinen Altbauwohnung gestürzt. Sie hatte sich in der Apotheke mit einem Schlafmittel versorgt, weil die Nächte so lang waren, und dies ihrer Hausärztin verschwiegen, denn die hält nicht viel von solchen Tabletten. Als Dr. Herz die Woche drauf zum Hausbesuch vorbeischaute, war Frau Alten schon lange im Krankenhaus. Die Nachbarin erzählte den Vorfall, der Paketbote kam nicht in die Wohnung und hörte das Rufen der alten Frau. Feuerwehr und Rettungsdienst erledigten den Rest. Als die Ärztin in ihre Gemeinschaftspraxis am Klausener Platz zurückkehrte, rief sie als erstes im Krankenhaus Spandau an, erreichte den zuständigen Stationsarzt und fragte. »Nichts Schlimmes. Die Frau ist verwirrt und ziemlich durcheinander, zum Glück hat sie sich nichts gebrochen, multiple Prellungen und einen entgleisten Fettstoffwechsel. Sie hat jetzt ihre Medikamente, und wir konnten einen Heimplatz finden. Das ist ein glücklicher Zufall, die Tochter von Frau Alten hat mit geholfen, und die alte Dame ist schon ganz überzeugt, daß sie alleine nicht mehr zurechtkommt.« – »Muß das sein?« fragte Dr. Herz. »Da gibt es doch andere Möglichkeiten, und so schlecht war Frau Alten doch nicht beieinander. Am besten komme ich heute abend vorbei.« – »Ach, das ist doch völlig unnötig, sie ist bei uns in besten Händen, aber wenn Sie wollen, bitte«, antwortete der Kollege, »bei uns ist heute die Hölle los, die vielen alten, einsamen Berliner und die Sommerhitze.«

Frau Alten weinte, ein Häuflein Elend, als sie Dr. Herz sah: »Frau Doktor, es hat alles keinen Sinn mehr, ich will nicht ins Heim, aber ich kann nicht mehr, und Erika meint auch, daß sie die Belastung nicht mehr aushalten könne, wo die Kinder jetzt bald Abitur machen und sie doch arbeiten muß.« – »Sie müssen nicht ins Heim«, tröstete Dr. Herz. »Ich organisiere das.«

Überleitungspflege, fahrbarer Mittagstisch, häusliche

Krankenpflege, Haushaltshilfe, Notrufknopf und die Nachbarn. Der Stationsarzt war stinksauer: »Meinen Sie denn, daß es einfach war, einen Heimplatz zu finden und die alte Dame zu überzeugen?«

Tags drauf rief die Tochter wütend in der Praxis an: »Was machen Sie eigentlich? Ich kann mich nicht täglich um Mutter auch noch kümmern, ich schau doch schon alle drei Tage vorbei, und es hat mich Stunden gekostet, Mutter zur Vernunft zu bringen. Jetzt aber werfen Sie das alles wieder um.«

Die Tabletten gegen das hohe Cholesterin hat Dr. Herz wieder abgesetzt, die Nachbarin war bereit, sich etwas zu kümmern, und später nahm sie Frau Alten in das Selbsthilfezentrum des Sozialwerks Berlin e. V. in die Humboldtstraße mit. Die Sache mit den Schlaftabletten hat sie noch gestanden. Dr. Herz meinte nur: »Ja, das erklärt ihren Sturz. Künftig sollten Sie aber wirklich vorsichtiger sein. Ich spreche mal mit unserem Praxishandwerker wegen der Türschwellen und einigen Griffen im Badezimmer.«

Zwei Jahre später kam Tochter Erika mit einem großen Blumenstrauß in die Praxisgemeinschaft von Dr. Herz: »Es war doch gut, Frau Doktor, daß Sie sich damals durchgesetzt haben. Ich hätte mir doch immer Vorwürfe gemacht, Mutter im Heim, und ich bin doch so gewissenhaft, und meine Kopfschmerzen damals waren wie eine Strafe.«

Erfahrene Hausärzte und Gesundheitsberater kennen die psychosozialen Konflikte der kranken Menschen zwischen fünfzig und sechzig, die mit ihren pflegebedürftigen Eltern nicht weiterwissen, und das Problem nimmt zu. In einem modellhaften Projekt salutogenetisch fundierter Gesundheitsberatung, das die Tochtergesellschaft der Ärztekammer Berlin, die Medikus GmbH, vor einigen Jahren mit einer privaten Krankenversicherung für teure Chroniker durchführte, wurde dies ebenso sichtbar. In Dänemark wurden die Altenheime bereits gesetzlich abgeschafft und durch kleine wohnbereichsnahe Wohngruppen und ambulante Dienste ersetzt. Die europäischen Länder, die sehr früh Pflegeleistungen als soziale Aufgabe in das Gesundheitssystem integrierten, haben günstigere Ausgaben für das Medizinsystem als Deutschland.

Angst vor Krebs

Anna Engel war schockiert. Sie hatte lange die anstehende Darmspiegelung immer wieder hinausgeschoben, und nun erklärte der Proktologe: »Das ist Krebs, ziemlich übel und kurz vor dem After, das muß raus und zwar sofort. Hier ist die Überweisung ins Elisabeth-Hospital, das kennen Sie schon. Am Montag wird das gemacht. Ist noch was?«

Frau Engel stotterte: »Ja, mein Mann, und so schnell und ...« – »Nichts da, mit diesem Krebs ist nicht zu spaßen. Der Darm muß weg, und ein künstlicher Ausgang ist heute nicht so schlimm. Wir können aus einem alten Auto kein neues machen. Ich habe das Krankenhaus informiert, die erwarten Sie.«

Die sechsundsiebzigjährige Frau wußte gar nicht, wie sie wieder nach Hause gekommen war. Sie war verzweifelt. Nun hatte sie doch die große Operation vor zwei Jahren gerade einigermaßen überwunden und plante die Reise in den Tessin, wo sie mit ihrem Mann bis vor der Operation jährlich Urlaub machte. Der war auch völlig geknickt, meinte aber, daß die Ärzte schon wüßten, was das Richtige ist. Immerhin habe er den Krebs rechtzeitig entdeckt, was seine fachliche Qualität ja bestätige. »Wir müssen da jetzt durch.« Nur der Sohn von Frau Engel stellte sich quer. »Ich frage einen Freund, der Arzt ist. Eine Zweitmeinung ist bei solchen Entscheidungen heute selbstverständlich.« Er setzte sich ins Auto und fuhr noch freitags von Freiburg nach Bremen, den Eltern war das gar nicht so recht, das kleine Kind und die Arbeit und überhaupt ...

So gut war der Ruf des vom Proktologen empfohlenen

Krankenhauses nicht. Der chirurgische Chefarzt hatte die Klinik unter öffentlichem Aufsehen verlassen, einen Nachfolger gab es nicht, und die Bremer Gesundheitsbehörde diskutierte wegen der vielen Krankenhausbetten eine Schließung des Hauses. Weitere Informationen durch Bremer Kassenärzte, die der alarmierte Freund kontaktierte, bestätigten die Skepsis. Aber es war ein schreckliches Wochenende in der Familie, hin- und hergerissen zwischen schnellem Handeln, wie der Arzt es forderte, und Angst vor den Folgen. Darf man überhaupt zögern und einen anderen Arzt aufsuchen? Die Sorge der Jungen hätte die Entscheidung nicht aufhalten können, die alten Menschen waren entschlossen, sich in das unvermeidliche Geschick zu fügen.

Vom Hausarzt der Familie, einem einfühlsamen Internisten, hatte Frau Engel einen Prospekt bekommen, der auch den Sohn ansprach: »Als Gesundheitszentrum im Bremer Westen sind wir stets bemüht, unseren Patienten den Aufenthalt so angenehm wie möglich zu machen. Im Mittelpunkt unserer Arbeit steht die Gesundheit der Menschen, die sich uns anvertrauen. Unser Team aus etwa 1000 Mitarbeitern setzt sich täglich mit fachlicher Kompetenz und sozialem Engagement für unsere Patienten ein. Dabei orientiert sich unser Leitbild nach wie vor an den traditionellen und unwandelbaren Werten des diakonischen Gedankens. Menschliche Anteilnahme, persönliche Zuwendung und Verständnis für das Leiden des kranken Menschen sind uns ein hohes Anliegen. Deshalb ist uns eine faire, vertrauensvolle und verantwortungsbewußte Zusammenarbeit der Mitarbeiter außerordentlich wichtig. Denn nur durch gute Zusammenarbeit und richtige Führung können wir unseren Anspruch erfüllen, das Gesundheitszentrum im Bremer Westen zu sein.«

Dieses Krankenhaus hat einen guten Ruf, wie die Kontakte zu Ärzten aus Bremen bestätigten, und vor allem: »Seit dem Sommer 2002 besteht am DIAKO ein Gastroenterologisch-Viszeral-Chirurgisch-Onkologisches Zentrum, kurz

Interdisziplinäres Bauchzentrum (IBZ) genannt. Die bundesweit zu den Pilotprojekten auf diesem Gebiet gehörende Institution vereinigt die drei Fachgebiete Chirurgie, Gastroenterologie und Onkologie, d. h. die Chirurgische Klinik, die Medizinische Klinik I und die Medizinische Klinik II am DIAKO arbeiten hier fachübergreifend zusammen. Das Grundprinzip ist, durch gemeinsame Sprechstunden, gemeinsame Visiten und gemeinsame Fallkonferenzen die Versorgung von Patienten mit gutartigen und bösartigen Erkrankungen im gesamten Magen-Darm-Trakt zu planen und gemeinsam durchzuführen. Durch dieses sogenannte ›problemorientierte Patientenmanagement‹ sollen kurze Entscheidungswege eine individuell angepasste Behandlungsform ermöglichen.«

Solche Sätze aus der Selbstdarstellung des Krankenhauses überzeugten noch nicht. Der Bremer Westen war für das Ehepaar Engel weit draußen. Den Ausschlag gab der Hausarzt der Familie. Dieser Arzt besorgte noch am Wochenende einen Termin für die Sprechstunde seines Chefarztkollegen am Montag, den er noch vom Studium kannte und dessen fachliche wie menschliche Qualität er bezeugen konnte. Und dann: Der Chefarzt überraschte Frau Engel nach Anamnese, Untersuchung und interdisziplinären Beratung mit einem Satz, der alle Zweifel nahm: »Frau Engel, wir haben gemeinsam beschlossen, daß wir sie so behandeln, als wären sie unsere Mutter.«

Alle Mitarbeiter der Klinik kümmerten sich freundlich und zugewandt um Frau Engel. Der »Anus Präter«, also ein künstlicher Darmausgang, konnte vermieden werden. Die Operationskunst der Chirurgen war so gut wie verständnisvoll, ehrgeizig wie erfolgreich, und das Ergebnis war eine glückliche Frau, die sich schnell von der Operation erholte und die für alle Zukunft weiß, wo sie in wirklich guten Händen ist und auf wen sie vertrauen kann. Und die Kinder der Familie sind ebenfalls froh. Der Sohn ist zufrieden, daß er um einen anderen Weg kämpfte, und alle zusammen haben viel voneinander gelernt. Der Internist war tatsächlich ein Glücksfall.

Böse Erkrankungen oder schwere Unfälle bringen das Leben ganzer Familien aus dem Gleichgewicht. Verstümmelnde Operationen sind immer einschneidende Bedrohungen, die mehr als den betroffenen Patienten aus der Lebensbahn werfen können, und die Reduktion einer Krankheit auf ein handwerklich-technisches Problem beeinträchtigt nicht nur das Objekt der Operation, sondern auch die Menschen der Familie, die Freunde und die Bekannten. Viele Ärztinnen und Ärzte respektieren heute diese Zusammenhänge wieder und engagieren sich für eine neue Heilkultur, die gleichzeitig alte Werte aufgreift und das Klima in Arztpraxen und Krankenhäusern verändert. Sie brauchen nun eine Gesundheitspolitik und Funktionärseliten, die diese Entwicklung fördern und belohnen.

Erstes Umdenken in der Pharmaindustrie

Zwei Pioniere im Gesundheitswesen, also Menschen, die Neues auf den Weg bringen, sind Horst Erhardt und Peter Walter, Sozial- und Familientherapeut der eine, Pharmamanager der andere, aber beide mit einem großen Herzen für die Mitmenschen und außerordentlich erfolgreich.

Horst Erhardt gründete mit anderen zusammen 1992 den »Verein zur Familiennachsorge: Der bunte Kreis e. V.«. Dieses beispielhafte Modellprojekt unterstützt Kinder und ihre Familien im Einzugsgebiet der Kinderklinik Augsburg. Schon in der Klinik besucht eine Nachsorgeschwester das Kind, nimmt Kontakt mit den Eltern auf und arbeitet Hand in Hand mit dem psychosozialen Dienst. »Die Mitarbeiter des Bunten Kreises trösten und ermutigen die oftmals Verzweifelten und organisieren die Betreuung von Geschwisterkindern, damit die Eltern ihr krankes Kind besuchen können. Sie helfen bei der Besorgung medizinischer Geräte für zu Hause und verhandeln mit Krankenkassen und Sozialstationen, mit Kindergärten, Schulen und Tagesstätten. Sie lehren die Eltern, wie sie ihr schwerkrankes Kind pflegerisch kompetent betreuen können, und sie sind rund um die Uhr telefonisch erreichbar. Wenn möglich, werden ihre Besuche seltener. Denn die Geburt eines behinderten Kindes, ein Herzfehler oder die Diagnose Krebs, ein Unfall oder eine Erbkrankheit betrifft immer die ganze Familie und verändert das Leben schlagartig. Der Bunte Kreis hilft umfassend: psychisch und sozial, medizinisch und finanziell, da wo es eben nötig ist.« Im schlimmsten Fall, wenn das Kind stirbt, begleiten Mitarbeiter des Bunten Kreises auch durch Tod, Bestattung und Trauer.

Ein individueller »Case-Manager«, das ist ein Patientenfall-Begleiter, unterstützt also den Patienten und seine Familie bei den vielfältigen Schwierigkeiten im Umgang mit der Krankheit, insbesondere dann, wenn nach dem Aufenthalt in der Klinik der Schritt von der High-Tech-Versorgung ins häusliche Kinderzimmer und in die heimische Umgebung erfolgt. Der Case-Manager organisiert einen schützenden Kreis um die Familie.

Peter Walter gründete 1993 in Augsburg das Unternehmen Betapharm, das patentfreie Arzneimittel (Generika) mit hoher Qualität und zuverlässig tiefen Preisen anbietet. Das Sortiment umfasst 264 Arzneimittel für alle wesentlichen Indikationsgebiete von der einfachen Erkältung bis zur schweren Herz-Kreislauf-Erkrankung und wird ständig weiter ausgebaut.

»Soziale Verantwortung nehmen wir ernst. Deshalb stellen wir uns auch den psychosozialen Fragen im Gesundheitswesen und fördern sozialmedizinische Zukunftsprojekte«, erklärt Pharmamanager Walter sein Credo. Wenngleich heute Millionen für Werbung ausgegeben würden, um Menschen zum Arzneimittelkonsum zu bewegen, umfasse Gesundheit mehr als erfolgreiche Arzneimitteltherapie. Die Betapharm

Arzneimittel GmbH setzt daher weniger auf Werbung als auf Erfolg durch menschenorientiertes und ethisches Handeln, denn Gesundheit ist ein besonderes Gut. »Und wer damit Geschäfte macht, muß sich seiner sozialen Verantwortung bewußt sein«, meint Walter: »Deshalb unterstützen wir gemeinnützige, psychosoziale Projekte.«

Das Pharmaunternehmen steckt seine millionenschweren Marketingmittel in die Förderung eines sozialmedizinischen Instituts in einen ausgefuchsten Infodienst über Sozialrechtsfragen, in Selbsthilfeprojekte und in die Arbeit des Bunten Kreises.

»Der Informationsservice ›betaCare‹ besteht aus ›betaliste‹, ›betanet‹ und ›betafon‹. Gedruckt, im Internet und telefonisch bietet ›betaCare‹ verständlich aufbereitete Informationen zu sozialen Fragen im Gesundheitswesen. Das umfaßt Themen wie Behinderung, Pflege, Rehabilitation, Selbsthilfegruppen, Beratungs- und Betreuungsstellen, Sozialhilfe, Umgang mit Behörden und Ämtern, Kostenübernahme, Rente, Unfallversicherung, Krankengeld ...«

Die Idee, ein gemeinnütziges Institut für angewandte sozialmedizinische Forschung zu schaffen, entstand aus der praktischen Erfahrung der Mitarbeiter des Bunten Kreises. Gemeinsam gründeten die Betapharm und der Bunte Kreis im Oktober 1999 das »beta-Institut«. Durch die ungewöhnliche Kooperation von Firma und Sozialeinrichtung entsteht eine neue, innovationsfreudige Einrichtung, die sich auf dem Gebiet der ganzheitlichen Krankheitsbewältigung profiliert.

»Gesundheit verstehen wir im ganzheitlichen Sinn, das heißt neben körperlicher Gesundheit zählen auch Seele und Geist«, sagt Peter Walter, und Krankheit ganzheitlich zu bewältigen erfordere eben mehr als die Instrumente der High-Tech-Medizin. Das Institut forscht also und fördert innovative sozialmedizinische Projekte und bietet Fort- und Weiterbildungsangebote im Bereich Case-Management ebenso an wie Consulting-Dienste für eine bessere Nachsorge- und Vernetzung im Gesundheitswesen. Mittlerweile sind nach dem Vorbild des Augsburger Vereins in mehreren Deutschen Städten »Bunte Kreise« entstanden, und die Ausbildung von Gesundheitsarbeitern zu qualifizierten »Case-Managern« erreichte die staatliche Anerkennung.

Gemeinsam übergaben das beta-Institut und der Bunte Kreis im Juni dieses Jahres eine Gesetzesinitiative für sozialmedizinische Nachsorge an Bundesgesundheitsministerin Ulla Schmidt und den Gesundheitsexperten Horst Seehofer. Im Rahmen der Gesundheitsreform wurde die sozialmedizinische Nachsorge ins Gesetz aufgenommen. Deutschland ist damit das erste europäische Land, das ein entsprechendes Gesetz verabschiedet hat.

»Für uns ist die Aufnahme der sozialmedizinischen Nachsorge für Kinder in das Sozialgesetzbuch ein riesiger Erfolg«, freute sich Betapharm-Geschäftsführer Peter Walter. »Damit haben wir allen Skeptikern bewiesen, daß unternehmerischer Gemeinsinn tatsächlich positive Veränderungen für die Gesellschaft bewirken kann.«

Auch »Corporate Citizenship«-Experte Professor Dr. André Habisch von der Universität Eichstätt bezeichnet die Aktion als Musterbeispiel für strategisches Bürgerengagement: »Viele aktuelle Probleme lassen sich nur lösen, wenn sie wie hier von Unternehmen und sozialen Einrichtungen partnerschaftlich angegangen werden«, so Habisch.

Dieses Pharmaunternehmen zeigt, welche Chancen gerade die mittelständische Pharmaindustrie dann besitzt, wenn sie aus alten Gewohnheiten aussteigt und auf echte soziale Initiative setzt: Betapharm konnte in den vergangenen Jahren weit überproportionale Umsatzsteigerungen erreichen. Betapharm wächst und wächst.

Reportage aus der Zukunft: Gesundheitszentrum Wedding 2007

Werner Markatz ist zufrieden. Als er beim wöchentlichen Qualitätsmanagement-Meeting des Gesundheitszentrums vier Monate zuvor vorgeschlagen hatte, die Organisation eines Kindergartens zu unterstützen und eine Gärtnergruppe zu organisieren, hatte er noch skeptische Blicke geerntet. Doch als er nun erzählen konnte, daß es wirklich gelungen ist, über den Kindergarten speziell für türkisch sprechende Kleinkinder zu den Müttern der türkischen Einwandererfamilien Kontakte zu knüpfen und sie zu Deutschkursen zu motivieren, war die Anerkennung der Ärzte für den klinischen Sozialarbeiter schon deutlich spürbar. Seinen Bericht im Meeting zwei Wochen zuvor, es sei ihm gelungen, gerade aus der Gruppe der Sechzigjährigen, die bisher allen Einladungen zu Fitneßprogrammen erfolgreich getrotzt hatten, ein Drittel zur Teilnahme an der Gärtnergruppe zu bewegen, hatten alle schon erstaunlich gefunden. Bei pflegebedürftigen Hausbesitzern in Reinickendorf und im Hof des Kindergartens machen sich die Rentner nun mit Begeisterung in kleinen Gruppen an Gartenarbeiten aller Art. Das ist praktische Hilfe und optimales Bewegungsprogramm in einem, weil die Physiotherapeutin regelmäßig vorbeischaut und auf gesunde Körperhaltung achtet, und genau dann, wenn die Motivation zu einer Grätsche und Kniebeuge ganz pragmatisch gegeben ist, ihre plastischen Anleitungen auf fruchtbaren Boden fallen.

Berlin-Wedding im Oktober 2007. Seit gut drei Jahren betreut nun das Gesundheitszentrum 15000 Versicherte im alten Berliner Arbeiterbezirk in allen Belangen von Krankheit und Gesundheit. Zehn Ärzte – darunter je einer mit Zusatzausbildung in Physikalischer Medizin, Homöopathie, Geriatrie und Psychotherapie –, drei Krankenschwestern, eine Physiotherapeutin, zwei Sozialarbeiter und ein Ökonom mit Public-Health-Diplom sowie drei Praxis-Assistenten haben inzwischen zu einem echten Team zusammengefunden. Am längsten hat der Integrations-Prozeß bei den Sozialarbeitern gedauert. Konnte Agnes Hauer mit ihren Familientherapien und Rauchentwöhnungskursen zusätzlich zu den klassischen Hilfestellungen bei Behörden und zur Organisation der sozialen Dienste für pflegebedürftige Klienten schon recht bald auch die ärztliche Gunst erwerben, so waren Werner Markatz' Ansätze des Motivationsmanagements und des Selbstbehauptungstrainings doch sehr lange hauptsächlich mit ätzenden Bemerkungen kommentiert worden. Doch Erfolge zählen. Und nachdem ihm schon ein gutes Dutzend Mal gelungen war, hinter den Krankengeschichten von Diabetikern und Herzpatienten Selbstwertprobleme zu identifizieren und einige Male sogar erfolgreich zu bearbeiten, hatte er die erste Barriere bei den Medizinern überwunden. Mit der Gärtner-Idee schien der Bann nun gebrochen zu sein. Die Ärzte im Team sind jetzt zuversichtlich, den Anteil der stark Übergewichtigen unter den 15 000 Klienten, der anfangs, als das Zentrum 2004 startete, zehn Prozent betragen hatte, von nun sieben auf deutlich unter fünf Prozent senken zu können.

Tanzkurse und Tanzabende dreimal die Woche jeweils mit unterschiedlichen musikalischen Angeboten hatten da bislang schon im Wortsinn mehr bewegt als Jogging-Angebote. Sportlich Motivierte joggten ohnehin schon längere Zeit oder schwitzten im Fitneßcenter, doch die übergewichtigen Menschen, die sich selbst als unsportlich einstufen, lassen sich nur mit Angeboten, die nicht nach Sport und Schweiß riechen, aktivieren. Dabei ist eine Stunde Foxtrott und Boogie-Woogie, was die Auswirkungen auf Kardio-Ausdauer betrifft, mit Northern Walkung oder anderen Trendsportarten durchaus vergleichbar.

Auf Ernährungs- und Kochkurse können die Mitarbeiter inzwischen weitgehend verzichten, seit ein Internet-Service jeder Risikogruppe wöchentlich persönlich berechnete Rezepte vorschlägt und sich die Benutzer dieses Webservices, das von surfMED, einem der sechs überregionalen Gesundheitsservices, geliefert wird, selbständig zu Kochabenden treffen. Daß aus den Gesprächen an den ersten Abenden dann auch noch ein Catering-Service entstanden ist, mit dem fünf Arbeitslose inzwischen ganz passabel ihr Brot verdienen, ist eine durchaus erwünschte Begleiterscheinung.

Das Ernährungsprogramm verzichtet komplett auf die ineffektiven bis kontraproduktiven Regeln und Gebote konventioneller Ernährungsberatung. Jeder kann seine Daten, aber auch seine Vorlieben und Abneigungen eingeben und erhält dann nach der Devise »Das alles ist gut für Dich« exakt für den eigenen Bedarf zusammengestellte Menüvorschläge. Durchgesetzt hat sich dieser Informationsservice allerdings erst 2006, als die ersten Supermarktketten die aus den Rezepten mit Knopfdruck erstellbaren Einkaufslisten als Bestellisten akzeptierten und zum gewünschten Zeitpunkt die Lebensmittel zustellten.

Vergangenes Jahr hat das Zentrum, das von den Kassen die Krankenversicherungsbeiträge der bei ihnen eingeschriebenen Versicherten überwiesen bekommt, erstmals schwarze Zahlen geschrieben. Für die Mitarbeiter hat damit eine Prämie das Jahresgehalt um fünf Prozent versüßt; in diesem Jahr hoffen sie bereits auf den Maximalbetrag der Prämie von zehn Prozent. Mehr darf an die Mitarbeiter nicht ausgeschüttet werden, aber das Team hatte sich ohnehin schon darauf geeinigt, als nächsten Ausbauschritt einen Animateur mit sportmedizinischer Ausbildung ins Team zu holen, der nach Klinikaufenthalten und Krankheiten mit den Patienten ganz gezielt Mobilisierungsarbeit betreibt.

Denn die gezielte Auswahl der Kliniken hatte zwar schon einiges an verbesserten Rehabilitationsverläufen gebracht, aber waren die Patienten erst zu Hause, war immer noch eine Betreuungslücke zu erkennen gewesen.

Ein entscheidender Schritt zur Qualitätsverbesserung der Kliniken war die Einführung eines Internetservices, in dem Patienten nach ihrer Entlassung eingeben können, wie zufrieden sie mit der Betreuung, den Informationen über ihre Krankheit und deren Behandlung, der Pflege, dem Respekt im Umgang mit ihnen, der Zuverlässigkeit der Termine und dem Komfort der jeweiligen Krankenhausabteilung waren. Die Rankings hatten zunächst in den Hierarchien der Abteilungen, die schlecht abschnitten, für helle Aufregung und die Forderung nach Verbot der Veröffentlichung gesorgt. Doch dann zeigten die Teams in einigen Klinikabteilungen, wie durch die Reorganisation des Arbeitsablaufes, Supervision und Kommunikationsschulung binnen kurzer Zeit aus Schlußlichtern im Ranking aus Patientensicht Spitzenabteilungen wurden, und damit war der Bann gebrochen. Inzwischen nutzen nicht nur die HMOs vor einer Klinik-überweisung oder die Patienten selbst, sondern auch die Krankenhausmanager das Zufriedenheitsranking, weil Patienten recht sensibel reagieren und sich auch kleine Organisationsdefizite dort frühzeitig erkennen und beheben lassen.

Auch in den konventionellen Medizinbereichen hat sich in den drei Jahren, seit das Gesundheitszentrum startete, einiges getan.

Der unabhängige Informationsservice für Evidenz-basierte Medizin, ein weiteres überregionales Zentrum, an dem die HMO in Wedding partizipiert, hat mit einer klug aufgebauten Arzneidatenbank eine Informationsbasis geschaffen, mit deren Hilfe die Verordnungen vernünftiger und weniger zahlreich wurden. Statt der 450 Euro pro Versicherten wie im ersten Jahr kostet die Versorgung der HMO-Versicherten jetzt nur noch durchschnittlich 300 Euro pro Kopf. Vor allem Antidepressiva und Statine gegen Cholesterin, früher die Renner in den Apotheken der Umgebung und größten Budgetposten, sind nun seltene Verordnungsereignisse geworden.

Bei der Budget-Evaluierung im vergangenen April hatte Max Stelzle, der Ökonom, auch bei den Sorgenkindern der Mediziner erstmals Verbesserungen registrieren können. Die Ausgaben für Diabetiker, Asthmatiker und Herz-Kreislauf-Patienten, die fast 80 Prozent des Budgets des Zentrums betrugen, sanken nun Quartal für Quartal merklich, wenn auch nur im Zehntelprozent-Bereich. Dabei hat sich an den Behandlungsschemata nichts geändert, die waren auch 2004 schon ganz vernünftig gewesen. Dennoch sind im Vorjahr bei den Diabetikern deutlich weniger Nervenschäden, Nierenprobleme und Herzerkrankungen aufgetreten. Die ganzheitlichen Betreuungsansätze und an den eigenen Gewohnheiten und der Motivation positiv ansetzende Lebensstil-Beratungen beginnen sich nun auch zu rechnen.

Dazu hatte ein schon 2004 gestartetes Disease-Management-Programm ganz entscheidend beigetragen. surfMED hatte es entwickelt und das Gesundheitszentrum Wedding hatte zu den Pionieren in der Anwendung gezählt. Das Programm hat zum einen die Informationsflüsse zwischen Arzt und Patient optimiert. Der Mediziner definierte in einem ausführlichen Gespräch mit jedem Patienten die Ziele der Behandlung für jeweils ein Halbjahr. Dabei konnten gut ausgeklügelte e-learning-tools benutzt werden. Die Umstellung der Ernährung etwa erfolgte ganz ohne die üblichen, mit erhobenem Zeigefinger vorgetragenen Regeln und Gebote mit Hilfe einer riesigen Datenbank, in der der Patient zunächst seine Vorlieben und Abneigungen beim Essen eintrug. Dann errechnete das »Lustvoll schlank«-Programm auf Basis dieser Vorgaben und der medizinischen Werte des Patienten aus der elektronischen Akte für jeden Tag attraktive Menüpläne, die genau auf den Bedarf des Patienten abgestimmt waren. Paßte diesem einer der Vorschläge nicht, so erhielt er mit dem Button »Andere Vorschläge« beliebig viele, ebenso passende für seinen Wunschplan. Der indirekte Lerneffekt dieses Programms war schon nach acht Wochen deutlich zu merken, die meisten Patienten hatten ihren tradierten Speiseplan dann schon weitgehend modifiziert.

Dabei hatte sich auch die »Doku-Soap« als hilfreich erwiesen, die auf einem kleinen Berliner Regionalsender lief und auch über Web-TV abrufbar war. Sechs Altersdiabetiker wurden bei ihren Versuchen der Lebensstil-Umstellung mit der

Kamera begleitet. Ihre Versuche und Pannen, ihre ersten Jogging-Versuche, ihre Einkaufsaktionen mit Heißhunger wurden von den Patienten mit zunehmendem Interesse verfolgt. Die sechs wurden zu echten Stars in der sich allmählich bildenden Diabetiker-Community. Edutainment pur: Jeder konnte sich beim Schmunzeln über die Pannen »seines« Stars ein Stück selbst erkennen. Ab der sechsten Woche der Serie veranstaltete der Sender auch Veranstaltungen, auf denen die Serienstars in der Manier von Showköchen ihre zwar aus der Datenbank von surfMED stammenden, aber geschmacklich modifizierten Menü-Kreationen vorführten.

Ähnlich lief es mit dem Motivations- und Begleitprogramm für Bewegung und Sport. Auch da boten Internet-Tools jedem ein individuelles Startpaket, das zu den medizinischen Notwendigkeiten und persönlichen Vorlieben paßte. Ebenso begleitete das Programm jeden mit Feedbacks Woche für Woche. Auch da bildeten sich bald Gruppen, die einander regelmäßig trafen und heute noch treffen.

Die Kommunikationsabläufe zwischen Arzt und Patient wurden im Diabetiker-Programm von surfMED mit soviel Elektronik wie nötig unterstützt. Die Patienten bekamen Meßgeräte für Blutzucker und Blutdruck, welche die Werte automatisch in die Datenbank in das elektronische Tagebuch übertrugen, in dem Risikopatienten auch ihre anderen Werte wie Bewegung und Gewicht für einen definierten Zeitraum eintrugen. Überschritten bestimmte Werte definierte Grenzen, so ging automatisch eine Mail an den Arzt. Der entschied dann, ob er eine Nachschulung via Internet über die e-learning-tools, ein Telefonat mit dem Patienten oder ein persönliches Gespräch als Reaktion auf diese kleine »Entgleisung« für nötig hielt. Gleichzeitig erhielt der Mediziner in festgelegten Abständen nach jeder seiner Interventionen wie zum Beispiel der Verordnung eines neuen Medikamentes von der Datenbank eine Art Resümee aufbereitet, das ihn sanft daran erinnerte, sich mit den Konsequenzen seines Tuns auseinanderzusetzen. Diese elektronische Unterstützung des Qualitätsmanagements war anfangs von der Hälfte der Ärzte geradezu militant als »Überwachung« abgelehnt worden, inzwischen benutzen es alle ganz selbstverständlich, weil sie wissen, daß ausschließlich die Patienten selbst über die Daten verfügen und nur sie eine Weitergabe anordnen können.

Die neuen Gesundheitsmanager

Berlin im Jahr 2007 – eine Reportage aus der Zukunft, die durchaus realistisch ist. Denn schon 2004 dürfen die Kassen Gesundheitszentren wie das beschriebene finanzieren – und sie sollten damit rasch beginnen. Die Programme von surfMED sowie vergleichbare andere Tools existieren bereits.

50000 Allgemeinmediziner könnten in der Zukunft die Rolle der modernen Gesundheitsmanager für alle Bürger Deutschlands in rund 5000 HMO-Gesundheitszentren mit je zehn Ärzten übernehmen. Diese dezentralen Organellen oder Zellen des Gesundheitswesens müßten schon aus Eigennutz für eine permanente Optimierung der eigenen Handlungsabläufe und der Betreuungsprozesse sorgen. Ein aufwendiger und letztlich ineffektiver Kontrollapparat verliert damit seine Existenzberechtigung.

Der Hausarzt als Gesundheitsmanager ist nicht isoliert: Die Teams einer HMO stellen sicher, daß ein multi-professioneller Blick auf das gesamte Handlungsspektrum erhalten bleibt. Psychologen, Sozialarbeiter, Gesundheitsberater, Bewegungstherapeuten und Angehörige von Pflegeberufen sorgen in der laufenden Qualitätskontrolle für die Erweiterung des Gesichtsfeldes der Therapeuten.

Zunächst steht jede HMO mit ihrem qualitativ hochwertigen Betreuungsangebot im Wettbewerb. Sie ist kostengünstiger und muß auch attraktiver sein als die vorhandene Versorgungsstruktur, um sich bei den Versicherten durchsetzen zu können. Dieser Wettbewerb wird jenen Betreuungs-Ansätzen, die der Salutogenese am weitesten Rechnung tragen, und den Krankenkassen, die mit attraktiven Informationsangeboten und mit klugen Zusatzpaketen die neue Gesundheitsmedizin repräsentieren, Vorteile verschaffen und ihnen auf Sicht die Chance zum Durchbruch öffnen. Kassen, die – etwa durch vernünftige, die Patienten stützende Disease-Management-Programme – die Vernetzung vertiefen und die Medizinerteams kommunikativ unterstützen, können auch bei den teuren chronischen Patienten neue Akzente setzen und dazu beitragen, daß die Zahl der Komplikationen und das Ausmaß der Spätfolgen für diese Patientengruppe geringer wird.

Die Hausärzte als Gesundheitsmanager verwalten im Auftrag des Versicherten den Datenbestand der Gesundheitsakte, in dem alle gesundheitsrelevanten Informationen über die Zeitachse archiviert sind. Diese Datenbank stellt sicher, daß wichtige Informationen aus der Vergangenheit nicht verlorengehen und Mehrfachuntersuchungen unterbleiben. Die Gesundheitsakte ist auch die Basis für die laufende Evaluierung der Ergebnisse von medizinischen Interventionen. Ein dafür installiertes Programm erinnert die Therapeuten in definierten Zeitabständen nach jeder medizinischen Maßnahme – sei es eine Physiotherapie, ein Medikament oder eine Beratung – daran, das Ergebnis festzustellen und einzutragen.

Die für den jeweiligen Eingriff wichtigen Teile der Gesundheitsakte werden im Auftrag des Patienten über gesicherte Datenleitungen an jeden Spezialisten geschickt, zu dem der »Gatekeeper« Hausarzt weiter verweist. Damit ist auch eine Vernetzung der Informationen möglich – eine Voraussetzung, um der Komplexität der existierenden und erst Recht der zukünftigen ganzheitsmedizinischen Abläufe Rechnung tragen zu können.

Ein Netz von Maßnahmen zur Qualitätssicherung sorgt für laufende Verbesserung der Abläufe.

– Parameter wie Häufigkeit der Krankenhausaufenthalte chronisch Kranker, durchschnittlicher Medikamentenverbrauch in den einzelnen Gruppen, Häufigkeit der Inanspruchnahme verschiedener Leistungen, Zufriedenheit der Patienten werden laufend erhoben und sind öffentlich zugänglich.

– Internes Qualitätsmanagment (Fehleranalyse, Fallbesprechungen), Wissensmanagment und Fort- und Weiterbildung für alle Mitarbeiter der HMOs sind Minimalkriterien für die Zertifikate, die den Versicherten den jeweiligen Qualitätslevel der Anbieter zeigen. Dabei ist es durchaus sinnvoll, mehrere Zertifikate von Anbieterverbänden im Wettbewerb miteinander stehen zu lassen. Sie müssen nur staatlich definierte Mindestkriterien erfüllen.

– Die Anbieter der jeweiligen Zertifikatsnetzwerke sorgen durch einen regelmäßigen Ergebnisvergleich quer durch alle Indikationen für einen permanenten Evaluierungsprozeß der Handlungsabläufe. Jedes medizinische Verfahren, sei es ein Medikament, eine Therapie, ein Ablaufschema der Rehabilitation oder eine Schulung, wird laufend auf Sicherheit und Wirksamkeit überprüft, ein Kosten-Nutzen-Vergleich ist ebenfalls Bestandteil dieses laufenden Prozesses.

Spezialisten, Kliniken und Reha-Einrichtungen werden von den HMOs nach strengen Qualitätsmerkmalen ausgesucht. Elektronische Netzwerke sorgen für schnelle Terminvergabe, richtige Informationsflüsse und bei Bedarf für eine unkomplizierte Einholung von zusätzlichen Expertenmeinungen vor jedem Eingriff als selbstverständlichem Bestandteil des gemeinsamen Suchens von Ärzten und Patienten nach der bestmöglichen Lösung.

HMO-Netzwerke werden bald mit den Spezialisten und Krankenhäusern eigene Versorgungsverträge abschließen und diese Leistungspakete insgesamt anbieten. Die Transparenz und Qualitätssicherung sorgt für die Einhaltung hoher Mindeststandards, in der Akzentuierung der Zusatzleistungen sind jedoch Unterschiede unvermeidlich und erwünscht – der Versicherte hat im Gegensatz zum Blindflug der »freien Arztwahl« heute eine echte Wahl zwischen ganzheitsmedizinischen Ansätzen der vier bis sechs Anbieterverbände mit ihren Zertifizierungsgarantien und den Zusatzangeboten der verschiedenen Krankenkassen.

Die Kassen bezahlen den HMOs Kopfpauschalen für ihre eingeschriebenen Versicherten, die nach Alter gestaffelt sind. Zuschläge für Hochrisikofälle und chronische Patienten sorgen dafür, das eine Risikoselektion unwahrscheinlich wird, weil es sich für die HMOs dann besonders lohnt, chronische Patienten anzuziehen und sinnvoll und erfolgreich zu behandeln.

Fünf bis zehn überregionale Verbände zur Qualitätssicherung und zur Informationsverarbeitung sollten zulässig sein. Mehr würden schwer überschaubar sein, weniger die Gefahr der Monopolisierung in sich bergen.

Auch der Zusammenschluß der kleinen Gesundheitszentren muß reglementiert werden. Nur kleine, dezentrale Gruppen können die Vorteile voll ausnutzen. Die Erfahrungen in den USA zeigen, daß sich bei Riesen-HMOs Vorteile in Nachteile umwandeln. HMOs mit 500000 Versicherten entwickeln dort große bürokratische Apparate etwa zur Qualitätssicherung und zur Kontrolle der einzelnen Ärzte, aber auch der Versicherten, die weit mehr kosten, als sie an Verbesserung der Versorgung bringen.

Krankenhäuser statt kranke Häuser

Teuer waren sie immer schon: 39 Prozent aller im Gesundheitswesen ausgegebenen Gelder werden seit Jahren an die Krankenhäuser überwiesen. Die 2300 Krankenhäuser Deutschlands halten fast unvorstellbare 600000 Betten bereit.[69]

69 Statistisches Bundesamt Deutschland, 12/2003.

Mit 1,7 Millionen Beschäftigen sind sie der größte Arbeitgeber Deutschlands.[70] Etwa 40 Prozent der Häuser befinden sich in öffentlicher Hand, weitere 40 Prozent werden von gemeinnützigen Vereinigungen betrieben, und nur 20 Prozent sind – meist spezialisierte – Privatkliniken.

In den Medizinfabriken, die dazu da sein sollten, Kranken beim Gesundwerden zu helfen, geht es recht ungesund zu. Gerade Mediziner und Heilberufe in den Kliniken haben Dienstzeiten, die anderswo längst als gesundheitsschädlich abgeschafft sind: 24-Stunden-Dienste sind immer noch keine Seltenheit.

Und das System ist auch ungesund und unproduktiv menschenfeindlich, was Hierarchie und Leistungsdruck betrifft.

Die Mediziner müssen als Turnusärzte und Jungärzte meist Frondienst leisten, jede Anordnung blind befolgen; der medizinische Mittelbau muß auch noch die Forschungsarbeiten für die Spitzen der Hierarchie abarbeiten. Am Ende des Duckens und Leidens steht dann als Gratifikation für einige wenige die Position des Chefarztes. Solche Hierarchien wurden in den modernen Industrie- und Dienstleistungsunternehmen längst abgeschafft und durch flexible Teams ersetzt, in denen sich jeder entsprechend seiner Fähigkeiten produktiv einbringen kann.

Höchste Zeit, daß das auch im Klinikbetrieb geschieht.

Krankenhäuser sollten zu Orten werden, in denen es Menschen besser geht als zu Hause. Dieser Grundsatz muß sich in der Architektur, im Umgangston, in den Abläufen, beim Essen und in der Behandlung niederschlagen.

70 Statistisches Bundesamt Deutschland, 12/2003, Angaben für alle stationären Einrichtungen gemeinsam.

Die meßbare Arbeitszufriedenheit ist ein Indikator für die Mängel. Tatsächlich erweisen sich vor allem die jüngeren Mediziner in entsprechenden Untersuchungen als frustriert, gelangweilt und desillusioniert. Gaben 1966 nur 14 Prozent der Ärzte an, daß sie ihre Berufswahl bedauern, so würden in den achtziger Jahren des vergangenen Jahrhunderts schon 58 Prozent nicht mehr denselben Beruf wählen, wenn sie noch einmal von vorn anfangen könnten.[71] Die Gründe dafür: Wenn als Anfangsmotivation der Wunsch steht, Menschen zu helfen, wird den Jungmedizinern spätestens beim ersten Praktikum klar, daß sie Arbeiter in einem Fließbandbetrieb mit einer extremen Hierarchie sind. Das einzige, was sie aus der Jahrhundertwende der »Götter in Weiß« mitgenommen haben, sind die Arbeitszeiten.

Einen persönlichen Zugang zu den Menschen, deren Krankheiten sie behandeln, gibt es kaum noch. Daß eine gründliche Anamnese und das ärztliche Gespräch immer mehr vernachlässigt werden, hat auch handfeste materielle Gründe. Technische Prozeduren sind auch bei der Bevölkerung hoch angesehen, und sie werden im Gegensatz zur »sprechenden« Medizin hervorragend bezahlt. In den meisten Abrechnungsmodellen wird nicht derjenige belohnt, der sorgfältig untersucht und dann entscheidet, ob im gegebenen Fall Prozeduren überhaupt nützlich sind, sondern der Betreiber der Maschinen. Medicare, das medizinische Kostenverrechnungssystem der USA, zahlt beispielsweise für Laborleistungen einen dreifach höheren Betrag als für die ärztliche Konsultation. Gynäkologische Eingriffe werden fünfmal, urologische gar zehnmal höher bewertet als herkömmliche Untersuchungen, die gleich zeitaufwendig sind.[72]

71 Isobel, Allen: Doctors and Their Careers, Policy Studies Institute, 1988, zitiert nach Kurt Langbein, Bert Ehgartner, Das Medizinkartell, München 2002.

Da mag es wenig verwundern, daß sich zunehmend eine andere Schicht für den Medizinerberuf entscheidet. Der Prozentsatz der Medizinstudenten, die bei Umfragen angeben, daß es im Beruf für sie von hoher Bedeutung ist, gut zu verdienen, hat im Lauf der letzten Jahrzehnte von 40 Prozent auf 80 Prozent zugenommen.[73]

Diese Bedingungen radikal zu ändern ist das Gebot der Stunde. Denn nur so können die vielen anderen, engagierten Jungmediziner dazu gebracht werden, ihre Ansprüche und damit das hohe ethische Potential zu erhalten.

Die weitere zentrale Aufgabe: die Aufbrechung der Dreiteilung Medizin – Pflege – Verwaltung. Pflege ist längst viel mehr, als die Patienten warm, trocken und sauber zu halten. Der eigenständige Pflegeberuf muß einen fixen Platz im ärztlichen Entscheidungsteam bekommen. Und die »Verwalter« werden als Qualitäts- und Prozeßmanager ebenfalls fixer Bestandteil der multi-professionellen Teams sein.

Neue Aufgabenverteilung

Aber an einem führt kein Weg vorbei: Klinikbetten müssen abgebaut, viele Eingriffe in den ambulanten und teilstationären Bereich verlegt werden. Und das nicht zu knapp: Deutschland und Österreich haben immer noch fast doppelt so viele Krankenhausbetten wie etwa die Niederlande. Das ist nicht nur teuer, sondern auch ungesund: Jeder Spitalaufenthalt bringt auch ein nicht unbeträchtliches Gesundheitsrisiko mit sich.

Um den Abbau einigermaßen sozial verträglich zu gestalten, können eine Reihe von ambulanten Funktionen auf Kliniken übertragen werden:

72 Hart, J. T., Dieppe, P.: »Caring effects«, Lancet 1996; 347, S. 1606–1608.

73 Colwill, J. M.: »Where have all the primary care applicants gone?« NEJM 1992; 326, S. 387–393.

– Tageskliniken: Heute noch stationär durchgeführte Behandlungen werden, wo dies medizinisch sinnvoll ist, durch eine tagesklinische Behandlung im Krankenhaus ersetzt.

– Praxiskliniken, in denen unterschiedliche Gebietsärzte als Belegärzte und zugleich als niedergelassene Ärzte unter einem Dach zusammenarbeiten.

– Vorstationäre Diagnostik, bei der vor einer stationären Aufnahme die Diagnostik ambulant im Krankenhaus durchgeführt wird. Damit sollen unnötige Doppel- und Parallel-untersuchungen wegfallen.

– Nachstationäre Behandlung kann den Kliniken eine ambulante Nachsorge ihrer Patienten ermöglichen. Dies soll frühzeitige Entlassungen ermöglichen und die Behandlungskompetenz des Krankenhausarztes in die Nachsorge einbeziehen.

– Eigene Palliativ-Bereiche: Fünf von zehn Deutschen und sechs von zehn Österreichern sterben in einem Krankenhaus. Krankenhäuser sind aber Einrichtungen, deren vorrangiges Ziel die Wiederherstellung von Gesundheit ist. Das sollten sie auch wieder werden. Derzeit zwingt der eklatante Mangel an geeigneten Einrichtungen für alte oder sterbenskranke Menschen viele Kliniken, ihre Patienten weit über das medizinisch notwendige Maß hinaus zu behalten.

Das sprengt nicht nur die Kapazitäten der als Akutkrankenhäuser konzipierten Häuser, sondern führt zwangsläufig auch zu anderen Problemen: Sterbende Menschen werden zur Belastung für medizinisches und pflegendes Personal. Diese sind schlichtweg überfordert – nicht zuletzt mangels adäquater Ausbildung. Sterbende werden als den regulären Krankenhausbetrieb störende, den glatten Ablauf behindernde Elemente empfunden. Ihren Bedürfnissen kann der moderne, hocheffiziente Krankenhausbetrieb kaum gerecht werden.

In solchen Konstellationen sind immer wieder zwei typische Muster zu finden: Entweder entziehen sich Ärzte und

Pfleger der ungeliebten Situation durch bewußtes Wegschauen, oder aber sie treten die Flucht nach vorn an und tun das, was sie gelernt haben: Sie therapieren bis zum Exzeß.

Dazu kommt die menschenfeindliche und jede Intimität verhindernde Architektur der modernen Klinikburgen. Eine der treffendsten Beschreibungen lieferte der amerikanische Arzt Sherwin B. Nuland in seinem Buch »Wie wir sterben«: »Das Piepsen und Flimmern der Bildschirme, das Zischen der Sauerstoffapparate, das Brummen hydraulischer Matratzen und das Blinken bunter, elektronischer Signale, dieser ganze technische Hintergrund schafft eine Atmosphäre, die uns am Ende unseres Lebens den Frieden nimmt und uns von denen trennt, die uns im Sterben nicht allein lassen wollen. So wird eine Hoffnung verheißende Technologie zu einem Instrument, das Hoffnungen von Todkranken zerstört und Hinterbliebene um wertvolle Erinnerungen an die letzten Tage und Stunden bringt.«

Das Problem ist längst erkannt. In den vergangenen Jahren sind auch die ersten Ansätze zu seiner Lösung sichtbar geworden. Nach und nach werden Institutionen geschaffen, in denen menschenwürdiges Sterben wieder möglich wird.

Grundsätzlich müssen sich moderne Krankenhäuser öffnen, ständig Kontakt zu den Ärzten und Gesundheitsdienstleistern des Einzugsgebietes und auch zur Bürgerschaft der Region suchen. Die Einbindung von fachlicher Kompetenz aus dem niedergelassenen Bereich muß selbstverständlich werden. Das Krankenhaus arbeitet als kommunikativer Knotenpunkt der regionalen Gesundheitsversorgung und bietet allen beteiligten Akteuren den öffentlichen Raum, in dem die Gesundheitsbelange der Region reflektiert und verhandelt werden. Gute Krankenhäuser werden von den Menschen als wichtige Zentren ihres Gemeinschaftslebens gesehen und benutzt. Es sind Orte, die man auch für öffentliche Veranstaltungen, Tanzkurse und Gesundheitskurse aufsucht.

Oliver Driesen hat für das Wirtschaftsmagazin *brand eins* ein ganz ohne die traditionellen Hierarchien auskommendes Modellprojekt in Berlin besucht und beschrieben[74]: »Nummer 8 war die Gallenblase. Nummer 9, die Krampfadern, wird gerade vorbereitet. Noch drei Fälle heute im OP der Klinik für Minimal Invasive Chirurgie (MIC). Der Sekundenzeiger tickt, eine Art Boxenstopp des Operationsteams läuft: Weil im modernsten Operationssaal Deutschlands jede einzelne Minute 35 Euro kostet, beträgt das Zeitfenster für die Umrüstung der OP-Technik zwischen zwei einfachen Eingriffen gerade fünf Minuten – wenn nicht wie jetzt Journalisten im Saal den Betrieb aufhalten. Fast alle Überwachungsgeräte und Dokumentationssysteme kann der Operateur per Fingerdruck auf einem Touchscreen-Monitor von der Gallen- auf die Gefäß-OP umsteuern. Sogar die Steuerung per Stimme wäre technisch möglich. ›Aber wir nutzen Hochtechnologie nur, wo sie wirklich Sinn macht. Nicht nach dem Motto: Oh, it's blinking, nice, we use it‹, sagt unter seinem Mundschutz Professor Omid Abri, Chirurg, Mitbegründer und ärztlicher Direktor der MIC.«

Die auf laparoskopische Operationen spezialisierte Klinik hat nur 20 Betten. Die Kassen zahlen nicht nach Verweildauer, sondern eine Pauschale pro Fall. Kleine Schnitte, kurze Rekonvaleszenz: Nach zwei, in schwereren Fällen nach fünf Tagen werden die Operierten entlassen. Also Fließbandmedizin? Aber ja – zur Zufriedenheit aller Beteiligten.

Die als GmbH organisierte Privatklinik in Berlin-Zehlendorf, Mieter eines Neubauflügels der evangelischen Hubertus-Klinik, ist in vieler Hinsicht das etwas andere Krankenhaus. Driesen: »Es wirbelt alle Kostenstatistiken des etablierten Klinikwesens durcheinander: Die Verpflegung

74 Driesen, Oliver: Ein Schnitt nach vorne, in: brand eins – das Wirtschaftsmagazin, 2002.

pro Patient kostet 35 Prozent des Durchschnitts an Berliner Allgemeinkrankenhäusern, sein Pflegeaufwand nicht einmal ein Siebtel, sein medizinischer Bedarf ein unglaubliches Dreiundzwanzigstel. Obwohl es hier keine traditionelle Chefarzt-Hierarchie gibt, verdienen Operateure so viel wie gut verdienende Chefs herkömmlicher Abteilungen. Stationsschwestern haben mehr Zeit für anspruchsvolle Pflegetätigkeiten, weil geschulte Servicekräfte sie von berufsfremden Tätigkeiten wie Bettenmachen entlasten. Patienten werden erst drei Stunden vor der Operation ins Krankenhaus aufgenommen, bekommen während des Eingriffs ihre Lieblings-CD vorgespielt (trotz Vollnarkose soll sich das heilend auf das Unterbewußtsein auswirken) und frühstücken am nächsten Morgen zwischen 8 und 9.30 Uhr in der Lounge. Bei der Entlassung erhalten sie die Handynummer des Operateurs, vorsorglich, falls zu Hause ein Problem auftaucht.«

Sicher können Kliniken, die für alle Operationen eingerichtet sein müssen, niemals diese Kostenstruktur erreichen. Minimal-invasive Operationen sind nur ein Teil des Leistungsspektrums für eine durchschnittlich weniger kranke Patientengruppe: Gallenblase, Leistenbruch sind die große Zahl der Routineeingriffe.

Doch manche Organisationsmerkmale können als vorbildlich für das Krankenhaus der Zukunft gelten. Dazu wieder Driesen: »Ein Logistikzentrum mit vier Verwaltungsspezialisten und engem Kontakt zu Hausärzten sorgt dafür, daß lange vor der Aufnahme des Patienten alle Kostenfaktoren seines Falls berechenbar sind und keine Ressourcen für unnötige Doppeluntersuchungen verschwendet werden: Hier kommt niemand als Blackbox an.«

Ähnlich unspektakuläre, aber klug durchdachte Ablauf-Optimierungen, die überlegene Technik der minimal-invasiven Chirurgie und der feste Wille, das Krankenhaus so weit wie möglich neu zu erfinden, sorgen in ihrer Summe für erstaunliche Kostenvorteile: Eine Darm-OP liegt anderswo je nach Schwere des Falls bei 7500 bis 10000 Euro. Statistisch bleiben die Erkrankten 17 Tage, zwei davon auf der Intensivstation. Im MIC kostet die Behandlung 3500 bis 5000 Euro, und die Patienten gehen nach fünf Tagen nach Hause.

Also MIC-Zentren für alle konventionellen Krankenhäuser? »So wie die jetzt organisiert sind, würden sich die Chefärzte dort gar nicht die Verfügungsgewalt über ihre Räume, ihre Schwestern und ihre schönen Chefvisiten nehmen lassen«, mutmaßt Inge Schwenger, Ärztin an der neuen Klinik. Den kleinen Unterschied im Denken bringt Chirurg Abri auf die schlichte Formel: »Chefarzt? Ärzte sind nicht dazu da, Fürstentümer zu regieren, sondern für die Patienten.«

Das Klinik-Management von der ärztlichen Hierarchie zu trennen ist sicher ein erster Schritt. Die anachronistische Unterordnungshierarchie konventioneller Krankenhausabteilungen aufzulösen und interdisziplinäre Teams zu formen, die menschengerechte, medizinisch optimale und kostengünstige Behandlungsabläufe für Patienten als Hauptziel sieht, ist aber schon mittelfristig das Hauptziel einer produktiven Krankenhausreform.

Die Qualität des Ergebnisses des Tuns muß im Mittelpunkt der Organisation stehen, nicht die Karriereabläufe der Ärzte. Die Ergebnisqualität orientiert sich an den End- bzw. Zielpunkten medizinischer Versorgung und beschreibt somit das Ausmaß der Realisierung von Leistungszielen. Allerdings kann die Qualität einer medizinischen Leistung nicht immer anhand von unmittelbar das Ergebnis bestimmenden Parametern (wie z. B. der Mortalitätsrate) evaluiert werden. In Fällen, in denen solche »true end points« nicht verfügbar sind, behilft man sich daher mit sogenannten »surrogate parameters« (wie z. B. der stationären Verweildauer). Diese Parameter stehen jedoch immer nur in einer mittelbaren Beziehung zu medizinischen Behandlungsergebnissen. Dazu muß auch die »Prozeßqualität« beobachtet und evaluiert werden. Diese beschreibt die diagnostischen, pflegerischen und therapeutischen Maßnahmen innerhalb eines Versorgungsablaufs. Dazu kommt die »Strukturqualität«, die Rahmenbedingungen medizinischer Versorgung im Hinblick auf personelle Voraussetzungen, zum Beispiel die Anzahl und Qualifikation der Mitarbeiter, räumliche und apparative Ausstattung der Organisation und finanzielle Lage des Unternehmens bezeichnet. Sie benennt also das Potential einer Organisation, Qualität zu erzeugen.

Und diese Ergebnisse müssen veröffentlicht und damit vergleichbar sein.

– Die Kliniken erhalten die Möglichkeit, ihre eigenen Leistungen anhand einer empirischen Datenbasis nach innen wie nach außen zu dokumentieren und einzuordnen.

– Potentielle Schwachstellen können aufgezeigt und diese Erkenntnisse für das interne Qualitätsmanagement im Krankenhaus unmittelbar genutzt werden.

– Die Kostenträger verfügen dadurch über ein Instrument, das es ihnen ermöglicht, für ihre Patienten eine optimale medizinische Betreuung zu gewährleisten.

– Patienten erhalten eine transparente und differenzierte Informationsbasis über die Leistungen verschiedener Anbieter.

Sichere Pillen

Öffentliche Bildung und öffentliche Aufklärung zum rationalen Umgang mit Arzneimitteln bleiben in ihrer Wirkung und in ihrem Mitteleinsatz weit hinter dem zurück, was gegenwärtig für die Förderung des Arzneimittelkonsums ausgegeben wird. Diese falsche Gesundheitspolitik muß sich ändern. Politische Konzepte zur Durchsetzung eines rationalen Umgangs mit Arzneimitteln sollten die Alternativen zur Pharmakotherapie ins öffentliche Bewußtsein heben und ebenso selbstverständlich allgemein verfügbar machen. Selbsthilfe-, Kontakt- und Bürgerinitiativzentren statt Apotheken könnten eine Denk- und Verhaltenswelt durchsetzen helfen, die statt arzneimittelgerechter Absatzmärkte gesundheitsgerechte Verhältnisse gestaltet.

Genauso teuer wie die Ausgaben für durchblutungsfördernde Chemie oder Beruhigungspillen sind 25000 bis 30000 animationsfreudige Ärzte oder gesellige Krankengymnasten zur sozialen Durchblutungsförderung. Statt 20 Millionen Rezepte pro Jahr erbrächte dies mehr als 40 Millionen Therapiestunden von fachkundigen Menschen für bedürftige Patienten. Der systematische Produktionswandel von chemischer zu sozialer Durchblutungsförderung ist eine Managementaufgabe, die vernünftige Marketingstrategien und Informationskampagnen für vernünftige Ziele einsetzt. Die allgemeine Bildungsaufgabe zur Durchsetzung eines rationalen Arzneimittelgebrauchs erfordert nur den Mut und die Bereitschaft bei den Leitungskräften im Versorgungssystem, modernes Kommunikationsmanagement an die Stelle bisheriger ideenloser Verwaltungsbürokratie zu setzen.

Rationale Arzneitherapie

Preiswerte Gesundheitsversorgung für alle Bürgerinnen und Bürger verpflichtet zu einem möglichst rationalen Ressourceneinsatz. Dazu zählt eben auch der wirtschaftliche Gebrauch des wertvollen und gleichzeitig umweltgefährdenden Rohstoffes Arznei. Dieses »Öl« im Gesundheitswesen sollte sparsam verwendet und effektiv genutzt werden. Das Steuerungsziel für die Produktion lautet also: Rohstoffeinsatz minimieren. Das Management im Versorgungssystem muß daher überhöhte Rohstoffpreise, Leckagen im Verteilerkreislauf, geringe Ausnutzungsgrade oder vorhandene Vergeudungsraten reduzieren. Ein Managementplan, der innerhalb von fünf Jahren 20 Prozent des derzeitigen Arzneimittelverbrauchs zurückfahren will, ist durchaus realistisch. Jährlich müßten dazu vier Prozent des aktuellen Ressourceneinsatzes durch Aufklärung und Neuorientierung abgebaut oder auch durch Alternativen ersetzt werden.

Die Grundlage für die neue, vernünftige Arzneitherapie ist vom Hersteller der Medikamente unabhängige Information, Fortbildung und Evaluation. Die Mittel dafür sind vorhanden: Jene 25 Prozent der Arzneimittelkosten, die von der Pharmaindustrie für Marketing ausgegeben werden, lassen sich mit einem gesellschaftspolitischen Kraftakt umwidmen. Die Krankenkassen und damit die Versicherten bezahlen diesen Aufwand über den Arzneimittelpreis ohnehin schon. Rund sechs Milliarden Euro im Jahr, damit ließe sich eine sinnreiche Bildungsinitiative starten.

Die Gelder fließen dann statt über die Apotheken zur den Pharmaherstellern in unabhängige Informationseinrichtungen, die zum einen die Arzneimittelinformation, zum anderen aber auch die Information über andere Evidenz-basierte Therapieformen evaluieren, zusammenstellen und den Angehörigen der Heilberufe und den Laien zur Verfügung stellen.

Die 15000 Pharmaberater, die derzeit den Ärzten die Ohren über die Vorteile der Produkte jeweils der Firma, deren Brot sie essen, vollsingen, können umgeschult und in den unabhängigen Bildungseinrichtungen als Schulungsleiter oder Qualitätsmanager eingesetzt werden. Auch bisher arbeitslose Ärzte können zu unabhängigen Arzneimittelberatern ausgebildet werden. Diese würden dann arzneimittelkritisches Marketing in der Kassenarztpraxis umsetzen. Die Finanzierung der praxisnahen Ausbildung zum unabhängigen Arzneimittelberater kann und müßte durch die Krankenversicherungen erfolgen. Die Arbeit solcher »Außendienstmitarbeiter« braucht jedes Qualitätsentwicklungsprogramm der Arzneitherapie.

Aus den 23000 Apotheken können regionale Dienstleistungszentren werden, die neben den Drogen alle haushaltsnahen oder persönlichen Dienstleistungen nach Bedarf vermitteln, so wie das der Concierge eines Fünf-Sterne-Hotels jederzeit tut. Das geht vom Pflegeservice über den Friseur und den Fahrdienst für Behinderteneinrichtungen, der auch von Gesunden genutzt werden kann, bis zu Einkaufsdiensten und Babysitting. Was am Verlust der Tante-Emma-Läden zu Recht beklagt wird, kann über den Funktionswandel der Apotheken reanimiert werden. Die 24-Stunden-Bereitschaft macht so auch viel mehr Sinn.

Wie das Krankenhaus in der Region kann die Apotheke zum kommunikativen Knoten des Wohnblocks oder Dorfes werden.

Investitionen für eine bessere Heilkunst

Der Schlüssel zur Umorientierung liegt bei der ärztlichen Verordnung. Sie ist der Steuerungshebel für den Arzneimittelkonsum. Irrationaler Arzneimittelgebrauch ist das Ergebnis mangelnden Wissens, mangelnder Fähigkeiten des Arztes oder fehlender Freiheit, unberechtigte Patientenwünsche zurückweisen zu können. Autonomie im Umgang mit dem Patienten und seinen Erwartungen setzt beim Arzt unabhängige Information, angemessene Fortbildung und eine Politik der arzneimittelsparenden Kommunikation voraus. Solche Souveränität beim Verordner und selbstbewußte, ärztliche Umgangsweisen mit der Arzneimittelindustrie erfordern ein systemisches Management, neue Servicedienste und Beratungsangebote. Die von der ärztlichen Ausbildung übriggebliebenen Lücken – dies unterscheidet Ärzte nicht von anderen akademischen Berufen – müssen durch konsequente Fort- und Weiterbildung gefüllt werden. Der Arzt lernt am besten begleitend zum Verordnen und Verschreiben. Es geht auch hier um die Gestaltung einer »lernenden Organisation«. Qualitätszirkel sind dafür Instrumente, die fester Bestandteil ärztlicher Tätigkeit sein sollten. Kollegialer Erfahrungsaustausch und institutionalisierte Reflexion über den Arzneimittelgebrauch läßt sich durch supervidierte Gruppenprozesse erreichen.

Mittlerweile ist die Technik zur Sammlung und Aufbereitung von Rezeptdaten so weit fortgeschritten, daß eine individuelle Arzneimittelinformation und Arzneimittelverordnungsberatung möglich ist. Jeder Arzt kann seinen persönlichen Verordnungsspiegel regelmäßig zu seiner persönlichen Information erhalten und mit Kollegen freiwillig besprechen. Auffällige Verordnungsweisen lassen sich gezielt durch individuelle Bildungs- und Informationsmaßnahmen abbauen. Ein System der individuellen Arzneimittelinformation wirkt zusätzlich wie ein sensibles Thermometer für Zwänge und Widersprüche, denen der einzelne Arzt bei seiner Arbeit unterliegt. Der Arzneiverordnungsreport liefert systemische Transparenz, und auf dieser Basis sind auch gezielte Kampagnen umsetzbar, die sich an Patienten oder an Ärzte richten.

Die unabhängigen Informationsinstitute entwickeln auch eine Arzneimittelliste, die etwa 2000 Arzneien umfassen müßte. Der einzelne Arzt verordnet im Schnitt nicht mehr als 500 unterschiedliche Arzneimittel. Weniger als 50 Präparate decken den größten Teil des Verordnungsspektrums eines Arztes ab. »Freiwillige Positivlisten« wirken wie Landkarten in fremdem Gelände. Abweichungen vom allgemein üblichen und bereits bewährten Weg, also Verordnungen außerhalb der Liste, sind in begründeten Fällen möglich, in ihrem Risiko aber auch einschätzbar. Kollegiale »Positivlisten« sind ein Instrument der Organisation von neuer Verordner-Macht. Die freiwillige Selbstverpflichtung der Ärzteschaft in einer Region für ein überschaubares Verordnungsspektrum und Arzneimittelsortiment machen die Ärzteschaft insgesamt wieder zum souveränen Akteur gegenüber der Informationspolitik der Arzneimittelproduzenten.

Er ist der Souverän und entscheidet sich für die HMO in seiner Region, deren Konzept ihm am meisten zusagt. Ein Wechsel zum Halbjahr ist möglich. Er wird einmal im Quartal mit einem elektronischen Kontoauszug über alle für oder an ihm erbrachten Leistungen und deren Kosten informiert.

Moderne Mittel der Erwachsenenbildung über das Internet und eine offensive öffentliche Kommunikation können helfen, eine rationale Einstellung zur Medizin und zum Arzneimittel in der Bevölkerung durchzusetzen.

Gute Ärzte verschreiben wenig, und die regionalen Arzneimittellisten sind selbstverständlicher Bestandteil der Gesundheitsversorgung. Solche Botschaften lassen sich öffentlich transportieren und im öffentlichen Bewußtsein verankern.

Warum sollte nicht so selbstverständlich wie das Telefonbuch auch ein Buch der »sicheren Pillen« in den Haushalten vorliegen und übers Internet zu allen Therapieformen die jeweils gültigen, allgemein verständlichen Informationen abrufbar sein? Die Menschen können mit den Methoden der Werbung und der Kommunikationstechnologie von einer arzneimittelkritischen Heilkunst ebenso überzeugt werden wie vom Glauben an die Tablette, die den Schmerz abschaltet.

Informations- und Motivationstools animieren die Bevölkerungsgruppen zielgruppenspezifisch zu Bewegung und Sport. Warum sollen die Kenntnisse der Wirkung der modernen Massenmedien nicht für Gesundheitsaufgaben eingesetzt werden? Statine senken das Herz-Kreislauf-Risiko um deutliche 30 bis 60 Prozent und werden heute anstandslos bezahlt. Regelmäßige Bewegung senkt das Risiko allerdings um mehr als 80 Prozent – was liegt näher, als mit multimedialem Edutainment und Infotainment die Menschen auf Trab zu bringen und in der neuen Gesundheitskultur regionale Netzwerke, Treffpunkte, Communities zu inspirieren, die sich den Spaß am gesunden Leben als Ziel verschrieben haben? Communities, die auch Rezepte für ein »Selbstbehauptungstraining« als wirksame Alternative parat haben.

Ein modernes Versorgungsmanagement macht die Reanimation des Sozialen und die Animation von Nachbarschaftlichkeit oder gegenseitiger Hilfe zum Bestandteil des Handelns im Gesundheitswesen.

Rationale oder irrationale Einstellungen zum Arzneimittel in der Bevölkerung sind ein Bildungsproblem. Die vorherrschende deutsche »Schluck-Kultur« muß also durch ein langfristig angelegtes Bildungsprogramm verändert werden. In Kindertagesstätten und Kindergärten, in den allgemeinbildenden Schulen und in allen Feldern der Erwachsenenbildung lassen sich entsprechende Inhalte und Programme starten. Die heute noch vorherrschende Tablettengläubigkeit und Arzthörigkeit ist im Bereich von psychosozialen und psychosomatischen Befindlichkeitsstörungen ein Hemmnis für die autonome Bewältigung der Probleme durch die betroffenen Menschen selbst. Gesundheitsförderung braucht Bildung und die Befähigung von Menschen, möglichst selbständig ihre Arbeits- und Lebensverhältnisse gesundheitsgerechter zu gestalten. Es wäre Aufgabe der allgemeinen Schulbildung, soziale Grundfertigkeiten zur Gesundheitssicherung und individuelle Fähigkeiten zum Umgang mit Arzneien und anderen Therapien zu lehren.

Die Schulen der Gesellschaft müssen unterrichten, wie Menschen ihr Wohlbefinden fördern und ihrer Gesundheit Gutes tun können. Dazu zählen körperliche Betätigung ohne Leistungsdruck, Methoden des Entspannens, Hilfe bei der persönlichen Lebensgestaltung oder bei der Bewältigung von aktuellen Gesundheitsproblemen im jugendlichen Alter und auch bei Erwachsenen. Kontaktfähigkeit und Entfaltung von Kreativität lassen sich ebenso lernen wie Selbstbehauptung und soziale Einfühlung, Phantasie oder bewußtes emotionales Erleben. Solche vielfach verschütteten menschlichen Grundfähigkeiten lassen sich bilden. Wer als junger Mensch lernt, ohne Tabletten mit Kopfschmerzen fertig zu werden oder Schlafstörungen zu bewältigen, wird dies auch als Erwachsener weiter können oder zumindest wissen, daß es geht.

Gesundheitsförderungsprogramme als Alternative zum Arzneimittelkonsum sind Bestandteil einer modernen Gesundheitspolitik. Mut ist gefragt, Mut, künftig statt in Arzneimittelkonsum in den besseren Arzt, den mündigen Patienten oder den autonomen Bürger zu investieren. Wenn die Gesundheitspolitik sich selbst ernst nehmen will, muß sie also neue Bildung finanzieren.

Im Budget der Krankenkassen sind die notwendigen Finanzmittel für arzneimittelsparende Bildungsprogramme vorhanden. Das innovative Potential einer geförderten Selbsthilfebewegung enthält auch kostendämpfende Kraft für die Wertschöpfungsprozesse von Gesundheits- und Krankheitsbewältigung.

»Handeln statt schlucken« lautet die Devise, und dies ist ein ganzheitlicher Prozeß der Emanzipation, der alle angeht. Handeln statt schlucken beschreibt auch ein Programm, das sich bereits für alle lohnt, wenn es beginnt.

9. WEGE UND CHANCEN

Globalisierung und Individualisierung sind Schlagworte des Wandels der Industriegesellschaft zur Informations- oder Wissensgesellschaft. Die zweite Revolution in der Autoindustrie ist nur ein Sinnbild für die Radikalität und Tiefenwirkung der Veränderung. »Lean Production« hat die Hierarchien zerschlagen und optimierte Produktionsprozesse durchgesetzt. Mit dem Begriff des Business Reengineering wurden neue Netzwerke in den Wertschöpfungsketten plaziert und die Produktion maximal beschleunigt.[75] Und jetzt verbreitet sich ein Strategiekonzept, das mit dem Kunstwort der »Dekonstruktion« Zerstörung und konstruktive wie kreative Entwicklung gleichzeitig fordert. Damit seien die Prämissen und die Herausforderung für das Produktionsmanagement im anbrechenden Jahrtausend gesetzt, meint Nicolas P. Sokianos, Professor an der Technischen Fachhochschule Berlin.[76] Es ginge um die strikte Beachtung der Anforderungen und der Wünsche der primären Zielgruppe (das sind im Gesundheitswesen die Patienten), um die Konzentration auf Kernkompetenzen (Heilen und Pflegen), um eine völlig neue Gestaltung der Wertschöpfungskette (Case-Management) und um die Beachtung von kulturellen Aspekten und Human-Ressourcen (Mitmenschlichkeit und Salutogenese). »Es wird nicht langweilig im neuen Millennium«, meint nicht nur Professor Sokianos.

75 Hammer, M., Champy, J.: Business-Reengineering, Campus-Verlag, Frankfurt 1994.

76 Sokianos, P.: www.ittm-berlin.de.

Das Unternehmen Oticon wurde 1904 von Hans Demant, einem Akustiker, in Odense in Dänemark gegründet. Die persönlichen Erfahrungen mit seiner schwerhörigen Ehefrau motivierten Demant aufs äußerste, sich für das Wohl hörbehinderter Menschen einzusetzen. Heute sitzt die weltweit agierende Firma in Kopenhagen. Ende der achtziger Jahre ging es dem Unternehmen schlecht, es stand vor dem Untergang. Und wie bei der Porsche AG kam auch zu Oticon ein neuer Chef: Lars Kolind. Und Lars Kolind verordnete dem Unternehmen 1991 die Revolution: Abteilungen, Titel, Statussymbole und Vorzimmer wurden abgeschafft, eine Organisation ohne starre Strukturen. »Niemand soll sich mehr verstecken können, alles wird offengelegt. Wir wollen uns in die Lage versetzen, auf das zu schauen, was wir tun.« Abgesehen von einer Führungsmannschaft aus zehn Personen, wovon drei von der Belegschaft gewählt sind, gibt es nur noch Projektgruppen, die für spezifische Aufgaben gebildet und danach wieder aufgelöst werden. Etwa 100 Projekte laufen in der Firmen- und Entwicklungszentrale gleichzeitig. Alle Beschäftigten arbeiten meist in mehreren Projekten.

Statt »hire and fire« – ein auf Dauer kostenträchtiger Umgang mit dem »Humankapital« – wurde der Weg geöffnet für eine permanente, organische Anpassung der Belegschaft an die Erfordernisse des Marktes. Lars Kolind ließ von Anfang an keinen Zweifel an der Radikalität des Kulturwandels: »Wer nicht mitziehen will, sollte lieber gehen«, forderte er. Alle blieben. Auch daß bei der praktischen Umsetzung noch viele Probleme ungelöst waren, verheimlichte er nicht. »Sie werden ein Menge Fragen haben, die ich auch noch nicht beantworten kann.« Das wichtigste sei die direkte Kommunikation aller miteinander.

Die Organisation von Oticon ist darauf angelegt, die Menschen in Bewegung zu halten, und zwar tatsächlich und physisch. Diese wirkliche körperliche Bewegung bildet die Basis, auf der sich eine intellektuelle und geistige Beweglichkeit entfalten kann. So zirkulieren die Ideen schneller und werden in kürzerer Zeit zur Produktreife gebracht. Um diese tatsächliche physische Beweglichkeit aller Mitarbeiter zu gewährleisten, wird modernste Kommunikationstechnik eingesetzt: Papierlosigkeit ist oberstes Gebot. »Wir gehen davon aus, daß Oticon-Mitarbeiter sich möglichst große Freiheit wünschen, gleichzeitig aber akzeptieren, daß ein klarer, strukturierter Rahmen notwendig ist – vor allem in Form akzeptierter Strategien und genehmigter Pläne«, heißt es in einer von Lars Kolind verfaßten Broschüre über »Die menschlichen Grundwerte von Oticon»: »Damit eine Firma lebendig bleibt, muß sie dis-organisiert bleiben. Dafür muß das Management sorgen.« Mit diesen Worten umreißt Lars Kolind sein Führungsverständnis.

»Spaghetti-Organisation« nennt er seine Organisationsweise, zu vergleichen mit einem Teller biegsam und beweglich gekochter Spaghetti, statt der harten und starren. Die Spaghetti kommen so zu liegen, daß ohne Hierarchie die einzelnen Spaghettis, sprich Mitarbeiter, zahllose Berührungspunkte miteinander haben. So fließen Kommunikation und Know-how ungehindert und direkt in einem kreativen Chaos. Es wird verglichen mit dem menschlichen Gehirn, in dem die Gehirnzellen scheinbar wirr und zufällig durcheinander kommunizieren und trotzdem am Ende einen klaren, neuen sowie kreativen Gedanken entstehen lassen. Nach einem Aufsatz von Lars Kolind »funktioniert ein Gehirn auf der Basis von vielen unabhängigen Bearbeitungszentren (den Gehirnzellen), die untereinander in einem chaotischen Beziehungsnetz verbunden sind. Das letzte, dem ein Gehirn gleicht, ist eine geordnete Hierachie.« Auch feste Arbeitszeiten gibt es bei Oticon nicht. Jeder kommt und geht je nach den Arbeitserfordernissen. Diese Kommunikations- und Arbeitsform setzt enorm hohe Führungsanforderungen an Chefs und Mitarbeiter.

Oticon verzeichnete bald Rekordgewinne, behauptete sich im Wettbewerb gegen Giganten wie Philips und entwickelte einzigartige Produkte. Im Jahre 2003 wurde die Unternehmensgruppe von der Vereinigung der europäischen Wirtschaftspresse (UPEFE) mit dem begehrten Wirtschaftspreis »Europäisches Unternehmen des Jahres 2003« ausgezeichnet. Auf die Frage, ob die neue Organisationsform dieses Wunder an Kreativität und Schnelligkeit bedinge, antwortet Kolind: »Unbedingt. Wir haben die gesamte Organisationsstruktur abgeschafft. Wir verfügen über einen enormen Wettbewerbsvorteil, weil wir uns nicht um Formalitäten kümmern. Wir kümmern uns nur um Leistung und Ergebnisse.« Die Veränderung des Unternehmens legte alle Macht in die unteren Ränge und veranlaßte die Mitarbeiter, kreativ zu sein, zu organisieren und neu zu organisieren und eigenständig alle auftretenden Probleme zu lösen. Managementfachleute nennen diese revolutionäre Organisationsweise »föderal«. »Im Gegensatz zu einer dezentralen Struktur, wo das Zentrum einen Teil der Macht an die Außenstellen abgibt, überlassen in einer föderalen Organisation die Außenstellen dem Zentrum (widerstrebend) Macht. Wenn Ihnen das zu jenseitig erscheint, dann haben Sie und Ihr Unternehmen allen Grund dazu, sorgenvoll in die Zukunft zu blicken«, doziert der Management-Guru Tom Peters[77] aus Palo Alto. Die künftigen Netzwerke des Gesundheitswesens werden »föderal« agieren und viel Ähnlichkeit mit der Spaghetti-Organisation besitzen, die der Biologie des Lebens abgeschaut ist – und davon sollten Ärzte doch was verstehen.

77 Peters, T.: Das Tom Peters Seminar. Management in chaotischen Zeiten, Campus-Verlag, Frankfurt, New York, 1995, 2. Aufl.

Im Kopf und erst recht im Bauch ist die Aufgabe einer Gesundheitsrevolution vielen Menschen, Experten wie Laien, klar. Die medizinkritischen, analytisch ausgezeichneten Bücher und Gutachten mit klaren Diagnosen und vielfältigen Therapiekonzepten füllen Bibliotheken. Überall in Forschung und Lehre, Krankenhaus und Praxis, Selbsthilfegruppen und Krankenkassen gibt es Aufbrüche, mutige Versuche und schon erfolgreiche Erfahrungen mit einer neuen, ganzheitlichen Medizin und mit der vernetzten Versorgung. »Integrierte Medizin« und »Integrierte Versorgung« lauten die entsprechenden, für das allgemeine Publikum noch etwas fremden Fachbegriffe. Deutschland, Österreich und die Schweiz, der europäische Kulturraum insgesamt besitzen reiche Quellen, um sich in der globalen Gesundheitswirtschaft erfolgreich behaupten zu können.

Auch Ilona Kickbusch, leitbildstiftende Professorin für Public Health an der Yale University, sieht in der Gesundheitswirtschaft einen Wachstumsmotor.[78]

»Wir leben in einer Gesellschaft, in der Gesundheit in drei zentralen Dimensionen expandiert:

1. als gesellschaftlicher und individueller Wert
2. als Markt für Informationen, Produkte und Dienstleistungen
3. als Faktor im politischen Diskurs über Prioritätensetzung, Solidarität und Bürgerrechte.

Die gesellschaftliche Sicht auf Gesundheit verändert sich, Gesundheit durchdringt einen zunehmend größeren Anteil unserer Lebenswelt, die Gesundheitswirtschaft drängt nach Wachstum, aber die Politik hinkt noch hinterdrein. Der Diskurs der neunziger Jahre, der auf eine zunehmende Medikalisierung mit Kostenreduzierung reagierte, ist zum Scheitern

78 Kickbusch, I.: Die Gesundheitsgesellschaft zwischen Markt und Staat, Vortrag an der Technischen Universität Berlin, 24. Juni 2003.

verurteilt – nicht zuletzt, weil die soziale, demographische und technologische Entwicklung in genau die entgegengesetzte Richtung weist. (...) Die Entwicklung zur Gesundheitsgesellschaft ist Teil einer generellen sozialen Entwicklung und eines Wertewandels, die sich kurz mit den folgenden Bestimmungspunkten umschreiben läßt: Individualisierung, Differenzierung, Wertschätzung von Autonomie und Eigenverantwortung, subjektives Wohlbefinden (holistisch), hoher Erwartungshorizont, Lebensqualität und Sinnstiftung.«

Zwei Pioniere aus Deutschland, eben Ilona Kickbusch, damals Regionalbeauftragte beim europäischen Büro der Weltgesundheitsorganisation, und Helmut Milz, heute als Arzt für Allgemeinmedizin und Psychotherapeutische Medizin in eigener Praxis am Chiemsee und als Professor an der Universität Bremen tätig, sind Architekten der WHO-Politik zur Gesundheitsförderung, die mit der Konferenz und der Charta von Ottawa 1986 einen weltweiten Wandel der Sichtweisen und Handlungskonzepte für die Gesundheit des einzelnen und der Gesellschaften begründete. Jetzt erst und ganz langsam in der sich zuspitzenden Krise des Gesundheitssystems fallen die programmatischen Vorstellungen der WHO von einer anderen Medizin bei Gesundheitspolitikern, Krankenkassen, Krankenhäusern oder Ärztenetzen in Deutschland auf fruchtbaren Boden. Der Prozeß der Neuorientierung beschleunigt sich, und das macht Mut. Das »Gesunde Städte«-Netzwerk vereinigt bereits mehr als sechzig deutsche Kommunen.[79] Die Zahl der Unternehmen, Schulen und Krankenhäuser, die sich unter den Prinzipien der Ottawa-Charta vernetzen, wächst kontinuierlich. Es gibt auch schon gesundheitsförderliche Krankenkassen.

79 www.gesunde-staedte-netzwerk.de.

Auch Krankenkassen streben zu neuen Ufern

Mit visionärer Zielsetzung gründete zu Beginn des Jahres 1997 der Hamburger Versicherungskaufmann Thomas Martens die SECURVITA Betriebskrankenkasse. Sie entstand aus der Fusion der BKK Robert M. Sloman jr. – damals mit 73 Mitgliedern die kleinste deutschen Kasse –, und der BKK Tetra Laval, die schon 1884 als Fabrikkasse der Bergedorfer Eisenwerke von Wilhelm Bergner gegründet worden war. Das eigene Unternehmen von Martens, die SECURVITA GmbH, hatte sich als Consulting-Firma mit der Entwicklung alternativer Versicherungskonzepte einen Namen gemacht. Sie wurde zum neuen Träger der nun bundesweit offenen Kasse mit zu Beginn 2400 Versicherten. Die Kasse entwickelte sich stürmisch und versorgt heute über 120000 Bürgerinnen und Bürger. Im Aufsichtsrat vertritt unter anderen auch Christoph Kranich, einer der profiliertesten Vertreter von Patienteninteressen und »Leiter der Fachabteilung Gesundheitsdienstleistungen« bei der Verbraucherzentrale Hamburg, die Belange der Versicherten. »Wir sind ›Ihre Kasse für Ganzheitlichkeit‹ und ›das Beste aus zwei Welten‹«, versprechen Krankenkasse und SECURVITA Gruppe. Die Kasse finanziert und fördert gegen den Widerstand der Aufsichtsbehörde, dem Bundesversicherungsamt, seriöse Verfahren der ganzheitlichen Medizin (vor allem ärztliche Gespräche, naturheilkundliche, homöopatische und anthroposophische Heilverfahren, ayurvedische und tibetische Medizin oder traditionelle chinesische Medizin) durch ein wachsendes Netzwerk von Ärzten und Krankenhäusern, die mit Qualität und in sozialer Verantwortung diese »besonderen Therapierichtungen«, so nennt das Gesetzbuch die ganzheitliche Medizin, anwenden.

Das Beispiel machte Schule. Heute versuchen sich viele Krankenkassen mit Angeboten der ganzheitlichen Medizin zu profilieren. Ebenfalls durchgesetzt hat sich mittlerweile die originelle Verknüpfung von gesetzlicher und privater

Krankenversicherung, die von der SECURVITA-Gruppe gegen den Widerstand der jeweiligen Verbandsbürokratien von Anfang an praktiziert wurde. Jetzt ist die Zusammenarbeit gesetzlich erlaubt und geregelt, so daß neben einer solidarischen Regelversicherung auch private Zusatzversicherungen die unterschiedlichen individuellen Wünsche erfüllen lassen.

Auch da ziehen andere Kassen nach. So hat beispielsweise die Techniker Krankenkasse mit Netzwerken der ganzheitlichen Medizin um die anthroposophischen Gemeinschaftskrankenhäuser in Berlin-Spandau, Witten-Herdecke und Filderstadt bei Stuttgart einen Vertrag abgeschlossen, der den Aufbau einer Integrierten Versorgung nach dem Modell von MediX in Zürich vorsieht. Es entstehen also bereits die ersten Keime einer »föderalen« Kooperationskultur zwischen Krankenkassen und ärztlichen Netzwerken. Die Deutsche Krankenversicherung (DKV), eine private Kasse, profiliert sich mit Gesundheitszentren in Köln und weiteren Städten, die ein ähnliches Konzept umsetzen. Inzwischen gibt es kaum noch eine Krankenkasse, in der nicht über neue Versorgungsprojekte nachgedacht und ihre Umsetzung angestrebt wird.

Franz Knieps, als Abteilungsleiter im Gesundheitsministerium für die Modernisierung und Entwicklung der Gesetzlichen Krankenversicherung verantwortlich, appelliert an die Einsicht der Beteiligten[80]: »Die wichtigen Akteure des deutschen Gesundheitswesens werden sich nicht länger den Managementerfahrungen anderer Branchen verschließen können. Neue und bewährte Methoden eines modernen Managements werden Strukturen, Prozesse und Inhalte der gesundheitlichen Versorgung verändern. Leistungserbringer werden die Organisation ganzer Versorgungsprozesse in den

80 Knieps, F.: Wie definieren Krankenkassen ihre Interessen am Gesundheitsmarkt, in: Tophoven, C., Lieschke, L. (Hrsg.): Integrierte Versorgung. Entwicklungsperspektiven für Praxisnetze, Deutscher Ärzte-Verlag, Köln 2003, S. 277–294.

Mittelpunkt ihres Handelns stellen müssen, statt auf die Maximierung von Einzelleistungen ohne Rücksicht auf Schnittstellen zu anderen Leistungserbringern und damit auf die Bedürfnisse der Patientinnen und Patienten fixiert zu sein.« Der leitende Ministerialbeamte fordert »Zielorientierung statt Machtkämpfe« und Management statt Politik«.

Ärztinnen und Ärzte vernetzen sich

In den letzten Jahren sind mehr als 1400 vernetzte Projekte von Ärzten und Krankenhäusern entstanden, die aber bis dahin an den fehlenden gesetzlichen Freiräumen gescheitert sind. Die meisten Netze hatten versucht, durch bessere Kooperation die Versorgungsqualität anzuheben, manche reduzierten sich allerdings von Anfang an selbst auf Akquisitionskartelle für Sponsoring-Mittel der Pharmaindustrie oder lukrative Kassenverträge. Viele Ärzte haben Schwierigkeiten, die ökonomische wie soziale Verantwortung für eine preiswerte oder wirtschaftliche Versorgung in ihrem Alltag zu bedenken und als Bestandteil ihrer Leistung zu sehen. Sie wollen einfach mehr Geld, damit sie besser helfen können. Im Konflikt zwischen Ethik und Monetik, Idealismus und Geldgier waren viele Netze wie gelähmt. Eine offene Diskussion über die Finanzen wurde vermieden. Im Kampf mit der Bürokratie und den starren Systemzwängen wurde viel freiwilliges und ehrliches Engagement verheizt. Trotz der ernüchternden Erfahrungen sind die Netzwerkstrukturen Keimzellen für die künftige Kultur und können unter den neuen gesetzlichen Voraussetzungen wesentlich umfassender wieder aufgegriffen werden.

Christina Tophoven hat diese Entwicklungsprozesse als Referatsleiterin »Versorgungsformen und Kooperation« bei der Kassenärztlichen Bundesvereinigung begleitet. Das von ihr redigierte »Handbuch für Netzberater« der KBV bietet eine konzeptionelle und praxisnahe Fundgrube für all das, was Ärztenetze, die lokal und regional sich entwickeln, an modernem Managementwissen brauchen.[81] Es ist ein Symptom für die strategische Ignoranz der KV-Fürsten, daß dieser Leitfaden für den Wandel der ambulanten medizinischen Versorgung im Gestrüpp der Standespolitik verborgen blieb. Tophoven plädiert für eine Überwindung der Kultur von Hierarchie und Kontrolle in der Medizin und fordert Integration[82]: »Ein Blick in die Wirtschaft zeigt, daß sich bei gemeinsamen Zielen Zusammenschlüsse weiterhin selbstständiger Organisationen bilden können, die effizient zusammenarbeiten ohne Steuerung über Hierarchie und Kontrolle. Beispiele sind hier Airbus, Benetton oder auch Systempartnerschaften in der Autoindustrie. Diese Netzwerke bezeichnet man als integrierte Organisationen. Die weiterhin selbstständigen und gleichberechtigten Mitglieder integrierter Organisationen lassen sich über Kommunikation und Koordination führen, wenn es ausreichend gemeinsame Ziele gibt und getroffene Vereinbarungen regelverbindlich umgesetzt werden.«

Integrierte Organisationen entstünden dann, wenn die beteiligten Partner keine Nutzenmaximierung notfalls zu Lasten der anderen anstreben, sondern mit einer langfristigen Orientierung die Entwicklung einer gemeinsamen übergreifenden Organisation betreiben.

Gesundheit für alle in einer Region bedarf eben einer gemeinsamen Sicht und Kooperation von Versicherungscommunity und Dienstleistern und nicht der Jagd nach Pfründen und einzelwirtschaftlicher Gewinnmaximierung.

81 Kassenäztliche Bundesvereinigung (Hrsg.): Arbeitsbuch für Netze, Deutscher Ärzte-Verlag, Köln 2000.

82 Tophoven, C., Lieschke, L. (Hrsg.): Integrierte Versorgung, Entwicklungsperspektiven für Praxisnetze, Deutscher Ärzte-Verlag, Köln 2003, S. 229–259.

Professor Helmut Milz faßt den neuen Horizont, der sich in unzähligen Bemühungen zur Umsetzung einer ganzheitlichen Medizin überall in Deutschland und Europa ausbreitet, prägnant zusammen: »Ganzheitliche Medizin ist nicht per se eine alternative Medizin. Sie bemüht sich darum, das Beste von naturwissenschaftlicher Medizin, traditionellen und neuen Methoden der Heilkultur und Heilkunst miteinander zu verbinden. Sie bezieht auch Existenzebenen mit ein, die sich weder messen noch normieren lassen, wie Einstellung, persönlicher Glaube, Hoffnung oder Kreativität. Sie ist bestrebt, einen Polylog verschiedener Heiltraditionen zu fördern, der sich asymptomatisch einem Ideal von Ganzheit annähert, ohne dabei in Allmachtsphantasien, einzelne Techniken oder Traditionen zu erstarren. Sie orientiert sich an möglichst sorgfältiger Objektivität. Aber sie vergißt dabei nicht, daß der klinische Alltag oft auch erfordert, sich von wissenschaftlich verordneten Dogmen zu lösen. Ganzheitliche Medizin erkennt radikal die Subjektivität und Individualität erkrankter Menschen für deren Weg persönlicher Genesung und Gesundung an, ohne dabei in schwärmerischen Dilettantismus und Beliebigkeit zu verfallen. Sie nimmt auch die vielfältigen Ergebnisse aus dem Bereich der Placeboforschung ernst. Placebo- und Noceboeffekte entstehen sowohl durch Medikamente als auch durch die Art der Arzt-Patienten-Begegnung. Sie können nicht länger nur als wissenschaftliches Ärgernis abgetan werden, sondern müssen als Potenzial zur Mobilisierung von Selbstheilungskräften genutzt werden.«[83]

Dietrich Grönemeyer, Professor an der Universität Witten-Herdecke, gilt als einer der renommiertesten Mediziner Deutschlands. Seine Bücher sind leidenschaftliche Plädoyers

83 Milz, H.: Mit Kopf, Hand, Fuß, Bauch und Herz, Ganzheitliche Medizin und Gesundheit, Piper Verlag, München, Zürich 1994.

für eine Medizin, die High-Tech und Herz miteinander verbindet, und Konzept- wie Ideenpool für eine wachsende Gesundheitswirtschaft, die ökonomische Ziele mit Menschlichkeit und liebevoller Medizin verknüpft: »Es mag zunächst wie die Quadratur des Kreises klingen: ineffektive Kosten zu senken, dabei die Versorgungsqualität anzuheben und bei alledem Fürsorglichkeit und Zuwendung nicht aus dem Auge zu verlieren. Aber es ist möglich.«[84] Die Hilfe und Betreuung der Patienten sei dann optimal, wenn alle Beteiligten und alle Bereiche des Gesundheitssystems in bestmöglicher Form miteinander vernetzt sind, von Teamgeist geleitet werden und offen miteinander kommunizieren. »Dabei ist der ganzheitliche Ansatz Körper – Seele – Geist entscheidend.« Dietrich Grönemeyer verweist immer wieder auf die enormen Chancen der deutschen Medizin und Medizintechnik, die unter den Bedingungen einer globalisierten Welt grenzüberschreitend Nutzen und Ansehen bringen kann. »Unter der ökologischen Devise ›so wenig wie möglich, so viel wie nötig‹ eine ganzheitliche, menschenverträgliche, humane Medizin zu gestalten und diese weltweit anbieten zu können, wird daher nur integrativ und multidisziplinär im Netzwerk realisiert werden können. Hierzu könnten wir Europäer – uns auf unser kulturelles Erbe besinnend – die Zukunft vorbildlich mitgestalten.«[85]

Mehr als 9000 Ärztinnen und Ärzte sind in der deutschen »IPPNW – Ärzte für Frieden und soziale Verantwortung« vereinigt, die ihren Beruf auch als gesellschaftspolitischen Gestaltungsauftrag verstehen.[86] Der regelmäßig stattfindende IPPNW-Kongreß »Medizin und Gewissen« verabschiedete mit der »Nürnberger Erklärung vom 27. 1. 1996«

84 Grönemeyer, D.: Mensch bleiben, High-Tech und Herz – eine liebevolle Medizin ist keine Utopie, Herder Verlag, Freiburg, Basel, Wien 2003.

85 Grönemeyer, D.: Med. in Deutschland, Standort mit Zukunft, Springer Verlag, Berlin, Heidelberg, New York 2000.

86 Mehr Informationen: www.ippnw.de.

einen modernen hippokratischen Eid, der auf die ethischen Herausforderungen der heutigen Zeit antwortet und Orientierung stiftet.[87]

All das sind nur einige ausgewählte Beispiele für das längst laufende Umdenken der Mediziner in Deutschland und Österreich. Still und leise, jenseits des lauten Getöses der gesundheitspolitischen Schaukämpfe haben sich große Teile der Ärzteschaft und aller anderen Gesundheitsberufe mit der Krise der Medizin auseinandergesetzt und für die Gesundheitsrevolution die geistigen wie fachlichen Grundlagen erarbeitet.

Die heilenden Kräfte der Bürgergesellschaft

Am 31. Mai 1982 berichtete der *Spiegel* in Deutschland erstmals von einer »geheimnisvollen« und »nicht selten tödlichen Krankheit«: AIDS.[88] Und 1984 lauteten seine Angst streuenden Formulierungen: »Die Krankheit ist so gefürchtet wie einst die Syphilis und bösartiger noch als Krebs. Alle sechs Monate verdoppelt sich die Zahl der Infizierten, meist männliche Homosexuelle, die Opfer sterben qualvoll: Bislang ist noch keiner, der an der Abwehrschwäche AIDS leidet, geheilt worden.« Die gesundheitspolitischen Debatten waren damals hochemotional und von Ängsten durchzogen, und gesellschaftlich ging ein emotionaler Riß durch die Bevölkerung: Die betroffenen Menschen mit Gewalt und radikal aus der sozialen Gemeinschaft ausgrenzen oder das Problem auf neue Art und Weise annehmen und lösen? Heute muß man sich an den damaligen Ausnahmezustand richtig erinnern, da die Krankheit in Europa nicht verschwunden ist, aber ihren Schrecken längst verloren hat.

87 Kolb, S., Seithe, H.,(Hrsg.): Medizin und Gewissen, Mabuse Verlag, Frankfurt am Main, 1998.

88 Zitiert nach Wießner, P.: Aids als moderner Mythos, in: AIDS-Forum Band 47, Deutsche. AIDS-Hilfe e.V., Berlin 2003.

Es bildete sich bald eine engagierte soziale Bewegung aus Betroffenen, ihren Angehörigen und Freunden, aus Bürgerinitiativen und Fachleuten, eine Bürgerbewegung, die in einer Wechselwirkung mit den politisch Verantwortlichen im Gesundheitswesen eine kleine Revolution bewirkte. Die Netzwerke der AIDS-Hilfe entfalteten eine selbstverwaltete Kultur der Gegenseitigkeit und eine Integrierte Versorgung mit ambulanten Diensten, Tageskliniken und freiwilligen Helfern. Die »Communities« mobilisierten sich selbst, die Gruppen wurden in die Planung und Umsetzung von Prävention, Versorgung und sozialer Unterstützung einbezogen. Die Massenmedien beteiligten sich an der Kommunikation, lokal und national, und zogen alle an einem Strang. Statt Mißtrauen und Angst wuchsen Vertrauen und Zuversicht. Public Health erreichte eine tiefgreifende gesundheitsbezogene Verhaltensänderung in der allgemeinen Bevölkerung.

Die Allianz gegen Aids setzte ein Minimum an Verrechtlichung durch. An den Vorstellungen der Ottawa-Charta zur Gesundheitsförderung orientiert, wurden radikal neue Konzepte entwickelt. Statt despotische und rigide Überwachungsbürokratien mit Quarantäne, Therapiezwang und eingeschränkten Bürgerrechten wie beim Kampf gegen die Massenseuchen des vorletzten Jahrhunderts (Old Public Health) entstand etwas völlig Neues: eine gesellschaftliche Lernstrategie (New Public Health). Der Staat delegierte seine Aufgaben weitestgehend an nichtstaatliche Akteure und vertraute auf deren selbstregulierende Kraft. Die zunächst verängstigt und abwehrend reagierenden Mediziner im Gesundheitssystem ließen sich von den medizinischen Bündnispartnern der Szene überzeugen, und es kam zu grundlegenden strukturellen Veränderungen der Krankenversorgung, die vorrangig auf Lebensqualität setzte und Patientenorientierung zur obersten Richtschnur machte. Auch eine neue Kultur im Umgang mit dem Sterben entstand: zu Hause im Kreise der Nächsten und flexibel durch professionelle Pflege wie ärztliche Betreuung unterstützt.

»Das Auftreten von Aids hat in allen europäischen Ländern zu wichtigen und tief greifenden Innovationen in Prävention, Krankenversorgung, Gesundheitspolitik und Bürgerrechtsfragen geführt. Bevölkerungsweite Aids-Katastrophen sind sowohl in gesundheitlicher als auch bürgerrechtlicher Sicht ausgeblieben«, zieht Professor Rolf Rosenbrock vom Wissenschaftszentrum Berlin sein Resümee.[89] Nur die armen Länder in Afrika und Asien erleben mit Aids Katastrophen. Ein Symptom für die globale Entsolidarisierung, die zur eigenständigen Krankheitswurzel wird. Rosenbrock war einer der wesentlichen Wegbereiter dieser kleinen Revolution im Gesundheitswesen, die Modell und Vorbild für eine grundlegende Neuorientierung des ganzen Systems sein könnte. Die Überwindung von Aids in Europa ist das hervorstechendste Beispiel für die Heilkraft einer bürgerschaftlichen Selbstorganisation, die auch alten Menschen, chronisch Kranken und Sterbenden oder Obdachlosen und Arbeitslosen jenseits von Aids helfen könnte. New Public Health im Umgang mit Aids glückte gerade auch in Zeiten, als die Mittel der Gesundheitssysteme schon knapper wurden.

In einer eigenen Zukunftsvision »Krankenversicherung 2040« entwirft Rosenbrock, auch Mitglied im Sachverständigenrat des Bundesgesundheitsministeriums, ein neues Versorgungssystem, das eine solidarische »Gesundheitsversicherung« für alle Bürgerinnen und Bürger als Basis für regionale Gesundheitszentren und Versorgungsnetze vorsieht.[90] Er sieht Non-Profit-Unternehmen kommen, die modern geführt werden und für die ein kontinuierliches und ergebnisorientiertes Organisationslernen selbstverständlich ist. Diese Praxis habe sich aus der Erfahrung mit Qualitäts-

89 Rosenbrock, R., Schaeffer, D.: Aids – vom Ausnahmestatus zur Normalität, in : AIDS-Forum Band 47, Deutsche AIDS-Hilfe e.V,. Berlin 2003.

90 Rosenbrock, R.: Visionen für eine Krankenversicherung 2040, in: Dienst für Gesellschaftspolitik, 38–02, 19. 9. 2002.

management, Personal- und Organisationsentwicklung früherer Jahre herausgebildet: »Die Institutionen der Gesundheitsversicherung arbeiten nicht weniger effizient und ergebnisorientiert als ›for profit‹-Dienstleistungsunternehmen.«

Eine spannende Vision.

Die Menschen suchen Vertrauen

Auf welche medizinischen Dienste, welche Ärztinnen und Ärzte kann ich mich heute schon wirklich verlassen, wo bin ich in guten Händen? Diese Fragen beschäftigen nicht erst seit der heutigen Krisensituation des Gesundheitswesens die meisten Bürgerinnen und Bürger. Ihr Vertrauen ist erschüttert. Patienten wie »Kunden« suchen im Gesundheitswesen aber nach verläßlicher Orientierung, emotionaler Geborgenheit und glaubwürdiger Moral, nach so etwas wie einer »Ethischen Marke«.

Markennamen und Markenzeichen wie ALDI, IKEA oder auch Greenpeace besitzen ein unverwechselbares Image. Marketingfachleute sprechen in diesem Zusammenhang bereits von der »Aldisierung« des modernen Lebens. Die Kunden wollen »Metamarken«, die ihnen die Qual der Wahl in einem unüberschaubar gewordenen Angebot erleichtern und ein ausgesuchtes Sortiment mit klarem Preis-Leistungs-Verhältnis bieten. Marken oder Gütesiegel helfen also bei der Orientierung in unübersichtlichen Märkten, sie informieren über Qualität, Leistung und Kosten. Der Käufer eines Produktes oder einer Dienstleistung weiß, was er bekommt, er vertraut der Marke. Der Wandel und die allgemeine Verunsicherung im Gesundheitswesen werden in den nächsten Jahren zur Herausbildung von Marken führen, die als bundesweite Netzwerke mit einheitlichem Erscheinungsbild, übereinstimmender Haltung und definierter Qualität auftreten. Klar ist: Patienten sind nur eingeschränkt souveräne Kunden. Da kranke oder hilfsbedürftige Menschen mehr noch als Kunden Vertrauen und Sicherheit über die Qualität und Seriosität einer medizinischen, pflegerischen oder gesundheitlichen Dienstleistung suchen, wird die Bedeutung einer Markenbildung im Gesundheitswesen eher stärker als in anderen Wirtschaftssektoren wachsen.

Es ist damit zu rechnen, daß kapitalkräftige Unternehmen der medizinischen Heilmittel- und Geräteindustrie Ärzte und andere Dienstleister um sich scharen, um ihre Verwertungsinteressen auch in Zukunft zu maximieren. Luxusmedizin-Ketten werden sich herausbilden und, mit entsprechendem Flair ausgestattet, ein zahlungskräftiges Publikum an sich zu binden versuchen.

Je nach Prioritätensetzung und Schwerpunktbildung werden bei einem noch zu erwartenden Abbau von ca. 40 Prozent der heutigen Krankenhausbetten, einer Verkürzung der durchschnittlichen Verweildauer auf vier bis fünf Tage und der weiteren Privatisierung öffentlicher Einrichtungen

– Klinik- und Versorgungskonzerne wachsen, die wie die Rhön Kliniken AG, die Asklepios Kliniken GmbH oder die Sana Kliniken GmbH gutes Management mit Qualitätsentwicklung und Kapitalrendite verbinden.

– Industriekonzerne neue Märkte erobern, die wie Dräger, General Elektric, Philips, Siemens oder Fresenius Absatzchancen für medizinische Produkte stabilisieren und auf lukrative Hightech-Sektoren setzen.

– Versicherungsgesellschaften HMO-Konzepte durchsetzen, die Kostenoptimierung und Leistungsrationierung im Interesse ihrer Aktionäre und Kapitaleigner anstreben und

– Versorgungsgemeinschaften und Gesundheitsnetze regional und in überregionalen Verbünden erfolgreich arbeiten, die eine nachhaltige Gesundheitswirtschaft realisieren und ihr Marketing auf Solidarinteressen und soziale Gemeinschaften ausrichten.

Das ineffiziente bestehende Versorgungssystem wird

weitgehend unverändert noch längere Zeit weiterwursteln. Aber das Vertrauen in dieses System ist nicht wieder herstellbar. Daneben wird die Knappheit an Mitteln der Bürgerinnen und Bürger ebenso wie die der großen Krankenkassen zu einem Angebot möglichst preiswerter Regeldienstleistungen führen, also eine Art »Aldi-Care«. Drei Aspekte dürften aber für künftige Gesundheitsdienstleister und ihren Erfolg entscheidend sein: Vertrauen, Salutogenese, also Gesundheitsorientierung, und die offene Kommunikation aller miteinander.

Eine ethische Versorgungsmarke

Jede Markenentwicklung, auch die Entwicklung eines eigenständigen Images der Menschlichkeit und eines ethischen Markenzeichens für Gesundheitsdienste ist ein kontinuierlicher Prozeß, der über ein gemeinsames Qualitätsmanagement, Marketing und Controlling für das Netzwerk der beteiligten Menschen wie Institutionen gesteuert werden muß. Noch wissen wir nicht, wie dieses künftige Markenangebot heißen wird und unter welchem Zeichen es erscheint. Nennen wir das Unternehmen mal »Welcom AG«, von »Welfare« und »Community«, also eine Gemeinschaft, die sich um das Wohl ihrer Mitglieder sorgt.

Vertrauen im Gesundheitswesen fußt auf verläßlichen Beziehungen. Es geht daher darum, ein Qualitätsmanagement zu etablieren, das Vertrauen begründet und stabilisiert. Der Entwicklungsprozeß für ein vertrauensschöpfendes Profil und das Angebot ärztlicher und medizinischer Dienstleistung muß sich auf Werte stützen, die sich in kurzen Leitsätzen als gemeinsame Verpflichtung aller beteiligten Dienste und Professionen prägnant widerspiegeln. Stellen wir uns einmal vor: »Welcom« heißt die Marke mit einem Zeichen, so bekannt wie das der Deutschen Bank, an dem man gute Ärzte und beste Medizin nach dem Stand der Wissenschaft und der menschlichen Erfahrung erkennt. Bürgerinnen und Bürger, die eine Welcom-Einrichtung aufsuchen, erhalten zur Begrüßung eine Karte mit folgenden Leistungsversprechen:

– Wir behandeln Sie immer so, wie wir in gleicher Lage selbst behandelt werden wollen.

– Wir sind tolerant und offen gegenüber Ihren Bedürfnissen und aufgeschlossen gegenüber Ihren eigenen Vorstellungen von Ihrer Krankheit.

– Wir praktizieren eine exakte, Evidenz-basierte Schulmedizin und kennen den Wert der Erfahrungsheilkunde. Mit uns können Sie über Alternativen sprechen.

– Wir sagen Ihnen die Wahrheit, wollen Sie nicht diskriminieren, Ihnen unnötig weh tun oder Sie mit unserem Verhalten kränken.

– Wir respektieren Sie als individuelle Persönlichkeit mit Leib, Seele und sozialen Beziehungen und achten Ihre Biografie und Ihr spirituelles Leben.

– Wir sehen bei unserem fachlichen Denken und Handeln nicht nur Ihre Krankheit, sondern auch Ihre Stärken und Ihre Selbstheilungskräfte. Ziel unserer Arbeit ist es, daß Sie Ihr Leben trotz Handicap selbstbewußt und selbständig meistern können.

– Wir sind also nicht nur kompetent in der herkömmlichen Behandlung Ihres Leidens, sondern auch Spezialisten zur Förderung Ihrer Gesundheit, einer alten Heilkunst, die Ihre Widerstandsfähigkeit stärkt, Ihre eigenen Heilkräfte entfaltet und Ihr Wohlbefinden verbessert.

– Wir machen unsere Kosten und Erlöse für Sie transparent.

– Unser Behandlungskonzept ist grundlegend auf Ihre Mitarbeit, Ihr Vertrauen und Ihr Wollen angewiesen. Daher erwarten wir, daß Sie sich selbst einbringen und das Gefühl haben, daß Sie mit ihren Sorgen angenommen werden.

– Wir bitten Sie um freimütige Äußerung, wenn Sie Beschwerden haben, sich unwohl oder falsch behandelt fühlen.

Kritische Rückmeldungen sind uns willkommen. Mit einem systematischen Fehlermanagement untersuchen wir die Gründe und Ursachen von Fehlern, um daraus zu lernen.

Wenn Sie nun das Empfinden haben, daß wir diesen Versprechen in unserem Verhalten und Tun nicht gerecht werden, vermerken Sie das bitte in der entsprechenden Rubrik auf unserer Webpage oder rufen Sie die Service-Nummer 0180 ...... der Welcom Gemeinschaft an. Wir werden uns individuell um Ihr Problem kümmern und mit Ihnen zusammen nach besseren Lösungen suchen. Eine offene und ehrliche Rückmeldung ist nämlich Voraussetzung dafür, daß wir unsere Arbeit kontinuierlich verbessern können. Nicht nur negative Erfahrungen sind uns wichtig: Wir bitten Sie auch um positive Rückmeldungen, wenn Sie zufrieden sind. Denn Ihr Lob spornt ebenso zu besserer Leistung an wie Ihre konstruktive Kritik.

Ein Qualitätsmanagement dieser Art pflegt die Beziehungskultur und trägt mehr zum Vertrauen der beteiligten Menschen untereinander bei als ein noch so ausgefuchstes Meßinstrumentarium der herkömmlichen Qualitätssicherung. Das Verfahren einer kontinuierlichen Qualitätsentfaltung durch offene Kommunikation ist nachhaltig und ökonomisch, wirksam und preiswert. Dieses Konzept von Offenheit und Beziehungssicherheit würde zum emotionalen Erkennungszeichen der Marke »Welcom«.

Eine entscheidende Frage für die Zukunft wird sein, wie kreativ lokale Zentren mit überregionalen Servicediensten und Kommunikationssystemen verknüpft sind und wie eine föderale Organisationskultur realisiert wird, die auf originelle Weise individuelle Freiheit mit sozialer Verantwortlichkeit verbindet.

»Vertrauen, Geborgenheit und liebevolle Zuwendung« könnte der Leitspruch des so begründeten Versorgungsnetzes lauten, das modernste Hightech-Medizin mit emotionalem Verständnis und Beziehungsfähigkeit verbindet. Neben diesem Anspruch einer dem Menschen mit seinen sozialen Bezügen zugewandten herkömmlichen Medizin sollte das Angebot einer Heilkunst zur Förderung der Gesundheit die ethische Gesundheitsmarke »Welcom« von der sonst üblichen Versorgung unterscheiden. Es geht darum, die Ressourcen einer Person, also Körper, Seele und soziales Leben, zu stärken und eine zweite Orientierung in die zu sehr auf Krankheiten und körperliche Defekte fixierte Medizin einzubringen. Eine solche gesundheitsbildende Heilkunst zielt auf die systematische und zielgerichtete Analyse der gesunden Potentiale der Menschen und versucht die Selbstheilungskräfte zu aktivieren. Dieses Konzept einer ganzheitlichen Bewältigungsweise von Gesundheitsgefahren und Krankheiten würde zum fachlichen Erkennungsmerkmal der Marke. Der Vorschlag beinhaltet eine Behandlungskultur, bei der jeder Patient im Verlauf seiner Behandlung nicht nur eine Diagnose und Therapie seiner Krankheiten erhält, sondern auch eine Gesundheitsdiagnose, also eine systematische und standardisierte Analyse seiner Gesundheitsressourcen und Gesundheitspotentiale mit einer Bewertung seines individuellen Gesundheitsstatus und den Vorschlag einer Gesundheitstherapie, also Empfehlungen und Angebote, die seine Gesundheitsressourcen und Gesundheitspotentiale stärken, von der Teilnahme an Selbsthilfegruppen über den Joga- oder Sport-Kurs bis zum Selbstbehauptungstraining, einer Paartherapie oder Schuldnerberatung. Gesundheitstherapie umfaßt alle Maßnahmen und Techniken zur Verbesserung der Selbstheilungskräfte und zur Stärkung der individuellen Autonomie trotz eines körperlichen, seelischen oder sozialen Handicaps.

Einsatz moderner Kommunikationsmittel

Die Mitglieder des Welcom-Gesundheitsnetzes bieten dann im Rahmen ihrer Gesundheitstherapie eine breite Palette unterschiedlichster Hilfen an. Dabei nutzen sie alle Möglichkeiten der modernen Kommunikationstechnologie und unterstützen den professionellen Helfer wie die Patienten und Kunden mit einem offenen Kommunikationsmanagement. Dadurch wird sich ein einzigartiges Profil für eine besondere Hilfe und Heilkunst entfalten, die das globale medizinische und heilkundliche Wissen ebenso für die sinnvolle Anwendung im individuellen Fall transparent macht wie die vielfältigen und unterschiedlichen Erfahrungen einzelner Menschen im Umgang mit ihren Gesundheitsproblemen. Der informierte Patient steht im Mittelpunkt. In der modernen Medizin und Heilkunde gibt es heute in den meisten Situationen unterschiedliche Behandlungs- und Betreuungswege, die mit Sinn eingeschlagen werden können. Der alten Vorstellung: »Je mehr Medizin, um so besser« und »Je teurer die Medizin, um so wirksamer« setzen die Partner im Welcom-Netzwerk eine neue Konzeption entgegen: »Welches ist für genau diesen Patienten die beste Medizin und Heilweise?« Der informierte Patient wird an allen Maßnahmen beteiligt und kann aktiv über Behandlungsziele und Behandlungspläne mitentscheiden.

Ein modernes Kommunikationsmanagement vermag das vorhandene kollektive Wissen und die bestehenden Erfahrungen strukturiert aufzubereiten und für den individuellen Betreuungs- und Behandlungsprozess so zur Verfügung zu stellen, daß die Beteiligten optimal informiert sind und unter Abwägung aller Gesichtspunkte über den jeweils besten Weg entscheiden können: Was ist bei diesem Problem und unter den körperlichen, seelischen und sozialen Verhältnissen dieses Individuums zu tun, damit ein Optimum an Autonomie erreicht werden kann?

Das Netzwerk einer solchen Heilkunst praktiziert ein

partnerschaftliches Miteinander von fachkundigen Therapeuten aller Gesundheits- und Pflegeberufe untereinander und vor allem mit seinen Patienten oder Klienten in der Gestalt einer lernenden Organisation. Es geht also um den Bau eines lebendigen sozialen Systems, in dem offen kommuniziert und ein ehrliches Miteinander gefördert wird. Alle Beteiligten tauschen sich kontinuierlich aus und lernen voneinander. Sie gestalten damit eine heilsame Community, die der individuellen und der sozialen Gesundheit gleichermaßen zu dienen vermag. Das Gesundheitsnetz kultiviert also kontinuierlich das Zusammenleben und die gegenseitige Unterstützung in einer sozialen Gemeinschaft, die sich den humanitären Werten von Solidarität, Mitmenschlichkeit und Nächstenliebe verpflichtet fühlt und dazu steht. Die Beteiligung im Netzwerk soll auch guttun und Freude bereiten.

Das Franchise-Modell

Das Netz arbeitet daher lebensnah und strukturell als echte föderale Organisation wie ein Systemanbieter. Franchising heißt das Stichwort, unter dem in der Wirtschaft zunehmend erfolgreiche Netzwerksysteme gebildet werden, von den Musikschulen Fröhlich über Obi-Heimwerkermärkte bis zur Elektronikmarke Bang & Olufsen oder dem Modelabel von Hugo Boss. Jeder kennt den wohl bekanntesten Systemanbieter dieses Wirtschaftsbereiches: McDonald's, der nicht gerade als gesundheitsförderliches Unternehmen gilt. Inzwischen gibt es in Deutschland über tausend Franchising-Systeme, in denen dezentral selbständige Unternehmen über ein standardisiertes Betriebskonzept, eine übereinstimmende Corporate Identity und ein gemeinsames Corporate Design tätig werden. Dabei kommt es zu einer partnerschaftlichen und effizienten Arbeitsteilung zwischen Systemzentrale und den Diensten oder Produzenten vor Ort. Wie immer im Leben besitzen solche Systeme Licht- und Schattenseiten,

Vor- und Nachteile. Sie können die peripheren Einrichtungen gängeln und den zentralen Interessen unterwerfen, oder sie frei machen für gute Ergebnisse. McDonald's wäre da kein Vorbild.

Franchise-Systeme verbinden die Kostenvorteile und die Marktdurchdringung großer Unternehmen mit der Flexibiität und der Kundennähe kleiner Betriebe. Gerade Dienstleistungsmärkte haben ein hohes Bedürfnis nach garantierten Qualitätsstandards. Denn letztlich wird ein Leistungsversprechen verkauft, das sich auf einen Vertrauensvorschuß gründet und dessen wirkliche Qualität der Leistungsnehmer häufig gar nicht nachprüfen kann. Im Gesundheitswesen der Zukunft werden die Strukturen sich daher auf standardisierte und wiedererkennbare Systemlösungen gründen, die aus einem intelligent geknüpften, genutzten und gepflegten Kontakt- und Beziehungsnetz bestehen.

Erfolgreiche Organisationsmuster aus der Profitwirtschaft tragen auch zum Erfolg von Non-Profit-Unternehmen bei, und sie können genauso zur Sicherstellung eines ethischen Angebotes dienen. Entscheidend ist nicht die Organisationstechnik als solche, sondern das, was die beteiligten Akteure zielgerichtet wollen, also das gemeinsame kulturelle Ziel: Gewissenhafte wie kompetente Heilkunst und Gesundheitspflege kann in einem Franchise-Networking realisiert werden, wenn viele dies gemeinsam wollen. Diesem Ziel dienen aber auch bewußte und gepflegte Rituale, die Vertrauen bilden, und eben ein Angebot, das sich von dem eindeutig unterscheidet, was sonst üblich ist. Die Systemzentrale des Netzwerkes muß mit ihrem Service und ihrer Tätigkeit dafür sorgen, daß der einzelne Akteur und die einzelne Einrichtung vor Ort ihre Arbeit möglichst gut leisten können und öffentliche Anerkennung finden.

Gesundheitsdiagnose und Gesundheitstherapie, also eine salutogenetisch fundierte und systematisch kultivierte Heilkunst mit entsprechenden Standards, Leitlinien und fachlich kompetenten Behandlungsweisen werden als das medizinische Markenzeichen des Netzwerkes Welcom etabliert. Dies beinhaltet immer die bewußte Kommunikation mit den betroffenen Menschen über eine ganzheitliche und individuelle Lösung ihres jeweiligen Gesundheitsproblems. Eine effiziente und effektive Umsetzung einer solchen profilierten Gesundheitsmedizin benötigt ebenso eine zentrale Managementfunktion, mit der die entsprechenden Service- und Informationsdienste über das Internet und andere Medien bereitgestellt werden.

Ein professionelles Informations- und Kommunikationsmanagement für Arzt und Patient, professionellen Helfer und interessierten Laien gehört daher zu den wichtigsten Aufgaben der Zentrale, die das Netzwerk koordiniert und verbindet. Sie betreibt das Rechenzentrum für die beteiligten Mitglieder im Netz und stellt die dazu notwendige Infrastruktur mit entsprechender Kommunikationstechnologie und den notwendigen Medien bereit.

Zur nachhaltigen Entwicklung des fachlichen Merkmals der Marke muß das zentrale Management auch die dafür notwendigen Qualifizierungsmaßnahmen (Aus-, Fort- und Weiterbildung, Organisationsentwicklung, Personalentwicklung etc.) konzipieren und mit geeigneten Partnern durchführen.

Das Management des Netzwerkes

Die Steuerung und Entwicklung des Versorgungsnetzes übernimmt eine zentrale Managementgesellschaft. Sie gestaltet das gemeinsame Marketing, das Qualitätsmanagement, ein Ergebniscontrolling und das Kommunikations- und Informationsmanagement der beteiligten Akteure und Kunden und baut die entsprechende Informationstechnologie für die Arbeit des Netzwerkes aus. Sie ist sozusagen Herz und Nervenzentrum der lernenden Organisation eines Netzes von Arztpraxen, Gesundheitszentren, Krankenhäusern, psychosozialen und sozialpflegerischen Diensten oder Selbsthilfeinitiativen. Ein gemeinsames Rechenzentrum mit Terminals vor Ort kennzeichnet die technische Infrastruktur der Netzwerkkommunikation. Die Managementgesellschaft übernimmt auch die strategische Führung des Netzwerkes und sorgt dafür, daß die dezentralen und selbständigen Einheiten ihr Handeln mit den gemeinsamen Zielen koordinieren können.

Das zentrale Datenmanagement ermöglicht ein kontinuierliches Controlling ebenso wie eine ständige Unterstützung der Prozesse und Ergebnisse der Versorgung. Die damit verknüpfte Gesundheitsberichterstattung schafft Transparenz für alle Mitglieder der Community und erlaubt auch eine qualifizierte Versorgungsforschung. Alle wissen, was im Netzwerk passiert, welche Probleme auftreten und welche Ergebnisse im allgemeinen und, wenn nötig, auch im speziellen Handeln erzielt werden. Das Controlling übernimmt eine zentrale Service-Funktion und fördert die kontinuierliche Selbstreflexion im Netz.

Frei fließende Kommunikation, ständiger Wissensaustausch und Wissensaufbau beschreibt das Kommunikationsmanagement der Welcom-Netze, die alle Funktionsmöglichkeiten des Internet nutzt und für die Zwecke der lernenden Organisation anwendet. Vorhandene Datenbanken, Wissenssysteme und Internetportale werden für die Bedürfnisse eines ethischen Versorgungsnetzes aufbereitet, und Schritt für Schritt entsteht eine neue, global vernetzte und interaktive Wissensplattform.

Ein solches Netzwerksystem kann unter den bestehenden Voraussetzungen seine Arbeit aufnehmen und den Beteiligten die Möglichkeit geben, sich öffentlich zu positionieren. Die wirkliche Kraft – also Qualität und Wirtschaftlichkeit – dieses Konzeptes wird sich mit der breiten, durchaus eigenständigen Entwicklung von regionalen HMO-Projekten und Ärztenetzen in Verbindung mit nationalen Informationsdiensten unter Beweis stellen und durchsetzen.

Die neuen gesetzlichen Rahmenbedingungen privilegieren den Ausbau der Integrierten Versorgung. Krankenkassen können nach dem Gesetz auch »mit Trägern, die nicht selbst Versorger sind, sondern eine Versorgung durch dazu berechtigte Leistungserbringer anbieten (Managementgesellschaften), Verträge zur Integrierten Versorgung abschließen«. Erlaubt sind auch neue Leistungen völlig unabhängig vom bestehenden System. Der Aufbau der Integrierten Versorgung fügt sich also in bereits laufende Entwicklungsvorhaben und bestehende Projekte ein und kann durch strategische Allianzen mit bestehenden Unternehmen wie Rechenzentren der Krankenkassen, Innovative Versicherer im Bereich von GKV und PKV, erfolgreiche Internet- und IT-Dienstleister oder auch Gesundheitszentren und Ärztenetze schnell, kostengünstig, effizient und effektiv erfolgen.

Der Aufbau einer ethischen Marke Welcom kann von den bestehenden Rahmenbedingungen des Systems ausgehen und zunächst auch ohne tiefgreifende strukturelle Veränderungen starten. Ärztinnen und Ärzte, Therapeutinnen und Therapeuten oder bestehende Versorgungseinrichtungen arbeiten wie bisher gewohnt weiter und vernetzen sich im ersten Schritt zu einer ideellen Gemeinschaft, in der sie sich zur Einhaltung der gemeinsamen Grundsätze verpflichten und dies nach außen kommunizieren. Im weiteren Entwicklungsprozeß können die strukturellen Elemente und Möglichkeiten der Integrierten Versorgung, der Disease-

Management-Programme, der Bonusmodelle, der medizinischen Versorgungszentren oder der hausarztzentrierten Versorgung zugeschaltet werden. In der letzten Ausbaustufe wird die Verwaltung des globalen Budgets und ein völlig neues Finanzierungssystem der Versorgung umgesetzt. Die Wege zur Gesundheitsrevolution sind vorgezeichnet, und das beschriebene Ziel paßt wunderbar zu den Erfahrungen aus der globalen Wirtschaft.

Erfolgreiches Unternehmertum

Empirische Studien über besonders erfolgreiche Unternehmen im internationalen Wettbewerb haben fünf wesentliche Faktoren herausgearbeitet, die eine entscheidende Voraussetzung für das Wachstum und die Entwicklung moderner Organisationen darstellen.[91] Klaus Doppler und Christoph Lauterburg beschreiben dies in ihrem Bestseller »Change Management«: kreative Unruhe, Konfliktfähigkeit, Zusammengehörigkeitsgefühl, Sinnvermittlung und Kommunikation.

Pioniergeist, kreative Unruhe und Experimentierfreude auf allen Stufen der Organisation sind notwendig. Der täglichen bürokratischen Verkalkung muß von vornherein und kompromißlos gegengesteuert werden. Neue Ideen, Flexibilität und ständige Umstellungsbereitschaft brauchen konsequente Belohnung. Unruhe unter den Beteiligten im Netz ist also keine Gefahr, sondern Quelle für Veränderungen und Entwicklungen.

Wenn Gewohntes durch Neues ersetzt werden muß, prallen selbstverständlich auch Interesse und Bedürfnisse, Meinungen und Vorlieben aufeinander. Eine konstruktive Streitkultur gehört daher zur erfolgreichen Organisation, die

91 Doppler, K., Lauterburg, Ch.: Change Management. Den Unternehmenswandel gestalten, Campus-Verlag, Frankfurt, New York, 10. Auflage 2002.

Fähigkeit also, Spannungsfelder und Konfliktmuster frühzeitig wahrzunehmen, sofort auf den Tisch zu legen und konstruktiv zu bearbeiten.

Unter Sinnvermittlung wird die Kunst verstanden, jedem beteiligten Menschen die Philosophie und die Ziele des Unternehmens zu vermitteln und verständlich zu machen. Jeder Akteur muß den Sinn des eigenen Anteils im Dienst an der Versorgung verstehen und auch den eigenen individuellen Beitrag zum gemeinsamen Ganzen sehen können. Wenn die einzelnen wissen, welchen gemeinsamen Sinn die jeweilige tägliche Arbeit besitzt, sind sie eher bereit, sich persönlich für das Unternehmen und seine Entwicklung zu engagieren und auch zusätzliche Belastungen in Kauf zu nehmen.

Erfolgreiche Unternehmen kultivieren eine offene und frei fließende Kommunikation. Die formale Organisation allein ist dabei nicht in der Lage, das notwendige Maß an direkter und persönlicher Kommunikation sicherzustellen, das bei Veränderungen und positiven Entwicklungen in einer Organisation notwendig ist. Deswegen geht es auch darum, die informelle Kommunikation konsequent zu fördern und zu nutzen. Übergreifende Informationsveranstaltungen, lokale Arbeitstagungen, überregionale Kongresse, Qualitätszirkel, Supervisionsgruppen und alle Arten von Medien oder Kommunikationstechniken sind für die innere Kommunikation in der Community der Versicherten, unter den professionellen Helfern und den beteiligten Diensten unverzichtbar wichtig. Dazu gehört dann auch die Praxis einer elektronischen Patientenakte, die im Einklang mit den bestehenden Datenschutzrechten eingeführt und gepflegt wird.

In seinem neuesten Buch beschreibt Klaus Doppler ganz praktisch, wie ein Wandel gegen Widerstände gemanagt werden kann.[92] Er gelinge nur, wenn er mit den Menschen vollzogen werde. Dieser Ratschlag könnte auch den Ge-

92 Doppler, K., Fuhrmann, H., Lebbe-Wasche, B., Voigt, B.: Unternehmenswandel gegen Widerstände, Campus-Verlag, Frankfurt, New York 2002.

sundheitspolitikern aus der heutigen Patsche helfen. Die systemische Organisationsentwicklung hat inzwischen eine Heilkunst und therapeutische Methoden erarbeitet, die auch helfen können, das zerfallende soziale Bindegewebe zu kitten.

Einer, der die zweite Revolution in der Autoindustrie mit vorangetrieben hat, ist Daniel Goeudevert. Er war Vorstandsvorsitzender der deutschen Ford-Werke und Mitglied im Konzernvorstand der Volkswagen AG. Heute arbeitet der Erfolgsautor als Bildungsmanager und Berater des Generaldirektors der UNESCO. Inzwischen sehe er viele Dinge mit größerer Klarheit[93]: »Der moderne Kapitalismus ist verrückt geworden. Er ist außer Rand und Band geraten, und das Elend – überwiegend psychisches auf der Nordhalbkugel, überwiegend physisches auf der Südhalbkugel –, das auf dem Bodensatz seiner Skrupellosigkeit gedeiht, ist zum Erbarmen.«

Damit hat er auch die heilende Aufgabe beschrieben, die als Herausforderung für Nord und Süd an die sozialen Gesundheitssysteme gestellt werden: Sie haben die Wunden zu heilen, die ein entfesselter Turbo-Kapitalismus schlägt. Und Daniel Goeudevert glaubt: »Mit Träumen beginnt die Realität.« Es ist also unverzichtbar notwendig, von der Gesundheitsrevolution zu träumen, damit eine gesundere Welt möglich wird.

93 Goeudevert, D.: Mit Träumen beginnt die Realität, Rowohlt Verlag, Berlin 1999.

Literaturverzeichnis

Allan, S. Brett: »Low Cholesterol in Elders«, aus: Journal Watch, August 5, 2003

Anderson, R. E. et al.: »The sensitivity and specificity of clinical diagnostics during five decades. Towards an understanding of necessary fallibility«, aus: JAMA. 1989; 261, S.1610–1617

Arthur Andersen-Health Care, (Hrsg.): Krankenhaus 2015, Wege aus dem Paragraphendschungel, Frankfurt, Hamburg, Stuttgart, 2000

Badura, B., Feuerstein, G.: Systemgestaltung im Gesundheitswesen, Weinheim, München 1994

Badura, B., Grande, G. u. a.: Qualitätsforschung im Gesundheitswesen, Weinheim, München 1995

Bengel, J., Strittmatter, R., Willmann, H.: Was erhält Menschen gesund? – Antonovskis Modell der Salutogenese, Bundeszentrale für gesundheitliche Aufklärung, BzgA Köln, Forschung und Praxis der Gesundheitsförderung, Band 6, Fachheftreihe der BzgA, Köln 1998

Berbuer, E.: Zwischen Ethik und Profit, Königstein-Falkenstein 1990

Berger, M, Muhlhauser, I.: Diabetes care and patient-oriented outcomes, JAMA. 1999; zitiert nach: Lauterbach, K.: Zwei Dogmen der Gesundheitspolitik – Unbeherrschbare Kostensteigerungen durch Innovation und demographischen Wandel? Gutachten für den Gesprächskreis Arbeit und Soziales der Friedrich-Ebert-Stiftung, Bonn, Juli 2001

Blech, J.: Die Krankheitserfinder, Frankfurt 2003

Böcken, J. et al.: Reformen im Gesundheitswesen, Bertelsmann Stiftung 2003

Böcken, J., Butzlaff, M., Esche, A., (Hrsg.): Reformen im Gesundheitswesen, Ergebnisse der internationalen Recherche, Carl Bertelsmann-Preis 2000, Gütersloh 2000

Böcken, J., Butzlaff, M., Esche, A., (Hrsg.): Reformen im Gesundheitswesen, Gütersloh 2000

Borgers, Wagner, Popert: Cholesterin und koronares Risiko, Hamburg 2002

Brescianini, S. et al.: »Low total cholesterol and increased risk of dying: Are low levels clinical warning signs in the elderly? Results from the Italian Longitudinal Study on Aging«, aus: Journal of the American Geriatric Society, July 2003

DCCT Research Group. Lifetime benefits and costs of intensive therapy as practiced in the diabetes control and complications trial. The diabetes control and complications Trial Research Group, JAMA 1996; 276

Domenighetti, G.: Does provision of an evidence-based information change public willingness to accept screening tests?, Lausanne 1999

Domenighetti, G.: Impact of »information factor« on demand for screening. Position paper prepared for the British National Screening Committee, April 2000

Doppler, K., Fuhrmann, H., Lebbe-Wasche, B., Voigt, B.: Unternehmenswandel gegen Widerstände, Frankfurt / New York, 2002

Doppler, K., Lauterburg, Ch.: Change Management. Den Unternehmenswandel gestalten, 5. Auflage, Frankfurt / New York 1996

Doppler, K., Lauterburg, Ch.: Change Management. Den Unternehmenswandel gestalten, Frankfurt / New York, 10. Auflage 2002

Driesen, O.: »Ein Schnitt nach vorne«, aus: brand eins – das Wirtschaftsmagazin, 2002

Ehgartner, B.: »Wundermittel und Voodoo-Tod«, aus: profil, Nr. 8, Wien 2000

Foody, J.M. et al.: »Long-term prognostic importance of total cholesterol in elderly survivors of an acute myocardial infarction: The Cooperative Cardiovascular Pilot Project«, aus: Journal of the American Geriatric Society, July 2003

Goeudevert, D.: Mit Träumen beginnt die Realität, Berlin, 1999

Grönemeyer, D.: Med. in Deutschland. Standort mit Zukunft, Berlin, Heidelberg, New York, 2000

Grönemeyer, D.: Mensch bleiben, High-Tech und Herz – eine liebevolle Medizin ist keine Utopie, Freiburg, Basel, Wien, 2003

Hammer, M., Champy, J.: Business-Reengineering, Frankfurt, 1994

Hartenbach, W.: Die Cholesterin-Lüge, München, 2002

Heinzen, F.: Strategien für ein zukunftsfähiges Versorgungssystem der gesetzlichen Krankenkassen, Dissertation, Bielefeld 2003

Heyll, U.: Risikofaktor Medizin, Gesundheitsschäden und Kostenexplosion als Folge ärztlicher Übertherapie, Frankfurt/Main, Berlin, 1993

Hohenauer, J. et al.: Ein volkswirtschaftlicher Vergleich des Gesundheitswesens in Österreich mit Deutschland und der Schweiz – Struktur, Entwicklung und Reformansätze, Wien 2002

Hontschik, B.: Theorie und Praxis der Appendektomie, Frankfurt 1994

Illich, I.: Die Nemesis der Medizin, München, 4. Auflage 1995

Kassenärztliche Bundesvereinigung, (Hrsg.): Arbeitsbuch für Netze, Köln, 2000
Kickbusch, I.: »Die Gesundheitsgesellschaft zwischen Markt und Staat«, Vortrag an der Technischen Universität Berlin, 24. Juni 2003
Knieps, F.: »Wie definieren Krankenkassen ihre Interessen am Gesundheitsmarkt«, aus: Tophoven, C., Lieschke, L., (Hrsg.): Integrierte Versorgung, Entwicklungsperspektiven für Praxisnetze, Köln, 2003, S. 277–294
Kolb, S., Seithe, H.,(Hrsg.): Medizin und Gewissen, Frankfurt am Main, 1998

Langbein, K., Ehgartner, B.: Das Medizinkartell, München 2002

McKeown, T.: Die Bedeutung der Medizin, Frankfurt am Main 1982
Milz, H.: Mit Kopf, Hand, Fuß, Bauch und Herz. Ganzheitliche Medizin und Gesundheit, München, Zürich, 1994
Moeller, M. L.: Gelegenheit macht Liebe, Glücksbedingungen in der Partnerschaft, Reinbek 2000
Morgenthaler, U.: »Die ›Kulturschöpferischen‹. Wie 50 Millionen Menschen die Welt verändern«, aus: Zeitschrift Info3, Nr. 2, Februar 2001

Nefjodow, L. A.: Der sechste Kontratieff, Sankt Augustin, 1997
North, D., Priest, P., Lay-Yee, R., Jachson, R.: »New Zealand guidelines for the management of dyslipidaemia: implications for treatment in an urban New Zealand population«, aus: N Z Med J 1996 Apr 26

Ornish, D.: Die revolutionäre Therapie: Heilen mit Liebe. Schwere Krankheiten ohne Medikamente überwinden, München 1999
Ornish, D.: »Statins and the Soul of Medicine«, aus: The American Journal of Cardiology, Vol 89, June 1, 2002

Peters, T.: Das Tom Peters Seminar, Management in chaotischen Zeiten, Frankfurt, New York, 2. Aufl., 1995
Pfaffenberger, R. S.: »Körperliche Aktivität, Leistungsfähigkeit, koronare Herzkrankheit und Lebenserwartung«, aus: Deutsche Zeitschrift für Sportmedizin, Jahrgang 42, Nr. 2, 1991
Pichler, E., Walter, E. (Hrsg.), Beiträge zur Gesundheitsökonomie 2002, Wien 2002
Pichler, E.: »Ist die Gesundheitsquote ein aussagefähiges Konzept?«, aus: Pichler, E., Walter, E. (Hrsg.): Beiträge zur Gesundheitsökonomie 2002, Wien 2002
Plamper, E., Lauterbach, K. W.: Rationale Hochdrucktherapie: Die Untersuchung von Effizienzreserven bei den Versicherten im Lichte der Ergebnisse der ALLHAT-Studie, Köln 2002
PricewaterhouseCoopers, Deutsche Revision Aktiengesellschaft Wirtschaftsprüfungsgesellschaft, (Hrsg.): Industriestudie Konturen: Ge-

sundheit 2010, Die Zukunft des Gesundheitswesens, Frankfurt, Juni 2000

Ravnskov, U.: Mythos Cholesterin, 2002
Ray, P., Anderson, S.: The Cultural Creatives, New York 2000
Richter, H. E.: Das Ende der Egomanie, Köln 2002
Rosenbladt, B., (Hrsg.): Freiwilliges Engagement in Deutschland. Ergebnisse der Repräsentativerhebung 1999 zu Ehrenamt, Freiwilligenarbeit und bürgerschaftlichem Engagement, Stuttgart 2000
Rosenbrock, R., Schaeffer, D.: »Aids – vom Ausnahmestatus zur Normalität«, aus: AIDS-Forum Band 47, Dt. AIDS-Hilfe e.V. Berlin, 2003
Rosenbrock, R.: »Visionen für eine Krankenversicherung 2040«, aus: Dienst für Gesellschaftspolitik, 38–02, 19. 9. 2002

Schaefer, H., Jentsch, G., Huber, E., Wegener, B. (Hrsg.): Herzinfarktreport 2000. München, Jena, 2000
Schaefer, H.: »Die Hierarchie der Risikofaktoren«, aus: MMG 1, S.141–146, Stuttgart 1976
Schatz, I. J. et al.: »Cholesterol and all-cause mortality in elderly people from the Honolulu Heart Program: A cohort study«, aus: Lancet 2001; 358:351–55
Schmidt, Th. H., Adler, R.: »Arterielle Verschlußkrankheiten: koronare Herzkrankheit, Apoplexie und Claudicatio intermittens«, aus: Uexküll, Th. v. (Hrsg.): Psychosomatische Medizin, München, Wien, Baltimore, 1986
Schultz-Venrath, U.: »Chronische Lumbago-Ischialgie-Syndrome«, aus: Egle, U.T. (Hrsg.): Der Schmerzkranke, Stuttgart, New York 1993
Sokianos, P.: www.ittm-berlin.de
Statistisches Bundesamt Deutschland, 12/2003
Statistisches Bundesamt für Deutschland, Daten zum Gesundheitswesen 2003, Angaben für 2001

Tophoven, C., Lieschke, L. (Hrsg.): Integrierte Versorgung. Entwicklungsperspektiven für Praxisnetze, Köln, 2003
Trabert, G.: »Armut und Gesundheit«, aus: Deutsches Ärzteblatt 1999; 96: A-756-760 (Heft 12), 1999
Trojan, A., Legewie, H.: Nachhaltige Gesundheit und Entwicklung. Leitbilder, Politik und Praxis der Gestaltung gesundheitsförderlicher Umwelt- und Lebensbedingungen, Frankfurt 2001

Uexküll, Th. v., Wesiack, W.: »Wissenschaftstheorie und Psychosomatische Medizin, ein bio-psycho-soziales Modell«, aus: Uexküll, Th. v. (Hrsg.): Psychosomatische Medizin, München, Wien, Baltimore

Verdi.online, Chemierenditen aus der Krankenkasse – die Praktiken der Pharmaunternehmen, Berlin/Dortmund, 25. März 2003

Wießner, P.: »Aids als moderner Mythos«, aus: AIDS-Forum Band 47, Dt. AIDS-Hilfe e.V. Berlin, 2003

Willich, S., Löwel, H. u. a.: »Regionale Unterschiede der Herz-Kreislauf-Mortalität in Deutschland«, aus: Deutsches Ärzteblatt 1999; 96: A-483-488 (Heft 8)

Womack, J. P., Jones, D. T., Roos, D.: Die zweite Revolution in der Autoindustrie, München 1997

Wright, J. C., Weinstein, M. C., »Gains in Life Expectancy from Medical Interventions – Standardizing Data and Outcomes«, aus: The New England Journal of Medicine, August 6, 1998; 380, S. 386

www.gesunde-staedte-netzwerk.de

www.ippnw.de

www.surfmed.de